やさしいみんなのアディクション

松本俊彦=編

臨床心理学
増刊第8号

金剛出版

目次

1 はじめに

2 心理士よ，アディクション臨床に来たれ！
　松本俊彦

2 アディクション臨床への誘い

6 アディクションと精神科医療
　信田さよ子

10 ここが面白いアディクション臨床
　ローズカフェの経験から
　伊藤絵美

15 私はこうしてアディクション臨床にハマった
　奥田由子

3 アディクションとは何か？

20 鼎談
　アディクション臨床の本質とは何か？
　アディクション・加害者臨床・当事者研究
　松本俊彦+藤岡淳子+熊谷晋一郎

39 脳の病としてのアディクション
　舩田正彦

44 不適切な学習の結果としてのアディクション
　蒲生裕司

48 自己治療としてのアディクション
　松本俊彦

53 関係性の病としてのアディクション
　水澤都加佐

4 心理士に知っておいてほしいアディクションの医学的基礎知識

58 依存症とはどんな病気か？
　完治しないが回復できる病
　合川勇三

59 アルコール依存症患者の予後
　木村充

61 薬物依存症患者の予後
　谷渕由布子

63 処方薬依存のクライエントにはここに注意
　村山昌暢

65 危険ドラッグとは何か？
　谷渕由布子

66 市販薬にも安心できないものがある
　嶋根卓也

68 物質依存症と嗜癖行動の共通点と相違点
　河本泰信

70 アルコールに関連する肝機能障害と癌
　横山顕

72 アルコールによる脳の障害
　松下幸生

74 覚せい剤と感染症
　C型肝炎とHIV感染症
　船田大輔

5 治療・援助の実際

78 依存症のクライエントと向き合う際の心得
　成瀬暢也

79 酔っているクライエントにどうかかわるか？
　奥田由子

81 「俺は依存症じゃない」と言い張るクライエントにどう対応するか？
　澤山透

頁			頁	
83	断酒を拒むクライエントにどう対応するか？ 武藤岳夫		105	アディクション治療環境の選択 外来治療か，入院治療か，民間リハビリ施設か？ 長徹二
84	「大麻（マリファナ）は安全」と主張する クライエントにどう対応したらよいか？ 松本俊彦		107	民間リハビリ施設はなぜ「効く」のか？ 治療共同体の力 引土絵未
86	再飲酒・再使用したクライエントは叱るべき？ 奥田由子		108	自助グループはなぜ「効く」のか？ 加藤隆
88	覚せい剤使用を告白されたら どうしたらいいか？ 警察通報か治療か 船田大輔		110	SMARPPとはどのような治療法か？ 今村扶美
90	「怖い」クライエントにどう対処する？ 角南隆史		112	GTMACKとはどのような治療法か？ 中山秀紀
92	回復には「底つき体験」が 絶対に必要なのか？ 武藤岳夫		114	HAPPYとはどのような治療法か？ 杠岳文
93	回復のために必要なものは？ 正直さと援助関係の継続性 米澤雅子		116	12ステップとリカバリー・ダイナミクス 中山進
95	渇望が生じるきっかけ 『引き金』について 網干舞		118	重複障害（併存性障害）事例への 介入ポイント 池田朋広
96	HALTって何？ 渇望が高まる危険な状況 川地拓		121	クロスアディクション事例とどうかかわるか？ 松本俊彦
98	ドライドランクと依存症的行動 今村扶美		123	アディクション治療が先か， トラウマ治療が先か？ 森田展彰
99	渇望に襲われたらどうすればいいの？ 引き金と対処，スケジュール 高野歩		125	女性とアディクション ジェンダーの視点から現象をみる 大嶋栄子
101	断酒のための3本柱って何？ 真栄里仁＋松下幸生＋樋口進＋大槻元		127	性的マイノリティーとアディクション 中山雅博
103	アルコール依存症等の アディクションに対する薬物療法 抗酒剤と抗渇望薬 真栄里仁＋松下幸生＋樋口進		129	回復途上の恋愛には どんな危険があるのか？ ステップ13 中山進
			131	自助グループへの参加を渋る クライエントへの促し方 岡崎重人

- 133 お金がないと訴えるクライエントを
どう援助するか？
治療・援助の実際
若林朝子

- 135 住む場所のないクライエントは
どうしたらよいか？
小河原大輔

6 アディクションの家族支援

- 138 アディクション支援における債務処理
稲村厚

- 140 アディクション臨床ではなぜ
家族支援が大切なのか？
近藤あゆみ

- 141 家族の説教や叱責は効果があるの？
谷合知子

- 143 境界線を引くこと，イネイブリングをやめること
近藤あゆみ

- 144 家族は本人を24時間監視すべきなのか？
近藤あゆみ

- 146 本人の暴力にどう対応するか？
高橋郁絵

- 148 家族は治療を拒む本人に
どうかかわったらよいのか？
吉田精次

- 149 別居や世帯分離をすべきなのは
どんなときか？
谷合知子

- 151 CRAFTとは何か？
吉田精次

- 152 アディクション問題の与える子どもへの影響
森田展彰

7 さまざまなアディクション

- 156 ギャンブル障害の理解と援助
河本泰信

- 157 摂食障害に対する
アディクション・アプローチ
武田綾

- 159 インターネット依存
その理解と援助
三原聡子

- 161 クレプトマニア（窃盗症）の理解と援助
竹村道夫

- 163 買い物依存の理解と援助
西村優里

- 165 ドメスティックバイオレンス（DV）の
理解と援助
高橋郁絵

- 167 性依存症
逸脱した性的嗜癖行動への治療的アプローチ
斉藤章佳

- 170 アディクションとしての自傷
松本俊彦

8 回復とその後

- 174 その後の不自由
アディクションを手放した後の生きづらさ
上岡陽江

- 180 対談
回復へのターニングポイントは
何だったのか？
アディクション・リカバリー・サバイバル
松本俊彦＋田代まさし

- 194 編集後記

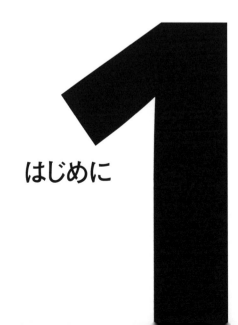
はじめに

心理士よ，
アディクション臨床に来たれ！

国立精神・神経医療研究センター精神保健研究所
松本俊彦

2015年9月に公認心理師法が成立し，2017年にその施行を控えた今，アディクション臨床業界は多数の心理士の参戦を待望している。なぜなら，アディクション臨床こそは心理士の技術が求められる領域だからだ。

たとえば，編者が専門とする薬物依存症領域を見ても，心理士のニーズは年々高まっている。2006年の監獄法改正以降，刑事施設や少年施設で薬物再乱用防止プログラムが開始され，また，「刑の一部執行猶予制度」の施行に合わせて，各地の保護観察所，あるいは，地域の精神科医療機関や精神保健福祉センターでも再乱用防止プログラムが立ち上がりつつある。そのような施設におけるプログラムでは，認知行動療法や行動療法，あるいは動機づけ面接に通じた心理療法の専門家に対するニーズが高まっている。

これは，薬物依存症に限った話ではない。結局のところ，アルコールやギャンブルを嫌いにさせ，忘れさせる薬など存在しない。薬物依存症臨床に至っては，そもそも薬をやめさせることが支援のさしあたっての目標だ。必然的にそのかかわりは心理社会的な方法論にもとづいたものとなり，それゆえに，平均的な精神科医は苦手意識を刺激され，無力感に苛まれ，できるだけかかわりたくないと考える。そこで今，心理士の参戦が求められているのだ。

お世辞なしに編者は思うのだが，近い将来，アディクション領域は心理士の主戦場となり，そのなかから新しい心理的援助のムーブメントが誕生すると確信している。アディクション臨床を経験した心理士が，医療機関や司法機関だけでなく，スクールカウンセリングや学生相談の場に登場するようになれば，面接場面での視野は一気に開け，子どもの背後にある大人たちの問題を透視することもできる。その結果，近年，あまりに拡大しすぎた「発達障害」という医学的概念の乱用によって，環境の問題まで子ども個人の病理に帰着させられすぎている現状に，一矢報いることができるかもしれない。それは心理的援助の質の向上にもつながるはずだ。

しかし，現状ではまだまだ課題が多い。現在，心理士養成課程においてアディクション領域の教育が十分になされているかといえば，必ずしもそうではない。そもそも，臨床心理学担当の大学教員のなかで，アディクション支援に精通した者が一体どれくらいいるというのか？「けんかを売っているのか」と，臨床心理学教師諸

氏の怒りを買うことを怖れずにいえば，たぶん片手の指でも余裕で足りるはずだ。
　そのことの影響は，大学から輩出される若手心理士の知識に重大な影響を与えている。編者自身の限られた経験でいえば，大学院修了レベルの心理士の多くは，この領域のごく基本的な情報さえも持ち合わせていない。もちろん，駆け出しの新人ならばそのこと自体は仕方のないことなのだが，心理士自身，自分が疑問に感じる事柄が「あまりにも基本的すぎる」ということを直感していて，高いプライドとの葛藤のなかで，「聞くに聞けない」状況に陥っていることもしばしばだ。
　そこで今回，『臨床心理学』増刊号としてアディクションを特集するにあたって，2つの点を心がけた。1つは，この分野の面白さを伝えるということだ。そのために，編者自身が尊敬するベテラン心理臨床家の先生方に総論を執筆していただき，さらに，「これは！」と思う気鋭の論者，あるいは自らの言葉で語る当事者との対談を組んでみた。
　もう1つの点は，アディクション分野における広範かつ初歩的な情報をわかりやすく伝えるということだ。そのために，取り上げるトピックスには，若手の心理士が，それこそ「いまさら恥ずかしく聞けない」と感じるような初歩的なものも含めつつ，最新の情報をも盛り込むという欲張りな企画に挑戦した。結果として，包含されるトピックスの数が非常に多くなり，1つひとつの原稿は短くせざるをえなかったが，それは，逆に「読みやすさ」という点では有利にはたらくかもしれないとも考えている。ともすれば，「持っているだけで安心する，書斎のインテリア」となりがちな定期刊行誌の増刊号であるが，今回の特集は，「隅から隅まで読める，価値ある一冊」になったはずと，編者は勝手に自負している。
　ともあれ，本増刊号が若い臨床心理学徒たちをアディクション臨床へと誘う一冊となることを心より祈念している。さあ心理士よ，アディクション臨床に来たれ！

注目の新刊

薬物依存臨床の焦点

松本俊彦［著］

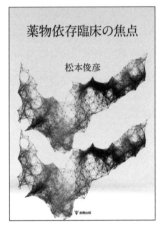

A5判｜上製｜184頁｜定価［本体2,800円+税］

「ダメ。ゼッタイ」だけではダメ！
今求められる薬物乱用防止の方法論を探る

　わが国では，戦後長きに亘って覚せい剤の乱用問題が続いてきた。薬物乱用は，若者たちの人生に多くの有害な影響を及ぼす。これまでの治療なき取り締まりは，わが国における覚せい剤取締法事犯者の高い再犯率ももたらしてきた。薬物依存症は，「治らない病気」であり，薬物依存から回復するために必要なのは，罰ではなく，治療である。
　本書は，米国マトリックス・モデルを基に，楽物・アルコール依存症克服のための基本プログラム〈SMARPP〉を開発した著者が，治療の最前線から，薬物依存症を援助するにあたっての現実的な対応の指針を臨床研究の成果をもとに示したものである。医療・保健機関の援助者・治療スタッフのために，有益な知見が網羅された，今まさに求められる乱用防止のための方向性を探る試みである。

株式会社 金剛出版

東京都文京区水道1-5-16　Eメール eigyo@kongoshuppan.co.jp　電話 03-3815-6661　FAX 03-3818-6848

アディクション臨床への誘い 2

アディクションと精神科医療

原宿カウンセリングセンター
信田さよ子

なぜアディクションに
かかわり続けてきたか

　おそらく本特集の執筆者のうちで，アディクションという言葉がまだ流通していなかったころからの臨床歴をもつのは私だけだろう。問題飲酒行動は，1960年代には慢性アルコール中毒という診断名を与えられ，WHOの動きに連動して70年代末にはアルコール依存症と呼ばれるようになり，さらに世界史的激動期の1990年前後には嗜癖（アディクション）という呼称とともに対象拡大を遂げた。幸か不幸か，そのような流れの最先端を泳がざるをえなかったことは，医師でもソーシャルワーカーでもなく，私が心理職であったことと密接なつながりをもっている。近年そんな長きにわたる臨床経験を心理職向けに『アディクション臨床入門』（信田，2015b）としてまとめることができた。一方で広く援助論として社会学的視点も加味し，『現代思想』誌に連載されたものを『依存症臨床論』（信田，2015a）として世に問うた。

　アディクション援助の世界ではずっと少数派だった心理職の私がなぜ50年近くもかかわり続けたか。それを説明するために職歴を紹介する。①70年代初めに精神科医病院における心理職としてスタートし，②保健所や社会復帰施設の非常勤心理士を経て，③1985年から嗜癖（アディクション）という言葉が日本で最初に用いられた開業相談機関にカウンセラーとして勤務し，④1995年に臨床心理士を中心とした私設（開業）心理相談機関を立ち上げて現在に至る。

　精神科医療において心理職は絶えずアイデンティティクライシスに悩まされ続ける。医師やソーシャルワーカー，看護師に比べて，薬剤や注射，生活保護申請といった可視化される業務があまりにも少なく，自分に何ができるのかを問い続けなければならないからだ。20代だった私も例外ではなかったが，直観的にアルコール依存症なら心理職でもできることがあるのかもしれない，と思ったのである。その根拠は，断酒をさせるための薬も決定的治療法もなく，鍵になるのは本人をとりまく関係だという当時の拙い理解にあった。それが私を今日まで牽引し続けた大きな動因である。もちろんそれ以外にも「人間的な，あまりにも人間的」な依存症者たちの姿が，ジェンダーの視点，援助・ケア論の観点からも多くの示唆を与えてくれる魅力に満ちていたからであるが。

　Conrad & Schneider（1980）はアルコール依存症を論争的モデルとしてとらえ，その疾病概念に疑義を唱えた。そもそもJellinek（1960）の疾病概念提唱の理論もAAメンバーの協力なしにはありえなかった。AAが1935年に誕生して以来，アルコール医療は自助グループが先導してきた側面が大きい。このような医療モデルに収まり切れない不安定さと医療のつつましやかな姿勢が，1970年代の私に感知されていたといえないだろうか。疾病化を拒み，医療モデルに包摂されないからこそ，アディクションは心理職主体で取り組める「問題群」である，これが若いころの直観に始まる今日

までの一貫した考えであり姿勢である。

医療化と脱医療化

このような視点から私の職歴を概括すると，精神科医療の内部から徐々に離脱して外部に位置するプロセスとしてとらえることができる。なかでも前出の③にあたるソーシャルワーカー主体の相談機関在籍の10年間は大きな意味をもつ。日本におけるアディクション概念の拡大，自助グループのムーブメント，市民団体の勃興などはすべてその時期に起きている。ダルクや12ステップを中心とした自助グループも次々と誕生し，アディクションとしてギャンブルや性的悪習慣などが包含されるようになった。それを主導したのが斎藤学という精神科医であったことに異論はないだろう。日本におけるアディクションの回復援助における脱医療化，一種のコミュニティモデル形成の試みが精神科医によって牽引されたことは重要な点である。斎藤は「精神科医の無力」「医療では回復しない」といった発言を繰り返し，保健所や精神保健センター，福祉事務所，民間相談機関の役割を強調した。

1960年代に始まる依存症治療の黎明期は「なんとか依存症を病気として扱いたい」という医療化の流れでもあった。それに対して，依存症の回復像を提示した自助グループの役割を強調し，非医師（コメディカル）を主役の位置に押し上げる脱医療化の波が押し寄せたのがその10年だった。斎藤をはじめとする当時の精神科医たちは，医師としての無力さを公言し，精神科医療における病院内ヒエラルキーを自ら否定してみせる身振りによって，逆に評価を高めたのである。しかしこれは一種のムーブメントともいえる広がりをもった，依存症をめぐる日本で初めての脱医療化の波としてとらえることができるだろう。

時を同じくして，外来精神科クリニックのデイケアに保険点数が加算されたことで，アルコール治療にかかわった精神科医が次々と開業し，依存症者のデイケアを実施するようになった。これをアディクションの新たな医療化の出発として位置づける必要がある。一部の自助グループは，このような外来クリニックへの依存を強めていったのである。

アディクションアプローチとAC・共依存

1995年に名実ともに脱医療を果たした私は，臨床心理士主体の相談機関を開設した。それは同時に，保険診療に対抗してクライエント（来談者）をコンスタントに獲得し続けなければならないという現実をつきつけられることでもあった。そんな難関をクリアできたのは，AC（アダルト・チルドレン）と共依存というアディクションから誕生した2つの言葉に依るところが大きい。いわばポピュリズム的（大衆的）広がりをもつ2語は，多くのひとたちを惹きつけ，親子・夫婦関係を表現する言葉として機能した。95年当初から精神科医による2語の医療モデル適用の試みはあったが，私は極力病理化せずに，家族における支配関係や加害・被害の明確化のために臨床場面で活用してきた。何よりネットを通して，多くのひとたちが自分を名付ける言葉として2語を歓迎したのである。ACも共依存も精神科医療になじまないことは言うまでもない。

相談機関の存立基盤を示すために，脱医療化の援助論と病理化に依らない依存症観を示すために『アディクションアプローチ』（信田，1999）と『依存症』（信田，2000）を著した。切迫感と使命感に駆られての執筆だった。そして，アディクションを窓口にすることで家族やジェンダー，さらにはアディクションアプローチの提示した援助論の革新性，ケア論といった広い射程をもつことができ，女性学や社会学に接近することになったのである。

脱医療モデルの援助論としてのアディクションアプローチであるが，本人より家族，ケアの有害性，専門家を圧倒する当事者という三本の柱がど

れほど援助の世界でラディカルで価値転倒的であったかは，それから20年近く経った今，実感させられる。

専門家の逆襲とプログラム化

2005年にカナダで出会ったサイコセラピストが言った。底つきという言葉はプロとしてサボタージュしていることだ，と。そして，90年代から北米では，AAやAL-Anonが生み出した数々の言葉を乗り越えて，専門家主導の方法論とプログラム化が常識になっていると主張した。カナダやアメリカにおける多くの心理職は，コミュニティにおけるサービスに従事している。アディクションは精神科の疾病とは独立した問題群として扱われ，住民は援助やサービスをプログラムを受講することで受け取ることができる。サービスの内容と質の担保はプログラムの内容によって判断される。コミュニティにおける臨床心理的援助やサービスにおいてプログラム化は欠かすことのできない要素となっている。

日本でもアディクション援助におけるプログラム化はここ数年著しくなっているが，その担い手はアメリカのようにコミュニティサービスに従事する心理職ではなく，残念ながら精神科医主導で実施されている。

専門家が，自助グループを出自とする経験的に導き出された概念を乗り越えて，プロとして独自の援助方法を希求することに異論はない。冒頭のアイデンティティクライシスを，自助グループと比較して味わった人は珍しくないだろう。アディクション臨床にかかわる援助者の謙虚さは，このクライシスを乗り越えた経験から生まれると思っている。

しかしそれが日本ではなぜ精神科医主導で実施され，医療化されていくのだろう。もちろんアディクションにかかわる専門家が，本稿のような理論的背景を説かれるより，もっと具体的方法論を待望していたのがひとつの理由として挙げられよう。

脱医療の方向性がいつのまにか自助グループにお任せになってしまっていたことも大きいだろう。しかし何より大きいのは，今の日本では医療化され保険点数化されなければ，あらゆる援助やサービスが成り立たないという構造ではないだろうか。20年間保険点数の5倍から10倍のカウンセリング料金を設定してきた立場からつくづくそう思う。貧困化と格差社会化の進行する時代に，アディクションという問題を抱えたひとたちにとって，保険診療という設定はどれほど経済的に必要なことだろう。利用者にとっては，たぶん医療化・脱医療化などどうでもいいのだ。

こうして専門家主導のプログラム化とアディクション医療への再包摂は同義として理解され，進行することになる。これが日本のアディクション援助の現状ではないだろうか。

健康概念をめぐって

おそらくさまざまなアディクションのプログラムを主導する精神科医たちは，医療化や再包摂といったとらえ方に対して反論されるかもしれない。本稿は，個人的というより，精神科医療をめぐる巨視的な観点から述べたものである。プログラムの保険点数化によって多くの依存症者とその家族が恩恵を受けることは望ましいに違いない。しかしながら，どのようなプログラムであっても，それが実施される場のもたらす影響は無視できないだろう。違法薬物の場合には，司法の場でのプログラム実施の可能性もある。

あえて言うならば，多くの精神科医たちは医療を離れた場での援助を知らないし，そのことに無自覚である。アメリカで誕生したプログラムが，コミュニティサービスを前提として構成されているとすれば，医療を離れてそれらが実施されることで視野が広がり，もっと可能性も広がるのではないだろうか。このとき，そのための経済的基盤をどうするかが，最も重要なポイントになることは言うまでもない。

その場合のキー概念が「健康」ではないだろうか。すでに野口（1995）が述べているように，アディクションは今後健康を阻害する問題群としてとらえられる方向に発展するだろう。アルコール健康障害対策基本法は厚労省ではなく内閣府が管轄する法律として，2014年に施行された。これが今後アディクション援助全体にどのような影響を与えるかについても関心を払わなければならない。

本稿で述べてきたように，アディクション疾病化のほころびは，医療化・脱医療化を繰り返してきたことからも明らかである。そして日本の医療は，明らかに狭義の疾病治療から健康生成へと転換しようとしている。このことが精神科医療においてどのような影響をもたらすか。アディクションはその最先端を歩んでいるように思える。

健康生成に貢献できる職種は心理職である。もともと私たち心理職は病理を治療することより，健康な部分を拡大促進していくことを柱として，長年専門家としてトレーニングを積んできた。脱病院化といわれて久しい精神科医療において，健康志向や予防までを射程に入れることで，医療の内包を拡大する傾向が見て取れる。私たち心理職は，可能であれば医療の外部に職を得て，多くの人たちの健康生成に貢献する主導的な力量をもつべきであろう。

おわりに

実は本稿にとりかかる前に少し憂うつな感じに襲われていた。精神科医療から遠く離れ，公的機関にも所属せず，ニッチ特有の自由と経済的不安定さのなかで20年間心理職として活動してきた。そのことの意味が果たして何だったのかという問いをつきつけられる思いに駆られたからである。近年DVをはじめとする加害者臨床にかかわっているが，脱医療モデルのひとつの可能性を司法モデルに見出したからである。しかしながら，相変わらず高額なままのカウンセリング料金に制約されたままの現実は変わらない。コミュニティモデルや健康生成のための援助とは縁遠いままではないか，そう考えたのだ。

しかし本稿を書き終えて，そんな気分は少し軽減した。50年近くになるアディクションへのかかわりを概括すれば，脱医療化・医療化を繰り返してきた歴史は必ず繰り返されるはずだと思ったからである。健康生成という視点から心理職が力量をつけていき，将来起きるかもしれない保険診療のシステム変動を見越すと，新たなアディクションの脱医療化の波が起きるはずだ。それに備えて心理職の教育・研修体制をつくりあげ，若い人たちには生活の場やコミュニティに立脚したアディクション援助の主体を担ってもらいたい。私設心理相談（開業心理相談）は，脱医療の心理臨床実践の場である。今後のアディクション援助に心理職として何が必要かについて，援助論構築と対象の拡大を心がけてきた私の拙い経験が参考になれば幸いである。そんな時代がやってくることを心から願っている。

◉文献

Conrad P & Schneider JW (1980) Deviance and Medicalization, from Badness to Sickness. New York : Merril.
Jellinek EM (1960) The Disease Concept of Alcoholism. New Jersy : Hillhouse Press.
信田さよ子 (1999) アディクションアプローチ——もうひとつの家族援助論. 医学書院.
信田さよ子 (2000) 依存症. 文春新書.
信田さよ子 (2015a) 依存症臨床論——援助の現場から. 青土社.
信田さよ子 (2015b) アディクション臨床入門——家族支援は終わらない. 金剛出版.
野口裕二 (1995) アルコホリズムの社会学——アディクションと近代. 日本評論社.

ここが面白いアディクション臨床
ローズカフェの経験から

洗足ストレスコーピング・サポートオフィス
伊藤絵美

アディクション臨床と私

　私は認知行動療法（以下，CBT）を専門とする臨床心理士で，精神科クリニックに勤務した後，民間企業でのEAPの仕事を経て，2004年に洗足ストレスコーピング・サポートオフィス（以下，SSC）というCBTを専門とする民間カウンセリング機関を開業して今に至る。

　私のアディクション臨床は，当時勤めていたクリニックの副院長だった医師が依存症の専門機関出身で，アルコール依存症の患者さんが数多く通院したりデイケアに参加したりしていたので，彼／彼女らとつきあうことから始まった。とにかく依存症の患者さんはアクティブで，デイケアで静かにたたずむ統合失調症の患者さんたちとは対照的に，行事や日々のプログラムでうっとうしいぐらい活躍（？）するのが印象的だった。また，これまで行ってきたCBTの臨床では，アルコールだけでなく，買い物，性，薬物，万引きなど，それなりの数の依存症のケースを担当した。依存症は，最終的にはその症状が行動に現れるので，CBTが割合適用しやすい。したがってCBTのセラピストは，アディクション臨床に比較的すんなりと入れるのではないかと考える。少なくとも私自身はもともとアディクション臨床がわりと好きだった。

　ところで2005年に法律が改正され，刑務所や保護観察所等の司法機関にて再犯防止プログラムが実施されることになり，CBTがその柱となった。その頃から私自身，司法領域すなわち矯正や保護の現場で，職員の方々と一緒にCBTのプログラムを行ったり，スーパービジョンを行ったり，職員に対してCBTを教えたり，という仕事が飛躍的に増えていった。特に性犯罪プログラムの実践に濃密に関わることになり，多くの性犯罪者が同時に依存症者でもあることを知り，アディクション臨床にさらに興味を持った。その流れで2010年の秋に，機会を得て松本俊彦先生の「薬物依存のCBT」のワークショップを受講することになった。

　松本先生の話を生で聴くのはその日が初めてだった。私は先生の話に完全にノックアウトされてしまった。そのときの私の自動思考はこうだった。「こんなにすごい研究者かつ臨床家が日本にいたのか！　なんて素晴らしいんだろう！　いつか松本先生のご指導を直接受けてみたい！」。そしてその翌年，財団法人矯正協会の理事から「代々木にある両全会という女性専用の更生保護施設が，覚せい剤事犯の当事者に対してCBTを用いたカウンセリングをしてくれる人を探しているが，誰かいないか」ともちかけられた際，「私がやります！」と手を挙げ，SSCで志願者を集めてチームを作り，松本先生に事情を伝え，スーパーバイザーとしての参画を依頼したところご快諾いただいたのである。松本先生が我々の活動に関心を寄せてくれたのは，「女性のための，しかも地域のプログラム」という理由が大きかったと推察している。ともあれ，我々のプロジェクトはこのようにして始まった。

ここが面白いアディクション臨床 | 伊藤絵美

「ローズカフェ」プロジェクトの発足

10名ほどのSSCのスタッフがプロジェクトメンバーとなり、何度もミーティングを開くなかで、プロジェクトは「ローズカフェ」と命名された。ローズカフェのプログラムは、覚せい剤所持や使用により刑務所に入っていた女性で、出所後の仮釈放の期間、両全会に入寮し、満期を迎えた後、地域に戻って社会復帰を目指す当事者を対象とした3年間のグループアプローチである。仮釈放の期間は半年程度の人が多く、その間は、我々スタッフが両全会という彼女たちの生活の場にアウトリーチしてプログラムを行う。その後、彼女たちが退寮してからも、セッションの場は両全会であり、彼女たちも我々と同じく両全会に通ってグループセッションを受けることになる。転居などにより通所が不可能な人の場合は、文通という形で詳細な手紙のやりとりをすることとした。プログラムは、女性の薬物依存症者は男性と異なり複雑な背景を持ち、その回復には自分の考えや感情を言葉で表現できるようになることが重要である（松本，2005）ということから、薬物だけに焦点を当てず、ストレスマネジメントのために広くCBTを学んでもらうものとし、さらに長期にわたってつながり続けることを目指すものとした。ローズカフェという命名の由来やロゴマーク、そしてプログラムの詳細については伊藤（2015）を参照されたい。

2011年のプロジェクト発足以降、プログラムの開発にあたっては、松本先生のみならず、関係諸機関（法務省保護局、両全会関係者）の方々から多くの助言をいただいた。時にそれらの助言によって我々が混乱したり、「あなたたちみたいな高学歴で仕事を持っている女性に、当事者の女性たちとコミュニケーションが取れるのか？」などという嫌味（？）を言われてめげそうになったりしたが（この発言は差別的だと思う）、これらについても松本先生の助けを借りながら、何とか皆で乗り切りつつ、2012年9月のプログラム開始にこぎつけた。

なおこの準備期間には、松本先生のSMARPPや、女性ダルク、精神保健福祉センターでのプログラムなど、薬物依存症に対する医療や地域でのプログラムを見学させてもらったり、話を聞かせてもらったりするなど、様々な貴重な経験をさせてもらい、ネットワークが広がったことも併せて記しておきたい。

いよいよプログラムが始まった

そういうわけでいよいよ当事者を対象としたグループプログラムが開始され、現在までに35ケース（12グループ）が終了あるいは継続中である。自分があたかも依存症のケースを豊富に経験しているかのように冒頭に書いたが、プログラムを開始してみて、それはすべて「CBTを望むか勧められるかして自ら来談したケースに限られる」ということを、嫌というほど思い知らされた。ローズカフェはほぼ強制的なプログラムである。覚せい剤事犯の当事者が両全会に入ると自動的にローズカフェに参加することになる。外部から「カウンセラー」を名乗る見知らぬ女性が2、3人やってきて、「覚せい剤を使っても通報しません。ストレスと上手につきあえるようになるために認知行動療法を学びましょう」などとのたまう。自分たちのことは名前しか知らない。せっかく満期を迎えて施設（両全会）を出ることができても外部から通ってこいなどと言う。しかも遠くに住む場合は文通しようなどと言う。3年間もつきあいましょうなどと言ってくる。こいつら誰？　何するの？　というところから始まる、当事者にとってみれば実に怪しい、そして押しつけがましいプログラムだったのである。

蓋を開けたらこうだった、ということを羅列してみる。

覚せい剤を使う人に特有の「勘ぐり」が我々に向けられる。部屋が盗聴されているのではな

いかと訴える。ダルクと何が違うのかと詰め寄られる。妙になつかれる。「カラオケに行こう」と誘われる。やたらと秘密の話をしたがる。両全会に滞在中はきちんとセッションに出席し「私はこんなプログラムが欲しかった。最後まで通い続けて，私自身もローズカフェのスタッフになりたいです！」と嬉しいことを言っておきながら（私たちも一々鵜呑みにして喜んだ），退寮した途端セッションをドタキャンし，連絡が取れなくなるケースが後を絶たない。男とのセックスの話でやたらと盛り上がる。覚せい剤や刑務所に関する「専門用語」を我々に得意げに教えてくれる。次から次へと彼氏ができる。息を吸っているだけでも彼氏ができるのだろうか，というぐらい皆，簡単に男を作る（コツを知りたい）。「私は刑務所が好きなので，薬で捕まることはかえって望むこと」と言われる。メールアドレスや携帯電話の番号，そして住所，時には苗字までもが頻繁に変わる（メアドをこれほど頻繁に変える人たちは見たことがない！）。さまざまな噂話が飛び交う（「あの子，捕まってまた刑務所に入ったみたいよ」「あの子は風俗で働いているみたいよ」）。さまざまな悪口も飛び交う（苦笑しながら聞くしかない）。文通の書面に今どんなセックスをしているかなどといったことが詳細に書いてある……などなど。

このように書くと，我々が多大な苦労をしているかのように思われるかもしれないが，そうではなく，これが一々面白いのである。私がこれまで臨床現場で出会ってきたクライアントとは異なり，やることも言うことも実にさまざまで，しかもそこには後から思えば多くの嘘が含まれ，「目の前のクライアントの言葉をそのままその人の心的現実として受け止める」という我々心理臨床家のアイデンティティがぐらぐらと揺れるようなことが少なくない。だが，その「ぐらぐら」に，驚きと楽しさを見出すような感覚も覚えた。「へえ，こんなこともあるんだ」「あんなこともあるんだ」と新鮮に感じながら進めているような感じである（ただし，これについては松本先生に「それはアディクション臨床ではよくあることだ」と1つひとつノーマライズしてもらったことが大きい）。

私たちがひとつ安堵したのは，我々のような者に当事者とコミュニケーションを取れるはずがないという第三者の懸念が杞憂に終わったということである。「民間のカウンセラー」ということで最初は怪しむ人もいるが，先入観を持たずに受容的に話を聞こうとする我々の態度を一度信頼してくれると，また外部の人間だからこそ，安心して自らの思いや感情を生き生きと伝えてくれるようになる。前に「嘘」と書いたが，意図的に嘘をつこうとしているのではなく，そのときは本気でそう思っているが，結果的に気が変わって嘘になってしまうことが多いのではないかと感じる。彼女たちはセッション中は実に元気だが，その表面的なレジリアンスの背景では，聴取した成育歴などに垣間見られる傷つきやコンプレックスがひしひしと伝わってくるときもある。そんな思いを共有しながら，我々援助者と彼女たち当事者が「つながった」と感じられる瞬間がやってくる。まさに臨床的な面白さに満ち満ちているのである。同時に生々しい女子トークで一緒になって盛り上がる面白さもある（その内容はここには絶対に書けない）。

継続率をめぐって

さてローズカフェのプログラムを開始して，かれこれ4年が経とうとしている。終結になるケースもちらほら出始めている。しかし正直に告白すると，35ケース中，順調に継続し終結を迎えられそうなのは今のところ8ケースである。我々は継続率の低さを問題視し，改善策を講じる必要性を感じていた。もしSSCのケースの継続率がこれほど低ければ，瞬く間に経営難に陥ってしまうだろう。しかし司法関係者にローズカフェの継続率について伝えると，ことごとく返ってくるのが「8ケースも続いているのはすごい！」「よくそんなに

続いていますね」「1ケースでも続いていたら驚きますよ」というコメントだった。彼らによれば，満期を迎えた後に矯正や保護に関連する人や機関から当事者が離れたがるのは当然のことで，1ケースでも続いているほうが驚きなのだそうだ。これには我々が逆に驚いてしまった。それだけ司法領域におけるアディクション臨床では継続して当事者を援助するのが難しいということなのだろう。ただ我々もこれらのコメントに胡坐をかかず，さらに継続率を上げる工夫を現在あれこれと思案しているところである。

スタッフの感想

ローズカフェのスタッフ3名に，これまでの感想を綴ってもらったのでお読みいただきたい。

ローズカフェに参加する女性たちは，普段の心理臨床で出会う人たちとはまた少し異なり，内面の葛藤は一見ナリを潜め，社交的かつ外向的な人が多い。また，薬という最大のコーピングの前では，代替のコーピングを検討してもなかなか敵わないことも否めないが（プログラムの卒業間近でも，「明日死ぬなら？」と問うと，毎回「やる！」とイキイキと答える人もいる），むしろ「つかまりたくない」「今の生活を失いたくない」という危機感・恐怖感にしっかりと直面し，認識し続けることが重要なアンカーになると感じた。文通というツールも，忘れた頃にふとお返事があるなど，彼女たちの人との距離感を象徴しているようで実に興味深い。適度につながり続けることができるのが利点であり，片思いながら地道に手紙を送り続けることにも意味があることを実感した。　　　（吉村由未）

いわゆる「元ヤン」の参加者のおっかない態度にビビったり，突然参加者が失踪したり……正直なところハラハラドキドキする体験がたくさんあった。女性同士特有の人間関係がグループワークの進行を妨げたり，男性との交際状況で頻繁に連絡先が変わり連絡がつかなくなってしまったり，難しさを痛感することもあった。一方で，キラリと光る可能性を感じることがある。人生の荒波を生き抜いてきた「たくましさ」なのか，面接のなかで工夫に溢れバラエティに富んだ意見が飛び交う様子を目の当たりにすることがある。音信不通の参加者と諦めかけた頃に再びつながることもあった。これらのキラリと光る可能性に，大きなやりがいと手応えを感じる。
　　　　　　　　　　　　　　　（大澤ちひろ）

ローズカフェが始まったとき，私のアディクション臨床経験は皆無だったため，「手強い」と言われている当事者たちがどのように手強いのか想像がつかなかった。依存症に関する知識も経験も足りないなか，とにかくなんとか「つながり続ける」ために，「同年代の女性」として彼女たちが居心地良く，楽しく参加できるような工夫をすることにした。毎回の参加を面倒くさそうにしていたり，モチベーションが低そうだったりする参加者たちが，オリジナルのお名前シールや手鏡などのプレゼントを想像以上に喜んでくれることがある。それはアディクション臨床とは呼べないものかもしれないが，少しだけ気持ちが伝わったような，ちょっとつながれたようなこの瞬間が，実は大事なのかもしれないと思っている。
　　　　　　　　　　　　　　　（森本雅理）

そういうわけで皆さん，アディクション臨床いかがですか？

私自身のアディクション臨床，そしてローズカフェについて駆け足でご紹介してきた。現在私自身が強く感じるアディクション臨床の魅力は，私たち援助者自身が多くの人とつながれることである。医療や産業臨床の領域ではなかなか出会えない多様な生き方をしている当事者とつながれる。多くの機関と連携するため，いろいろなところに

行って，そこでもさまざまな人との関わりが生まれる。松本先生をはじめ，この領域のエキスパートに指導をしてもらえる。何よりチームで動くので（依存症のグループ臨床は実に多くの雑用があり，多くのスタッフに動いてもらわなければ成立しない），プロジェクトのスタッフ同士の関わりも濃密になる。面接室での孤独な臨床とは好対照である（もちろん面接室臨床も味わい深い別の魅力があるが）。そしてアディクション臨床ではとにかくいろんなことが起きる。それが新鮮に面白い。好奇心の強いアクティブな心理士にはぜひお薦めしたい。

◉文献
伊藤絵美（2015）地域における女性薬物依存症者支援の実践から見えてきたこと．臨床心理学15-3；412-418.
松本俊彦（2005）薬物依存の理解と援助．金剛出版.

私はこうしてアディクション臨床にハマった

大津市保健所／守山こころのクリニック
奥田由子

否定的な感情を刺激される対象だった

　決して，初めからアディクション臨床，特にアルコール依存症の臨床に関心があったわけではない。むしろ，酒に酔いつぶれた姿など見たくない，かかわりたくない対象だった。

　地域密着型の小さな総合病院に唯一の心理職として，私が就職したばかりの1980年代。ある日，知人の保健師が，病院近くの路上で倒れている人を救急外来に運ぶのに，私に手助けを求めてきたことがあった。

　倒れていたのは中年女性。助け起こしてストレッチャーに乗せるとき，強烈な酒の匂いとズボンにある失禁のシミに気づき，反射的に「女のくせに！」と思ってしまった。同時に苦しかった。「女のくせに」と感じた差別意識は，同じ女性である私自身にも向けられて，差別する私と差別される私に切り裂かれるような痛みだったから。

　彼女はアルコール依存症患者として，保健師によって遠方の精神科病院に送られていった。もちろん，私のクライエントだったわけでもないので，その後はどうなったかわからない。とうてい援助とは呼べない，一度きりの出会いだった。ただ，「女のくせに」という女性への差別を意識させられる病気があるのだ……と感じた衝撃は忘れられない。

断酒会で回復した姿と
初めて出会った驚き

　これも私の駆け出し時代の事例。勤務先の総合病院には精神科病床がなかったため，入院が必要になると，主治医は他の精神科病院に紹介しなければならなかった。あるとき，生活保護ケースワーカーと保健師が，通院が中断していた初老の男性患者を連れてきた。一人暮らしの彼は酒粕をつまみに飲酒を繰り返す日々で，糞尿にまみれ，心身ともに限界状態だった。

　当時の精神科単科の病院は，社会政策の貧困から，地域の困った人々を収容する施設的役割も担っていたので，「棺桶退院」――つまり，亡くなるときに初めて退院となる――という悲しい言葉さえあった。だから，入院先の精神科病院に連れられていく彼も「棺桶退院」になってしまう気の毒な患者に違いない，もう二度と会うことはないだろうと私は思った。

　ところが，しばらくたったある日。彼が私の勤務する精神科外来に，ひょっこり訪ねてきたのだ。「断酒会に入会して，酒をやめてます」と挨拶し，入院紹介時の細々とした私のかかわりを覚えていて礼を言ってくれた。見違えるような背広姿に，本当に驚いた。

　断酒会などの自助グループについて，一応の知識はあった。しかし，自助グループで回復した人に出会ったことはなかったので，「アルコール依存症は回復する病」という実感がなかった。彼の回

復した姿に，いかに自分が無知だったかを教えられ，恥じた。

「9回裏2アウトからの逆転ホームラン」と言った妻

それでも，依存症に特別な関心はない私だったが，大学から交代で新しい精神科医が派遣されてきたのをきっかけに，転機が訪れた。家族だけが来院し，長期に渡って本人が受診していないケースの見直しをその医師にお願いしたことから，ある酒乱の夫を自宅に往診することになり，私も同行した。

「お前ら，何しに来やがった！」と酔って悪態をつく夫に，妻の依頼で来たことを説明しても会話にならない。仕方なく病院に戻った私たちに，妻から「夫の入院先を紹介してほしい」と電話がかかってきた。「強制入院させるには，男手数人と車を用意して……」と応答する医師に，「あの家族にそれは無理ですよ」と消極的な私。「ダメもとで，紹介するだけ」と軽く言う医師に，「それもそうだ」と思い直す程度の私だった。

ところが，後に妻が「9回裏2アウトからの逆転ホームラン」と表現する事態が起きた。夫を強制入院させようと思ったものの，妻自身，実際はとても無理だと諦めていたのに，突然，夫が「酒をやめたい。入院する」と決心したのだ。それ以来，現在にいたるまでの28年間，彼は一滴の酒も飲んでいない。

夫婦で参加した断酒会で語った体験談で，「童謡では指折り数えて楽しみに待つ正月なのに，うちでは夫の飲酒量が増えるから『もうすぐお正月やね……』と子どもたちが怯えた」という妻の話を聴き，胸が痛んだ。あの日，彼が入院を決意した背景にあったのは，たまりかねて父親に暴力をふるった息子の涙だったことも，夫の体験談で初めて知った。

酔って悪態をつく夫，絶望し投げやりになっていた妻。「これでは仕方ない」と援助者が引いていたら，回復のチャンスは作れなかった。そして入院先がアルコール依存症の専門プログラムを持つ病院であったことが，夫の入院後に離婚するつもりだった妻をも変えた。

依存症の家庭では，DVや虐待が起きやすい

うつ状態の母親が「子どもを殺してしまいそう」と相談に来たことがあった。この背景にも，父親のアルコール依存症と暴力があった。DV防止法も児童虐待防止法もなかった時代。

目の前の母子の危機に対し，心理相談室内の面接だけではどうにもならない。何とかしなくては……と，当時の婦人相談所と連携し，近くの公共施設を緊急シェルター代わりに利用した。自宅訪問し，保健所や役場職員も加わってもらって，父の飲酒問題に介入。不登校になっていた子どもは「窓から飛び降りたい……」と泣いて訴えたが，父はなかなか治療につながらない。使える社会資源や協力してくれる関係者を掘りおこし，戦略を苦心して，別居を決意した母子の転居を支援した。

片方の親がアルコールや薬物へのコントロールを喪失すると，もう一人の親は，本人に代わってコントロールしようとして，依存症に巻き込まれていく。また，依存症が進行することで衝動性や絶望感が高まり，暴力や自殺未遂なども起きやすくなる。そして，子どもが安心して育つ家庭環境が失われていく。

DVや子ども虐待，高齢者虐待に限らず，家族問題の背後にある依存症にどうかかわっていくか。援助者としての本気が試される経験となった。

2000年福岡県で起きた殺人事件
―― 援助者は何を教訓とするか

覚えている読者もあるだろうか。母子家庭の中学2年生と1年生の兄弟が，酒浸りだった49歳の母親を殴り殺してしまった事件。新聞記事による

と，兄弟とも「ごく普通の生徒」で，兄は成績も良く，問題行動とは無縁だったという。

事件の10年ほど前から「母が酔って園に迎えに来るので，恥ずかしい」と幼稚園児だった弟は，周囲に訴えていた。事件の3年ほど前から父親の仕事がうまくいかず，夫婦喧嘩が絶えなくなり，1年前に離婚。「暴力を振るう父がいなくなれば，母は酒浸りの生活から立ち直ってくれる」「酒さえ飲まなければ，優しくていい母親」と兄弟は期待し，母親も子どもたちと酒を止める約束をしたが，守れなかった。「俺は200回，だまされた」と弟は言い，兄弟と母親の喧嘩も次第に激しくなった。半年ほど前には母親が「息子たちに暴力を振るわれる」と学校に相談し，担任や福祉事務所もたびたび訪問。事件のわずか2週間前にも，学校・福祉事務所・児童相談所の担当者などが会議を開き，母親の酒を断つために入院させられないかと話し合った。

事件当日は，家出して児童相談所に保護された妹を兄と母親で迎えに行く約束だったのに，母親は「体がきつい」と途中で引き返してしまい，兄弟の怒りを買った。兄弟は母親を死なせるつもりはなかったが，過度の飲酒で母親の体は弱り切っていた。「母が息をしていない」と救急車を呼んだ中2の兄は，傷害致死容疑で緊急逮捕された。

この悲劇から，援助者は何を教訓とすべきだろうか。①「やめたくてもやめられない」つらさ，身体的疲弊など，アルコール依存症への理解が不十分だった。②入院を拒否する場合でも，他のアプローチが可能だった。専門外来受診，自助グループ参加，母親と依存症回復者が個別に出会う場を設定して共感と断酒への希望を感じてもらうなど。③子どもに対し，親のアルコール依存症に関する簡単な心理教育が必要だった。

少なくとも③があれば，子どもたちが抱いた，これほどの裏切られ感と怒りは緩和できたはず。私の経験から，そう断言できる。子どもたちは何が起きているのか不安でいっぱいだから，こちらの言葉を必死で吸収してくれる。

アディクション業界の魅力的な先輩援助者たち

いきさつは省略するが，1990年から「酒害教室」を院内で始めることとなった。近県のアルコール専門医療機関を見学させていただくなかで出会ったのは，援助者として偉大な先輩のソーシャルワーカーであり，精神科医たち。熱意を秘めた謙虚さ，包み込むような温かさ，臨床家としての魅力にあふれた人々であった。本当に役に立つ心理臨床を求めて悩んでいた私にとって，アディクション業界に足を入れたら，このような援助者モデルに少しでも近づけるかもしれない……と，実は秘かに期待したものだった。実現は別として。

先輩たちは決して押しつけることなく，自分たちの経験として，そして自ら実践することで，援助者自身が自助グループで体験談を聴く大切さを教えてくれた。誘われて参加した関西アルコール関連問題学会は，およそ学会らしくない，医師も含めた各職種が，ベテランも新人も対等に仲間として語り合う雰囲気に満ちていた。かつては「夜間集会」という名のフリーな座談会すらプログラムにあった。学会そのものが自助グループ的だった。

12ステップ，「ハイヤーパワー」との出会い

アディクション臨床の特徴は自助グループの存在にある。元祖であるAAは1935年に米国で始まり，70年を超える歴史を持つ。

薬物依存症のグループであるNAのミーティングに私が初めて参加したのは，たぶん90年代初め。アルコールと違って非合法の覚醒剤など裏社会の話があふれ，当時のことでタバコの煙が充満していたのはまだしも，体験談に耳を傾けずに立ち歩きをしているメンバーすらいたのに，不思議な居心地の良さがそこにあった。何よりも「こんな人

たちが生きてるのだから,私だって生きていていんだ!」と感じた自分自身に驚いた。「私は生きていてよいのだろうか?」という,それまでは意識したことのなかった深い葛藤が心の奥から引き出され,癒される感覚だったから。

AAやNAのような「12ステップグループ」と呼ばれる自助グループには,「ハイヤーパワー」という言葉がある。回復の指針として,ステップ2では「自分を超えた大きな力が,私たちを健康な心に戻してくれると信じるようになった」と表現されている。関連書物には「スピリチュアリティ」という言葉とともに,それなりに説明が書かれているし,専門家の書いた論文もないわけでない。

しかし,そんな解説や理論には,ほとんど意味はないのかもしれない。よくわからなくても「ハイヤーパワー」とつぶやけば心が軽くなる……という経験を大切にして分かち合う。自助グループが作り出す個人を超えた「場」そのものが人を変え,成長させていく。「自助グループで回復した人々」という圧倒的な目の前の事実に,私はハマった。心理臨床なんて逆立ちしてもかなわない。専門的援助に比べ,なんといってもコストがかからないのだ。

「心理臨床家」として問われること

ローコストの自助グループを知らずして,専門性を語るなかれ。そんな風に言いたくなってしまう。しかし,自助グループに丸投げして援助者としての役割を放棄するのもいけない。最近は,集団心理療法や心理教育だけでなく,動機づけ面接や認知行動療法など,いわゆる心理技法が注目される時代になった。そして本誌の特集に見るように,アディクション臨床は背後にあるトラウマ問題も含め,きわめて包括的な領域だ。

心理臨床家は何をしていくことが求められるのか。しかし,役割を期待される以前に私たちはアディクションが示す多様な問題を,どこまで理解できているのだろうか。

先日,断酒会近畿ブロックの「断酒学校」にゲスト(講師)として招かれた。当事者の体験談が中心の宿泊研修だが,一部に専門家の話も組み込まれている。山間地なので交通の便も悪く,私も宿泊で参加することになった。宿舎の2段ベッドの8人部屋で,アルコール依存症本人の女性や,依存症家族として参加した妻たちと「おやすみなさい」と言葉を交わして眠る。朝になると広い食堂で,100人を超す当事者たちと一緒に食事を摂る。

「専門家」であると同時に,「生身の私」がそこにいる。「生身の私」として,あらためて当事者たちの人生の重みを感じる時間と空間だ。

アディクション臨床は,女性差別を意識させられた女性患者との出会いに始まり,援助者の感情を揺さぶられる体験と驚きに満ちている。めざましい回復の一方で,悲劇の人生も紙一重という厳しい世界でもある。この領域での心理臨床の専門性とは何だろうか。それを常に当事者に問われ続けることが,私にとって「ハマった」最大の魅力かもしれない。

アディクションとは何か？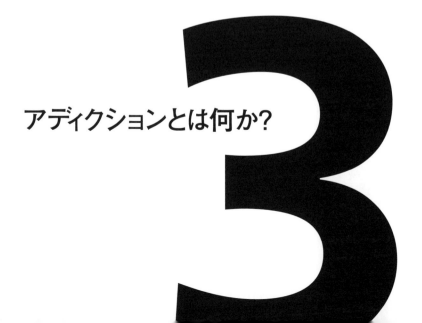

鼎談

アディクション臨床の本質とは何か？
アディクション・加害者臨床・当事者研究

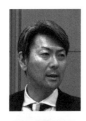

国立精神・神経医療研究センター
松本俊彦

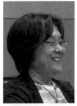

大阪大学人間科学部
藤岡淳子

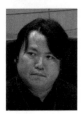

東京大学先端科学技術研究センター
熊谷晋一郎

私（たち）のアディクション

松本　本日は『臨床心理学』増刊第8号「やさしいみんなのアディクション」の鼎談にお集まりいただき，ありがとうございます。今日は藤岡先生と熊谷先生をお招きして，アディクション臨床の本質を巡って三者三様のポジションから自由に議論をしていきたいと考えています。最初に自己紹介を兼ねて，お二人のアディクションとの関係をご紹介いただきたいと思っています。

　本日司会進行を務めます国立精神・神経医療研究センターの松本俊彦です。今は薬物依存研究部部長として仕事をしていますが，ここに至るまでに司法精神医学や自殺領域などあちこち寄り道をして，今は薬物依存症臨床に落ち着いています。僕が最初に薬物依存症臨床を始めたのは今から20年前，ジャンケンで負けて嫌々この領域に入ったのが始まりでした。もう自分のキャリアは終わったと思ったし，いざ仕事を始めてみても，紋々を背負った人や全身ピアスの人に怒鳴られる毎日で，「せっかく医者になったのに，どうしてこんな目に遭わなければいけないんだろう」と思ってばかりいました。赴任から半年ぐらいうつ状態だったのですが，患者さんに連れられてNAのオープンミーティングに

鼎談 アディクション臨床の本質とは何か？ | 松本俊彦＋藤岡淳子＋熊谷晋一郎

参加していたとき，急に頭のなかで何かがパチンと鳴って，それで「依存症臨床って面白いな」と思って……気づけばこの業界にいたということです。

藤岡 大阪大学の藤岡淳子です。大学に勤務する前は20年ほど法務省矯正局に所属して，鑑別所や少年院や刑務所で心理や教育の仕事をしていました。ですからアディクション業界の人間というより，非行・犯罪臨床の人間として仕事をしてきたことになります。非行・犯罪臨床の仕事をするなかで，シンナーを吸って体も心もボロボロになっていく子たちになぜか気持ちが惹かれたり，覚醒剤依存の人たちのいいかげんなところに魅力を感じていました。その間もダルクの施設などを見せてもらったり，覚醒剤依存の人たちのグループを運営したりしていたので，アディクション臨床にはずっと関心がありました。今は性加害者臨床にも関わっています。相談に来る人は年々多くなっていて，性犯罪をした少年や成人のグループワークや個人面接や少年の保護者のためのグループ，さらには性犯罪者被害者やその母親のためのグループなど，少しずつ臨床の幅が広がっています。アディクションというフレームがあると理解できる性加害者たちは多くて，私の臨床のなかでアディクションと性犯罪とは重なり合っています。また縁があってAAの非当事者常任理事を何年か務めていたこともあって，AAの12ステップには感銘を受けました。「すべてがここに書いてある」と思って。そしてアミティという治療共同体の方法，自助グループの力に目を開かれた経験もあって，島根あさひ社会復帰促進センターで治療共同体ユニットをつくって運営を始めました。半官半民の組織だから難しいこともありますが，なんとか軌道に乗りつつあります。今日の参加者は専門領域がまったく違って興味深いのですが，考えてみたら心理屋は私一人で，お二人は医師ですよね。謙遜ではなくて，自分が心理屋を代表するのは少しおこがましい感じもするし，どうも臨床心理学にはちょっと違和感もなくはないし……ということで，宜しくお願いします。

松本 精神医学に違和感のある精神科医と，臨床心理学に違和感のある臨床心理士という組み合わせになっちゃいましたね（笑）。

熊谷 東京大学の熊谷晋一郎です。生まれつき脳性まひという障害をもっていて，車いすに乗って日々生活をしています。小さい頃は一生懸命リハビリをやって「健常者にならなければいけない」という時代を過ごしてきました。10代の頃，当事者運動に出会って，「私の体には指一本触れなくていい。社会を変えればいい」という目から鱗が落ちるような思想に触れて，これが自分のなすべきことだと思った時期もありました。同時に，子どもの頃から愛情たっぷりの両親でしたが，このままいくと母親と父親に殺されるという直感もいつしか覚えていました。大学入学後，心配のあまり息子を手放せないと考える親から逃げるようにして，一人暮らしを始めることになります。当事者運動から影響を受けた当初は，将来どうすべきを考えていましたが，いろいろな出会いがあって，大学卒業後は小児科医として臨床に携わるようになりました。小児科医として自分のスタイルが確立するのと同時に，自分の限界も感じる場面もあって，やはり車いすで臨床に携わるというのは結構大変だと感じていました。

「自分にできることは何だろう」と悩んだ時期もありましたが，脳性まひ当事者の経験と専門知識をブリッジする仕事が自分に残されたライフワークだと考えるようになり，その頃に知った当事者研究を通じて残りの人生で何かできることを模索しはじめました。当事者研究を進めるなかでダルク女性ハウスの上岡陽江さんに出会い，自助グループには最も長い歴史のある当事者研究があることを知りました。そのなかで藤岡先生と同じように12ステップに触れて，身体障害者の当事者運動で抜け落ちていた視点が

依存症の世界にはあることも学びました。私がそのことを強く感じたのは、30歳を過ぎた頃、体に痛みが出るようになったときです。「当事者運動の言葉だけでは、この痛みは癒えない」と直感して以来、依存症の自助グループの言葉や思想や実践に一層傾倒するようになりました。ルーツとしては当事者運動に出会って、小児科医になって医学的知識を得て、それらをブリッジする方法を模索しているときに、自分自身の痛みとともにアディクションに出会ったというのが私の来歴です。

アディクションのパラダイムシフト

松本 自分とアディクションとの出会いについて振り返ってみると、好きでもないのに続けてきたという側面もありましたね。本当に不思議なのですが、アディクション業界の渦中にいると外部の自傷や自殺のことを探求したくなるし、アディクションの外部にいるとアディクションが懐かしくなってプログラムをつくりはじめたりする。たぶんアディクションが自分の性に合っているんでしょうね。学生のときは精神病理学が好きで、統合失調症の精神病理学を研究したいと思って精神科医になったのですが、いざ単科の精神科病院に勤務しはじめてわかったのは、自分がひどくせっかちだっていうことです（笑）。まわりからもADHDだと言われるくらい、とにかくじっとしていられなくて（笑）。悠久の時間の流れにあるような統合失調症患者さんばかりの精神科病院の世界のなかでは、明らかに自分は身を持て余してしまうけれど、高速で時間が飛び交うアディクションの世界に足を踏み入れて、これは性に合うと思いましたが、でも、別の世界も気になってしまう。今でもアディクションの中にいるのか外にいるのかわからない微妙な距離感で、アディクションの世界を「自分のもの」と思う反面、「自分のものじゃない」という距離感が保たれています。

ただ、ひとつだけはっきりしているのは、薬物乱用を禁じる「ダメ。ゼッタイ」という有名なフレーズがありますが、そう言われてもやめられない人の気持ちには共感するということです。僕も禁止されると余計にやりたくなりますから。薬が効かないし、一般精神科医はみんな嫌っているけれど、マイノリティでアウトサイダーの集う場所に身を置く独特の心地よさもあります。アディクション臨床がメインストリームになったら、僕はアディクション臨床をやめるかもしれません。まあ、「屈折した目立ちたがり屋さん」という感じですね（笑）。

藤岡 今の言葉をうかがって、たしかに私もメインストリームにいるようになったら、すごくいたたまれないと感じていただろうな。非行・犯罪臨床を目指していたわけじゃないですけれど、外れ者への共感や親近感はやはりあるような気がします。生まれも育ちも東京の下町で、山の手の人たちへのちょっとした反感はあったし、友達も外国籍だったりお父さんが「アルコール中毒」だったり、そういう子たちも多かったからかな。当時は法務省の人たちやお医者さんや大学の先生にも超反感をもってました。今はそれほどでもないけど（笑）。アディクションの人たちのなかには、シンナーをやって放火した女の子とか気になる人が何人かいて、シンナーさえやらなければ普通に暮らしていけるのに、それでも手を染めてしまうのはどうしてなのか、その気持ちが知りたい、どのような体験をしているのか知りたいという好奇心はとても強かった。しかし、だからといってバリバリのアディクトたちといると少し距離を取りたくもなる。彼／彼女たちのコミュニケーションは強烈だし、あまり取り込まれたくないとも思っていて、自分では適度な距離を取るようにしています。自分のなかには、アディクト的な性質もそれとは少し違う感性も両方あって、複雑にブレンドされているのかもしれません。

松本 ありがとうございます。一方、熊谷先生は

鼎談　アディクション臨床の本質とは何か？　｜　松本俊彦＋藤岡淳子＋熊谷晋一郎

当事者運動からスタートしながら，痛みという説明しきれないものをきっかけにアディクションに関わるようになる。しかし，不思議ですよね，熊谷先生のほうからアディクション業界に飛び込んできたというより，僕から見ると，アディクション業界の人々が熊谷先生を発見したようにも見えます。

熊谷　ありがとうございます。最初に出会ったアディクションの専門家は上岡さんで，彼女の言葉の選び方はとても繊細だというのが第一印象でした。もともと私は当事者運動に命を救われたのですが，当事者運動のコアにはマッチョイズムがあって，若干の違和感も覚えていました。たとえば自立生活運動では「自立」という言葉を使いますが，身体障害者にとっての自立とは結局，自己決定・自己コントロールです。強烈なコントロール幻想があって，自分ではできなくても人を使って自分の意思を実現するのが自立であると考える。もちろん，意思を踏みにじられてきた過去の悲惨な時代を踏まえると，意思を奪還するという主張の重要性はわかります。そして膨大な依存先をもっている一部の強い当事者ならそれでうまくいくことも。しかし，やはりアルコール依存の脳性まひ者もいるし，親から捨てられて施設に預けられた脳性まひ者もいるし，それこそ介助者に「これが自己決定だ！」と宣言しながら浴びるように酒を飲んでアルコール中毒で死んでいく脳性まひ者も事実存在するわけです。マッチョな当事者運動のなかで置いていかれる当事者たちを，これまでずっと何人も見てきました。

ただそれも最初のうちはどこか他人事でした。でも30歳を超えたあたりで私自身に衰えの予感があって意識が変わりました。体が痛くなり，前にできたことができなくなってきた経験をすると，自分がひどく弱い存在になってしまうのですね。昨日まで当事者運動の権化のような自己決定論者だった自分が見る影もなくなって，「私の体はどうなってしまうのだろう。取り返しのつかない不可逆的な衰えのフェイズに入ったのだろうか」とネガティブな状態にハマってしまい，もう一挙手一投足の自己決定もままならず，いつも頭のなかで将来の不安などをぐるぐると考えつづけるようになって……それでますます痛みが強まっていく状況でお会いしたのが上岡さんでした。そこで上岡さんから「実は依存症者も痛みで結構困ってるんだ。全員じゃないけれど，体が痛くて薬を使ったり，そもそも最初に使った理由が体の痛みだったりすることもあってね」という話を聞いて，アディクションの経験知が一気に我がこととして前景化してきました。アディクションのことを勉強すればするほど，アディクションのメカニズムと慢性疼痛のメカニズムはとても似ている気がしていました。オペラントが外れて，単純な刺激－反応（S-R）状態に戻って，痛いから動かなくなる。動かないからもっと痛くなるけれど，その結果は無視して，ただただ痛いから動かないというS-R理論的な状態は，アディクションも疼痛もすごく似ていると。結局，今でも痛みは残っていますが，アディクションの経験知がヒントになって，人生における痛みのインパクトが減ってきたというか，「痛みはあるけど，それが何か？（So what？）」になってきた。その意味でアディクションの思想は，自立生活運動や当事者運動が見逃してきたことを教えてくれているとずっと感じていました。マッチョな自立像ではない自立像を，健常者はもちろん当事者もふたたびもたなければいけないということを教えてもらいました。

松本　熊谷先生の名言のひとつ，「自立とは依存先を増やすことである」ですね。依存症の「依存」という言葉はあまりに手垢にまみれていて，「依存」の反対は「自立」だと安易に考えてしまうけれど，自立とは依存しないことではなく「依存先を増やすこと」である，というのがこの言葉の意味ですよね。この言葉をはじめて聞いたとき，たしかに依存症の人たちは依存先が少な

いと臨床現場からの実感としても思いました。人に悩みを話したりグチを言ったりせず，薬一本や酒一本でいろいろなものを解決しようとして，悪循環になってしまっているのが依存症者だと。今まで僕らは，とにかく自己責任と自己決定に毒されてきたけれど，熊谷先生の言葉を聞いて，自分たちがいかに凝り固まっていたのかということに気づかされました。僕はエドワード・カンツィアンの『人はなぜ依存症になるのか』を翻訳しましたが，自己治療仮説は昔からありながら，日本の依存症臨床ではずっと無視されてきました。実際アディクトたちはトラウマや痛みを抱えているけれど，それを理由に酒を飲みつづけるのに対して，「それはいったん棚上げして，まずはがんばって酒や薬をやめよう。クリーンが3年続いたら話を聞くよ」みたいな援助者のスタンスが一般的でした。そうはいっても実際はなかなかやめられないし，治療からドロップアウトする人も多かった。たまに3年間クリーンが続く人はもちろんいます。しかし，痛みを抱えたままクリーンを3年間保ってきた人に対して，自分も含めた援助者は何ひとつできない。自分のこれまでの臨床観が音を立てて崩れるように感じていました。ちょうど同じ時期，自傷行為の研究をしているときに，「痛みを以って痛みを制する」という観点に出会いました。すると依存症も自傷行為も根性論だけでは通用しないということがリアルにわかってくるんですよ。もしかすると依存症は人に「安心して」依存できない病ではないかとさえ考えたりもします。だから熊谷先生は，アディクションの世界に新しい風を吹き込んだ第一人者じゃないかと思っています。

力と痛みとアディクション

松本 一方で藤岡先生は，決して性加害行為をアディクションとイコールとは見ないまでも，支配と被支配を巡る力のせめぎあい，抑圧された感情などといったダイナミズムを通して問題行動を見ていますよね。藤岡先生独自の視点による力へのアディクション論について，ぜひお話しいただけないでしょうか。

藤岡 なかなか難しいですが，チャレンジしてみます。私が担当している性加害者臨床はほぼ男性が対象です。実際には女性もいますが，来談するのはほぼ男性。男性の依存と女性の依存とは意味も状態も違うことは常々感じていて，先ほどの熊谷先生の話をうかがっているときも，女性にとって思春期における依存は大きな課題だということを連想していました。男性はたぶん，自立やコントロールや達成ということにこだわるでしょうけど，女性は少し違う。私は現在のフェミニズムから一昔前の世代でしたから，自立していることと，それでも人に頼りたい気持ちと，その狭間でせめぎあって揺れていたかな。学生のときに「依存しちゃいけないって言うけど，いろいろ依存先を求めて，いっぱいカードさえ切れればそれでいいか」と考えていたことを思い出しました。男性にとっての依存と女性にとっての依存，それからもしかすると頑健に生まれている人にとっての依存と不自由を感じる人にとっての依存とは，また大きく違うのでしょうね。

　少し話を性犯罪に戻しますが，男って結局誰にも相談できない人たちなんですよね（笑）。よく「すがりつく思いで性犯罪をした」みたいなことを言う人もいるし。マッチョタイプの強姦加害者はあまりそういう言い方をしませんが，強制わいせつ系の加害者で，少しおとなしめで弱々しいタイプの男性は「相談したいけれど誰にもできない。強い人には相談できない。弱い人ならすがりつける」って言うんですよ。面白いなと思って。自分が何を感じて，何を欲して，何を考えているのかも，人に合わせてばかりいるうちにわからなくなっているんですよね。だから薬物依存だろうと性犯罪だろうと，自分自身をつかみきれないことや他人ときちんと関

われないことでは，どちらも結局は同根じゃないかなと思っています。薬物や性犯罪に手を染めるかどうかとは関係なく，大人になったら何もなかったような涼しい顔をしているけれど，私たちは誰でも思春期にそういう課題に直面してきたわけですし，誰もが乗り越えていくべき課題がアディクションでも性加害でも浮かび上がってくるということですね。

松本 先ほど熊谷先生は体の痛みについて語ってくれたが，精神科臨床／心理臨床では心の痛みを抱えた人たちがいて，そのひとつとして被害体験がありますよね。この被害体験を痛みとして表現するする人もいて，この痛みを乗り越える過程で被害者から加害者になっていく人もいたりする。藤岡先生はまさにこの被害と加害が連鎖する領域で臨床をされてきたわけですよね。そしてヤクザや暴走族などを見てもそうですが，男ってすぐ猿山をつくるじゃないですか（笑）。相手を値踏みして対等な関係ではなく上下の関係を築こうとするのは，まさに薬物依存やアルコール依存の世界。しかしそこを逆手に取ることで，刑務所や依存症病棟の運営も成り立っているところはあります。もしかすると，上下関係を治療的に援用するのは適切ではないかもしれないけれど，一時的に痛みを乗り越えるには必要ではないかとも思います。被害と加害の連鎖とアディクションの関係について，藤岡先生はどうお考えになりますか。

藤岡 たしかに被害／加害とアディクションの関係はとても近いし，熊谷先生の『リハビリの夜』の最後のほうでも語られていますよね。

熊谷 「助け合いから暴力へ」のセクションでそういうことをしつこく書いていますね。

藤岡 あれは面白かったです。『リハビリの夜』では被害と加害を反転させるメカニズムについて論じていましたが，加害行為をただ修正すればすむ話ではないことがよくわかります。被害と加害の反転を駆動するものがあるのと同じように，痛みにもそれを駆動するものがあるということでしょうか。

熊谷 痛みについてずっと考えていると，「痛みは悪しきものだから取り除かなければならない」という考えそのものが有害だったと気づきます。一般的に急性疼痛と慢性疼痛という分類をすることがあって，急性疼痛は体に損傷なり炎症があってそれを治せば取れる痛み，慢性疼痛はそれらがないのに痛みが続く「誤作動を起こした痛み」と整理されます。つまり，急性疼痛にはシグナルという意味があって，それを拾って適切な処置をすることが治療になるから，急性疼痛は無批判に取り除いてはならないというわけです。一方の慢性疼痛は，むしろ取り除くべき有意味性を奪われた痛みとされがちです。そしてこの医療的パラダイムが，実はアディクションを生んでいるというのが私の仮説です。「慢性疼痛には意味がないので薬で取り去ればいい」という発想では，薬の量は無限に増えて，どんどんコントロールがきかなくなる。しかし慢性疼痛を「この痛みにはもしかしたら何か意味があるのかもしれない」ととらえて，体の内部に原因はないにしても，人間関係のネットワークや社会・経済的状況へのシグナルとして慢性疼痛が出現しているという仮説を立て，この痛みにどのようなサインを読み込むべきかと見方を変えてみる。すると，不思議と何か原因のようなものが見つかって，生活を改善していくと，痛みはゼロにはならなくても生活が破綻するほどではなくなる。「痛いけど，それが何か？（So what?）」という状態を生成する仮説ですね。

私は知り合いの麻酔科医ともディスカッションをするのですが，「痛みのせいで私の社会・経済的コンディションは不幸な状態に陥っている」というように，「痛み＝原因／不幸＝結果」と見ているうちは痛みは治らないという話になります。ところが逆転の発想で「社会・経済的な不適応状態＝原因／痛み＝結果」と考えると，社会参加や社会適応に向けて動き出せる。それは慢性疼痛の臨床では重要なパラダイムシフトで，

痛みの有意味性を奪還するということですね。おそらくトラウマケアでも，傷ついた過去の記憶を腫物のようにして，見るべきではないものであって取り去るべきものであると考えているうちは，トラウマは魔物のように棲みついて離れないのでしょう。トラウマがフラッシュバックを起こしそうになると，パニックになって，そして薬を増量していく……という対症療法では切りがありません。それが痛みやトラウマにあらためて向き合って有意味性を再構築していくモードに切り替わると少し変わっていく。

松本　熊谷先生の痛みの話を聞くたびにいつも思うのは，僕がこの10年ほど試みていた自殺既遂者の遺族からの聞き取り調査のことです。この心理学的剖検では疼痛障害の方たちに多く出会います。複雑な痛みを抱えていて，麻酔科やペインクリニックで治療を試みるけど良くならない。それで薬がどんどん増えて，ほとんど食事の代わりに薬を飲んでいるような状態になったり。ある遺族の方は，慢性疼痛の治療法として電気けいれん療法を受けて痛みが半減したのですが，「もう1クールやってみよう」という主治医の誘いを断ったそうです。不思議ですよね。

あれほど「痛みをなんとかしてくれ」って言ってたのに，痛みが取り除かれる治療に出会ったら急に拒否するのですから。結局治療を中断して，しばらくしてから自殺してしまうのですが，痛みとは何なのだろうと思います。依存症の人たちにも，心身ともに痛みを抱えている人，慢性疼痛を酒で紛らわせているうちにアルコール依存症になってしまった人は結構多い。ずっとクリーンだった人がスリップするきっかけが，何らかの痛みだったりすることもあります。彼／彼女たちに共通するのは，痛みを見ないようにしたり薬を使ったりして，痛みを鈍麻させていることです。あるいは内実は腑分けしないで，痛みだけを頼りに援助者と関係を結ぼうとしたりするけれど，その関係性は薬を処方してもらうだけの表面的なものだったりもする。それだけ痛みと向き合うのは難しい。

痛みに意味を与える

松本　僕の数少ない経験ではありますが，矯正施設で出会う人のなかには，本当は大きな痛みの経験を抱えているはずなのに，「俺は昔からワルだった」と，いつの間にかストーリーを書き換える人もいます。本当は父親から虐待を受けていた被害者だったのに，自分は幼い頃から強くて力のある人間だったというストーリーに書き換える。心を厚い鎧で覆ってしまっているので，面接をしても話がすぐに終わってしまう。非行・犯罪臨床のなかで，藤岡先生はそういう人に多く出会ってきたんじゃないでしょうか。

藤岡　それはもうほとんどそういう人ですよね。

松本　そういう人たちも変われるのでしょうか。

藤岡　変わるきっかけになるのは，やはり自助グループをはじめとするグループワークだと思いますね。特に累犯刑務所で出会う受刑者は，「世の中なんてこんなものだ」「あなたたちは自分とはまったく違うから，自分のことなんてわかるはずがない」と思っているうちは，そういう「痛

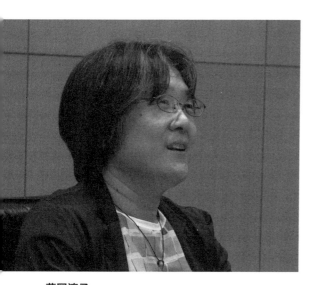

藤岡淳子

い話」に自分からは一切触れないようにします。けれど，グループメンバーの誰かが語り出して，それがグループ内に響いて，みんなも少しずつ語り出すと，少しずつ変わってくる。もしかすると，自分の過去の痛みに意味を与えていく作業が必要なのかもしれません。これが加害者臨床の最初のポイントだと思います。非行・犯罪やアディクションは，痛みに対するシールドというか，痛みを無自覚に麻痺させるところから始まっていますから。

松本 ある人は性格を使って，ある人は酒や薬の化学物質を使って，痛みをカバーする。

藤岡 それから性加害行動をしたり。

熊谷 グループの仲間の存在ということで思い出したことがあります。『当事者研究の研究』という本を仲間と一緒に書いて，「痛みから始める当事者研究」という論文で「仲間の鎮痛作用」について論じました。慢性疼痛のために一人で悶々としていると，外の世界に意識が向いていなくて，体の内側にずっと閉じこもっている状態になるのですが，仲間の存在は不思議なもので，仲間がいると何も言ってくれなくても注意が外に引っ張り出されて，もうそれだけで痛みが一瞬紛れる。それに仲間からは「痛みについてしゃべってよ」という命令まで来る（笑）。仲間の前では半ば覚醒させられ半ば記憶を想起させられるような，睡眠モードに押し入られるような，意識を二重化されるような……その絶妙な鎮痛作用は大きかったですね。ちなみに私の慢性疼痛ですが，実は研修をした古巣の病院の整形外科の外来で治ったんですが……

松本 外来の待合室ということですか？

熊谷 診察中ですね。それほど面識のあるお医者さんではなかったのですが，診察する前に「君，ここの学生だったよね」と言うんですね。実は研修医のときは失敗に次ぐ失敗で，「もう医者をやめようかな」と思って逃げるように大学病院を去ったいきさつがあったので，そもそも古巣の大学病院に行くのはあまり気が進まなかったのですが，素性が明らかになった瞬間，なぜか堰を切ったように，箍が外れたように，卒業してからの苦労を一気にしゃべってしまったんですよ。医師の悩みは同情されないですし，打ち明けにくいですよね。それでずっと秘匿して抱え込んでいた苦しみを黙って聞いてくれた先生が，最後に「また何かあったら，いつでも来なさい」「科を挙げて応援するから」と言ってくれて……それにすごく感動して，翌日から痛みが気にならなくなったという経験をしました。そういうことを語らせる空間がそこにあったのでしょうね。以来，語るということの意味が，自分にとって重要になっています。先ほど藤岡先生がおっしゃった，仲間たちの前で傷に意味を与えていく作業というのも同じことですよね。

藤岡 熊谷先生の話を聞いていて，私自身の痛みのことを考えていました。考えてみたら私，宇都宮の鑑別所に勤めていた40歳頃にリウマチになっていて，今も薬で抑えているのですが，当時はリウマチかどうかもわからないまま，とにかく痛くて起きられなくて，歩道のちょっとした段差でさえまたいで歩けないときがありました。そのとき，少し変な言い方ですけれど，生きている実感というのかな，「すごく痛い……今，自分は生きている」と強く感じていました。日常生活ってほぼルーティンで動いていますから，何かそういう不測の事態があると，自分の内側に目が向いて，母親もリウマチだったことを思い出して，自分もついにリウマチを発症したんだとか思っていました。すると母親がリウマチだったときのことや，それに関連する記憶も次々に思い起こされて……それは痛みに与えられた意味なのかもしれませんね。そのときは，薬を使って痛みから目をそらしたいという欲求はあまりなかったですね。むしろ何か良い刺激という感じがしていた。

　それからもうひとつの個人的なエピソードとして，大学に移ってから乳がんを患ったということがあります。そのときも一瞬世界が一気に

遠のいて,自分一人が世界から隔絶された感覚を覚えました。そのときに友達が話を聞いてくれて,とにかく自分の話ができて,ふたたび世界とつながって,世界が色を取り戻して,「何を自分一人でカプセルに入った気持ちでいたんだろう?」みたいな感じがして,仲間とつながるというのはこういうことなのかなと。普段から世界から断絶して生きているつもりは全然ないけれど,ふと自分の内面に目を向けたときに誰かがそばにいて本当につながれたときは,解放感や生きている意味があったという感覚を味わいました。治療共同体のアミティを見学に行ったときも,それと少し同じものを感じました。メンバーみんなで話をして,今までただの友達だったのが,同じ人類というようなもっと深いところまでつながりを感じました。そういう感覚に惹かれるから,AAのミーティングにも惹かれるんでしょうね。AAのミーティングでは他愛のない話もしているけれど,最後に気持ちが静まって,自分のことも他人のことも愛せる気になる感じがすごく好きです。アディクションでも,非行・犯罪でも,慢性疼痛でも,この感覚が味わえるグループがあるかどうかが回復の分かれ道かなという気はしますね。

グループの力が切り拓く

松本 今回の特集の一番の目的は,心理職の人たちにアディクションへの関心をもってもらうということにあります。藤岡先生の話を聞いていても熊谷先生の話を聞いていても,お二人とも心理学や医学に留まっていなくて明らかに越境していますよね。そこでうかがってみたいのですが,アディクションに触れてみて,援助者としての自分が変わったと実感されたことはありますか?

熊谷 やはり外来診療が大きく変わったことを実感します。私は今,月に2回ほど外来診療を担当していて,障害をもった子どもたち,あるいは一人暮らしをしようとしている障害をもった成人を診ているのですが,やはり医学的知識と自立生活運動の言葉だけだったときは,しっかりした「自立障害者」にならなくてはいけないと,せめて柔らかい言い方で伝えることしかできませんでした。それがアディクションの世界を知って,「やめられないとまらない」「痛くて動けない」「ぐるぐる反芻して抜け出せない」「なんとかしたくて暴れたり傷つけたりする」といった人のままならない部分を垣間見て,それをできるだけ丁寧に言葉にすることを心がけるようになりました。

ある脳性麻痺の男性のケースで,「これまでボツリヌス注射も打ったし,脳に深部電極も刺したけれど,少しも痛みが取れない」と訴えて来談した方がいました。話を聞いていると,どこかアディクションの世界で聞いたことのあるようなライフヒストリーで,規範的な家族のもとで,健常者並にならなくてはいけないというプレッシャーのなかで育ち,受験勉強もがんばって理想に近づこうとしてきたけれど,ちょっとしたことでつまずいてから痛みが始まり,そこから抜け出せなくなったということでした。そこで「じゃあ,ちょっと騙されたと思って,痛みのことは無視してみましょうか」と提案してみたんですね。「痛みは原因ではなく結果かもしれないので,とりあえず就活をしてみましょう。痛みが取れたら就活ができると思っているかもしれないけれど,順序は逆だから,痛みはそのままにして就活をしてみましょう」と話をしてみました。「『騙されたと思って』というのがキーワードだから」と言い添えて,「まず社会参加,生活を整えること,依存先を増やしていくことを最初にしよう」と迷わず提案できたのですが,この臨床の按配はアディクションと出会わなければありえないことでした。痛みに対するスタンスを変えていく提案の確信度が増したと実感しています。

松本 あるダルクの施設長が自分の体験として話

鼎談 アディクション臨床の本質とは何か？ | 松本俊彦＋藤岡淳子＋熊谷晋一郎

してくれたことですが，彼は薬がやめられなくて，引っ越したり，世界放浪の旅に出たり，自首したり，いろいろ試してはみたけれど，どれも失敗に終わったというんですね。そのときに日本ダルクの近藤恒夫さんに会って，そのときに言われた言葉が「お前，薬やめるのをやめろ。毎日ダルクに来い」というものだったそうです。「薬を使ったままでいいからダルクに来い」と言われて，言われるがままに通いはじめていたら，いつの間にか薬をやめていたという彼の話を思い出しました。実際，失敗を繰り返している人たちは，どんどん自分を責めて，ますます薬がやめられなくなってしまうので，僕も診察のときに「別にいいじゃん。やめるのやめようよ」とよく言います。使っている薬が覚醒剤だと公には言えないけれど，守秘業務の範疇でアドバイスすることはあります。ただ，古典的な依存症臨床だったら，「とにかくやめろ」と言うばかりでしょうね。先ほど熊谷先生がおっしゃったのは新しい臨床の方法論で，それは熊谷先生が上岡陽江さん経由でアディクションの世界に入ってきたからかもしれません。

熊谷 むしろデータベースはナラティヴですよね。いくつかの物語が頭のなかで想起されて，それが確信につながっているところはあります。

松本 そして上岡陽江さんから始まって熊谷先生を経由したアディクション臨床が，今また新しい動きをつくっている。実に不思議ですね。

　藤岡先生は矯正領域で司法臨床をするなかでグループワークを担当する必要もあって，ダルクや自助グループに関わったり，あるいはシンナーのとまらない少年とともにアディクションと関わった経歴があると思います。アディクションを知ってから，それまで大学・大学院で学んできた臨床心理学はどのように変化しましたか？　またそれは性加害者臨床とどのように通底しているのでしょうか？

藤岡 アディクションを知ったというより，グループを知ったというほうが近いですね。始まりは覚醒剤依存当事者のグループでしたが，覚醒剤をやって気持ちいいときの話が次々に飛び出して，とても楽しかったです。要は「覚醒剤は本当はこんなにもいいものだ」ということや，幼い頃にいじめられた体験や虐待された体験など，個人面接では絶対に聞けない話がグループで話していると聞ける。グループを体験してみて，専門家と当事者が一対一で面接をして専門家から知識を与える教育と，みんながいろいろなものを出しては汲み取っていく対話型の教育とでは，雰囲気も効果もまったく違うということを経験しました。

　性加害者のグループでも，最初に性衝動のチェックから始めるのですが，参加したばかりのメンバーが「電車に乗ると女の人が目に入って仕方ない」みたいなことを言うと，古参のメンバーたちが「女の人に目が行くのは一生終わらないよね」といった話で応じて，「やめるのをやめよう」という話に落ち着いたりもします。逮捕されたばかりの人って，時刻通りにグループに来て，靴を揃えて逆に置いて，丁寧に挨拶をして，これは大変な生き方だなと感じることがあります。おそらく内心では不甲斐なさや，思い知れども思い知られずというか，やめたいけれどやめられない感覚を覚えているのですが，グループに参加していると，笑顔が出たり，冗談も言えるようになって，当初とはずいぶん変わってきます。非行・犯罪臨床のデータを見ても，関係性ができればできるほど犯罪から離脱できることがわかっていますから，その意味でもアディクション臨床と非行・犯罪臨床とは結構重なるところが多い。

松本 心理学を教える大学の多くは，個人療法を臨床実践のモデルにしていますよね。養成課程の初期から集団療法を前面に押し出してもいいような気はしますが……

藤岡 それがなかなか伝わりにくいんですよ。臨床心理学では個人療法が好まれるところがありますが，実際グループになると，個人の内面，

他者との一対一の関係，そしてグループにおける関係などで複雑なことが起こってきます。しかし慣れてくるとそれがすごく心地よくなる。治療者との契約ではなく，グループとの契約になって，そこに共同体をつくるというところがグループでは重要なのですが，この価値観は教育や訓練の課程では重点的に教えられていなくて，グループの魅力はなかなか伝えにくいですね。

松本 2年前から保護観察所で薬物依存当事者のグループワークを実施することにしたのですが，これには強い反発がありました。「悪風感染」してしまう，つまり悪の情報網やネットワークがそこで形成されてしまうというわけです。仕方なく保護観察官が対面でワークブックを1日数セッション実施することになったのですが，これがグループだったら，同じワークブックを使っていてもグループのメンバーが違えば展開も変わるし飽きが来ないし，コストパフォーマンスだってよくなるのですが……藤岡先生が矯正領域で仕事をされていたときは，性加害者たちのグループの黎明期だったのでしょうか？

藤岡 矯正領域がグループワークを取り入れたのはかなり早くて，戦争直後に始まって以来，伝統として脈々と続いているようですね。私は川越少年刑務所に勤めていたことがあって，そこでは熱心にグループワークを実施していました。教える内容は二の次で，むしろどうすればみんなが自由に話せるか，どうすれば良好な人間関係をつくれるかということが重視されていました。ただ，グループが暴走しないように机を置いて，関係が自由になりすぎないようにコントロールされることが多かったです。やっぱりコントロールを手放すのは怖いですから。しかし，一度コントロールを外に委ねてみなければ次の動きにはならない。コントロールの手綱を緩められるかどうかが，グループではとても重要ですね。

松本 逆にグループに特有のトラブルはありませんか？

藤岡 それはありますよ。関係なんて深めたくないし他人とも向き合いたくないというメンバーは少なからずいますから。安心・安全が十分ではないと，専門家に迫ってきたり，メンバー同士で争いが起こったり，グループワークを妨害する動きは当然起こってきます。グループは良い力も悪い力も強いから，難しいところはたくさんありますよね。

松本 僕が外来で実施しているSMARPPという薬物依存症当事者のグループ療法は，紆余曲折があって，今はすごくゆるくなっています。というか超ゆるゆるです（笑）。そもそもがオープングループで，途中参加も途中卒業も認めているし，久しぶりに参加する人もいて，「来る者は拒まず」という姿勢で運営しています。ところがメンバーがいつの間にか「裏SMARPP」みたいなLINEのグループをつくって，勝手に休日に高尾山ハイキングツアーを企画していたり，バーベキュー大会をやったりしている。かつて神奈川県のある病院に勤めていたときは，「個人的な連絡は取らないように」「電話番号も教えないように」とナーバスになっていましたが，今は一切やめています。言ってもメンバーは勝手に連絡を取るし，それがプラスに働くこともあるから。それでも神奈川県の病院に勤めていたときはやたらと起こっていたトラブルが，今はなぜかほとんどない。それはもしかすると，僕らが彼／彼女らを信じていなかったということが大きかったのかな。それから今はコメディカル・スタッフが多く関わってくれて，潤沢なマンパワーがあって，スタッフとメンバーたちが無駄話まで交わしているのですが，それが良い方向に転じているのかなと思っています。

熊谷 グループの価値ということで少し補足をさせてください。先ほどご説明した当事者運動は今，どんどん孤立化しています。当事者主権を掲げて当事者運動を始めた1970年代の当事者たちは，しょっちゅう飲みに行くような集団でした。当事者運動を通じて彼らが要求した「良い

社会」の理念に制度が追いつくにしたがって，不自由がなくなりつつある一方で，素晴らしかったはずの制度や支援やサービスに個人が囲い込まれる状況が生まれてきました。これと並行して仲間同士のグループが弱体化して連帯は弱まっていくのですが，それも自立生活運動と当事者運動のある種の帰結かもしれません。この状況のなかでアディクションの当事者活動が燦然と輝くのは，やはりグループの精神が脈々と受け継がれているからです。ここから他の当事者活動が学べることは多くあります。この補足を踏まえて，にもかかわらずグループで語れないことは結構たくさんあります。グループを深めていくには相応の段階があるのかもしれません。

藤岡　ただ，個別だと語れないこともグループなら語れるということはありますよね。人の話を聞いているうちに，メンバー自身が刺激されていくのかもしれません。性加害行動をもつ人などはひどく孤立していることも多くて，コミュニケーションがもともと苦手だったりして，グループに参加して友人ができたりすると，それがグループに参加する動機になったりもする。基本的な部分は個別で対処して，嫌がっても「とにかく1回出てみて！」と誘って，グループが話しやすければ，最初は語れなくてもやがて語れるようになることもあります。私はあまりグループの限界を感じなくて，むしろその強さを感じています。特にアディクションの人たちが関係性を構築しなおすうえで，グループの力は有利に働く気がするんですよ。

医療と（脱医療としての）自助

松本　ではここで少し話題を転じて，アディクション臨床が精神科医療のなかでどのように位置づけられているのかということを考えてみたいと思います。海外ではアディクション精神医学は一大ジャンルを成していて，関連学会も非常に盛況です。ひるがえって日本ではアディクション精神医学はマイナージャンルで，大学病院でも決して大きなポジションを占めているわけではありません。しかしこれが保健所や精神保健福祉センターのような地域の行政機関に行くと，アディクションの問題は非常に重要になります。地域では，アルコールや薬物以外にも買い物やギャンブルへの依存の問題も前景化してきます。大学病院の精神科で依存症を診ているところはほとんどなくて，依存症専門医も稀少ですから，地域との温度差はきわめて顕著です。不思議なことに，アディクションを専門としていると講演の依頼は多いしメディアの取材も多くて，ある種の逆転現象が起きているという印象があります。臨床心理学の領域ではいかがでしょうか？

藤岡　いや，アディクションを専門にしている心理職はほとんどいないんじゃないですかね。アディクションをやっている心理屋って，たとえば信田さよ子先生みたいに開業してぶっ飛んでる人ですよ。

松本　ぶっ飛んでる……（笑）

藤岡　はい，ぶっ飛んでます。

松本　信田先生もこの特集号，読むと思いますよ（笑）。

藤岡　全然いいと思います。本人を目の前にしても言いますから。開業している心理職のなかでアルコール依存を専門にしている方はいらっしゃいますが，全体としては「そんなのあるの？」くらいの勢いじゃないですかね。ある意味でアディクションは「切った張ったの世界」ですが，それを好む心理職は非常に稀だと思います。

松本　それでも地域では時々会うことがありますよね。精神保健福祉センターや地域のダルクやマックの理事をやっている方もいらっしゃいますし。でも，信田先生は本当に異例中の異例ですよね。それに信田先生の本を読んでいると，心理士なのか哲学者なのか迷うこともあるくらいですから。

熊谷　私の場合，小児科医としてアディクション

を診ることはほとんどありません。ただ，今は東京大学先端科学技術研究センターで当事者研究分野という講座を去年から開いて，歴史や思想や実践など，およそ「当事者」と名のつくものすべてをターゲットに研究をしているのですが，やはり行き着く先はアディクションですね。アディクションは当事者活動のルーツであり支柱でもあって，近代を生きる人の苦悩のネガのように先鋭化された病だと考えています。そのアディクションに対して，医療者ではなく当事者が中心となって，それこそグループをつくってセルフケアがなされてきた歴史というのは，当事者活動の源流と言えるものです。そしてアディクション当事者活動の驚くべき点は，世界にシステマティックに当事者ネットワークが広がっているということ，そしてつねに反省を繰り返して再生してきたということです。どちらも他の当事者活動にはあまり見られない特徴で，アルコール薬物依存症者の自助グループ「シナノン」にしても，レガシーとして失敗の歴史を記録してくれています。参照枠として後世に与える影響は非常に大きいですよね。

松本 浦河べてるの家もアルコール依存の自助グループから出発していますよね。斎藤環さんが力を入れているオープンダイアローグの源流もアルコール依存症の自助グループにあります。たとえばボブとビルが設立したAAの歴史を見るにつけ，12ステップがなぜあれほど短期間で広まり，しかもその後ほぼ形を変えずに継承されているのかというのは不思議なことです。オックスフォード・グループという先達があるとはいえ，やはり不思議な力を感じますね。

熊谷 キリスト教の精神も含め，12ステップには直接書き記されていない力学が働いているのかもしれませんね。

藤岡 12ステップって最初は何を言っているのか全然わかりませんでした。そもそもAAも胡散臭いという印象がありました。しかし，グループも人間と同じように，生まれて死んでいきますよね。AAもまたその生と死を繰り返しながら長く続いているという部分には関心がありました。それからAAメンバーの話を聞いたり，本を読んだりしていると，自分がグループで実践してきたことと通低しているとわかって，AAの経験を参照すれば自分の仕事はさらに良くなると思うことも多かったですね。AAに代表されるグループダイナミクスには今でも関心があります。先ほどのキリスト教の精神ということも，浦河べてるの家などもやはり教会組織の影響は大きいのではないでしょうか。長く続くグループとして教会組織をとらえてみると，AAに与えた教会の伝統は決して小さくはないはずです。

熊谷 近代というシステムの「穴」，誰もがそこで苦労している最終的な「穴」みたいなところを，AAは補完しているのではないでしょうか。特定の宗教でなくても，ある種の神聖性でこの「穴」を補完する仕組みがあるということを，アディクションのプログラムを見るにつけ感じます。

藤岡 AAは1年おきに世界大会を開催して，12ステップの解釈などを世界中で話し合って，AAの一体性を繰り返し確認して，その共通言語を確立してもいます。ニューヨークで行なわれた世界大会に参加したことがあるのですが，ヨーロッパ，南米も含めたアメリカからの参加者が多く，アジアからの参加者は日本くらいで人数は少なくて，もしかしたらキリスト教系のスピリチュアリティがAAの紐帯をつくっているのかもしれません。

松本 かつて患者さんからAAのことで「病院なのに政教分離ができていない」とよく怒られました。宗教ではないと説明するのですが，「ハイヤーパワーって言ってるじゃないですか！」って言われたり。特定の宗教ではないから「ハイヤーパワー」は何かに置き換えて構わないと言ったりして説明に苦慮していました。その後，僕は薬物依存に比重を置くようになったのですが，NAだと同じ12ステップを使っていてもメン

バーがワイワイがやがやしている印象で，AAのほうが神秘性を漂わせているという印象がありました。

藤岡　薬物依存の人とアルコール依存の人は，ずいぶん肌触りが違うような気がします。アルコール依存の人はやはり基本的に法の枠のなかにあることを好んで，表面的には枠に従順ですよね。最終的にはパワーを行使することが大好きというケースもありますけれど。薬物依存の人は，薬物が違法だというところがポイントで，いかに既成の権威に反抗するかというところに生きがいを感じる。基本は同じだけれども，肌触りはとても違う気がします。

まず生き延びること

熊谷　最近，東京ダルクの秋元恵一郎さんにインタビューして，AAとNAの分離の歴史について聞いていたのですが，さらにダルクがそこに合流してきたというのが秋元さんの語るヒストリーでした。つまり，一度は社会生活を全うしたことがあるけれど途中からアディクトになった人と，一度も社会に出ることなく生活基盤も脆弱なままアディクトになった人との間には，どのようにして依存薬物に出会ったのかという大きな文脈の違いがあるわけです。生活基盤が整っていない人にとって，生活の場やコミュニティが保障されなければ次回のミーティングも意味をなさないということから，ダルクが登場しはじめる。一方，ダルクのようにコミュニティにきわめて近い位置にあることに違和感を覚える人のなかには，地域のなかにそれなりの社会資本をもっていて，ミーティングにだけ通えればちょうどいいと思う人もいる。ですから本来は，生活を保障するダルクのようなコミュニティもありつつ，しかし同時に匿名ではない空間とは一線を画したNAのようなグループも必要だというのが，秋元さんの語るストーリーでした。このストーリーからは，グループの優劣を決する論争は無益で，グループにも選択肢が必要だということがよく理解できました。

藤岡　そうですよね。

熊谷　これは当事者運動に関わっていたときにも感じたことでした。小さい頃から施設育ちで社会生活を送ったことのない脳性まひの人もいれば，私みたいに小さい頃から「恵まれている」障害者もいます。祖父が教育委員長だったこともあって私はスムーズに普通学校に通えたのですが，それが「恵まれた」例外中の例外であったことを後に知って，自分がいかに大きなものに依存していたを知ることになりました。当事者間の格差が支援のレパートリーを決定するという私自身の体験は，アディクションにも共通することです。

藤岡　アメリカでうらやましかったのは，居住型から通所型まで，回復の程度に応じてさまざまな施設・機関が選べることです。日本でも医療ではそうした体制が少しずつ整いつつありますが，非行・犯罪領域ではほぼありません。私は非行・犯罪やアディクションなど現象だけをとらえるのではなく，その奥にある生い立ちや生活基盤のことをケアしていくことのほうが実は大事なのかなと思っています。性被害者でも，子どものときから家庭内で性的虐待を受けて人間関係の形成が十分ではない人と，一般的な家庭に育ってきて大人になってから強姦被害に遭った人とでは，それぞれの課題は大きく違っ

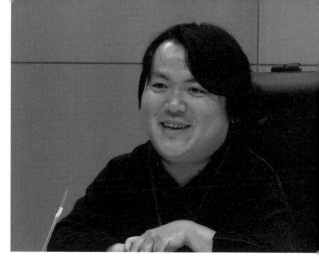

熊谷晋一郎

てきます。同じ性被害者の間でも，ある種の差異が生じてしまうことは避けられません。非行・犯罪で刑務所に入っている人たちのなかには，経済的にも家庭環境的にも恵まれていない人たちが多いですから，それを前提にすると，彼／彼女たちに必要なものはリハビリテーションではなくハビリテーションではないかと言われています。

松本　昔，神奈川の病院にいたとき，アルコール依存も薬物依存も同じ病棟だったので，よくアルコール依存の患者と薬物依存の患者がケンカをしていました。それもわかる気がします。薬物依存の人たちは若くて，アルコール依存のおじさんたちの姿は，自分たちをさんざん殴ってきた父親と重なって見えるから。

熊谷　それは耐えられないですね……

松本　だから薬物依存の人たちにとってはミーティングの発言が上から目線で気に入らないということもあって，それはいつも頭が痛かったですね。しかし，生きる基盤もなく社会に出たこともないまま，思春期からずっと不適応行動の一環として薬を使っていた人たち，トラウマがあったり別の精神障害もあったりする彼／彼女たちに惹かれて，私はこれまで臨床をしてきたところがあります。

最近，外来に来る薬物依存の患者さんたちが，昔のアルコール依存のおじさんたちみたいだと思うことがあります。それには理由があって，アルコール依存症の専門病院に行くと，患者さんがすっかり高齢化してしまっている。かつて，なだいなだ先生が試みた久里浜式のプログラムを経験してきた世代は，高齢化して，寝たきりになっていたりして，アルコール専門病棟で介護をしているような状態になっている。一方，バブルの時期に遊びまくっていて，そのときには捕まらなかったけれど，薬を使っているなかで事例化した40代半ばから50代前半の人たちが，薬物依存の患者となって続々病院に来ています。生活基盤もあって，学歴もあって，ひとかどの仕事をしてきたけれど，薬物依存症患者となって病院に来ている患者さんたちを見ると，かつて出会ったアルコール依存の患者さんたちと重なって見えます。この光景に，僕は既視感を覚えていました。そして1990年代の半ばに僕が出会った，10代後半から20代前半で覚醒剤を「あぶり」で使っていた人たちの感触は，もう今はほぼ消えてしまったけれど，2年ほど前までさかんだった危険ドラッグ依存症の人たちの雰囲気そのものでした。使用する薬物は変わり，選択する層も変わっていくのは，彼／彼女たちが生きる社会状況の変遷を反映しているのかもしれません。2000年代に処方薬を乱用していた女の子，オーバードーズやリストカットを繰り返していた女の子たちはどうなったのだろうと思うこともあります。彼女たちは薬物依存症の現場にはめったにやってきません。姿を見せてもすぐにフェイドアウトしてしまいます。「覚醒剤一筋」の女の子のほうが，もう少し治療の現場に根を下ろしてくれる感じがあるのだけれども，しつこく病院に通って処方薬をほしがっていた彼女たちはあまり訪れなくなって，今はどこに行っているのだろうと考えることもあります。

熊谷　アルコール／薬物と決してクリアカットに分けられるわけではないということですよね。

松本　そうですね。ただ，「依存症は病気である」と言っている僕自身も，本音を言うと少し揺れるところもあります。アディクションは時代や社会状況によってかなり姿を変えますから。たとえばギャンブル依存症は，1％から2％ほどの欧米に比べて，日本は9.8％というデータもありますが，これにはパチンコが合法化されているという事情もあります。また危険ドラッグは世界的に問題になっていますが，特に日本で大きな問題になったのは，20歳を過ぎると違法薬物に手を伸ばす海外に比べて，遵法意識に富む日本人はそれらを避けて，代わりに危険ドラッグに手を伸ばしているという説もあるくらいです。

回復――医学モデルとの相克のなかで

熊谷 松本先生のお話を聞きながら，アディクションと医学モデルおよび司法モデルとの関係について考えていました。当事者運動とアディクション当事者活動の大きな違いは，医学モデルとの距離感ですよね。身体障害者の当事者運動では「私たちは病気ではない」「私の体に指一本触れるな。治そうと思うな。社会を直せ」と強く主張してきました。したがって身体障害者の当事者運動は，医学モデルを徹底して否定してきたと言えます。一方のアディクションの前には罰せられるという司法モデルが厳然とそびえていて，それに対するアンチテーゼとして，当事者が医学モデルを利用しているという状況があります。しかしながら医学モデルを戦略的に利用するということは，逆にアディクションが個人の病理とされて，過剰なまでに個人の問題に帰せられるというリスクをはらんでもいないでしょうか。

松本 考えてみればAAはもともと，医者に見捨てられた患者たちから始まった活動ですよね。アルコホリズムを「病」とする見方はそれまでにもあったはずですが，正式にアルコホリズムとして病理化されるには，イェール大学の医学者ジェリネックの研究を待たなくてはなりませんでした。ジェリネックは2,000人のAAのメンバーに聞き取りをして，飲酒のコントロールを喪失した人たちを指す「ロス・オブ・コントロール」という概念を提供して，アメリカ医学会に働きかけて1950年代にようやくアルコホリズムが医学的疾患として認められました。もともと反医療から生まれたAAを端緒とする「ロス・オブ・コントロール」という概念が，途中から医学に合流していくわけですから不思議ですよね。

藤岡 先ほど松本先生は「医者はアディクションを扱わない」とおっしゃっていましたが，私には日本のアディクション臨床は医学モデルが強いと感じられます。アルコール依存の人には主治医がいますし，アルコール依存でも薬物依存でもやはり医師が活躍しているように見えます。ついには非行・犯罪に至るまで医者にかかるという機運もあって，医学モデルはやはり強大だという感覚があります。アメリカのAAは反医学モデルで，当事者は治療されることではなく自分の人生を取り戻すことを目指していますが，日本ではこの「回復」のモデルがあまり強く働いていないような気さえします。医師も含むシステムが当事者を客体化して治療したり罰したりすることを，本人たちもむしろ欲している気がしていて。社会的信頼もあってパワーもある人たちに医療保険などの制度のなかで治してもらうという枠で，日本のアディクション臨床も動いていることは否定できない。地方では犯罪にもならず被害者が泣き寝入りしている状況は少なくないでしょうし，特に家庭内での強者からの性加害の暗数はかなりの数に上るでしょうね。一方，都会ではセクシュアルハラスメントも訴えて司法化していくという動向は強くなり，厳罰化の方向に向かっていますから，性犯罪も薬物に負けず劣らず文化や社会の影響を受けています。つまりアディクション自体が個人と社会との関わり方や個人の生き方に関わりますから，医学モデルでは収まりきらない現象ではないかと，私はどうしても思ってしまいますね。

松本 医師は今まで「治療」「治癒」「寛解」といった言い方をしてきて，「回復」という言葉とはあまり縁がなかったのかもしれません。特に精神科臨床の現場で僕らが考えているのは症状の消失や軽減で，それは「回復」とは異なるものです。自分自身のアディクション臨床のときもリストカットをする人たちへの臨床のときも，ふと「あまり俺は役に立っていないな……」と感じたことがあります。表向きはみんな感謝してくれたりしますが，それはまあリップサービスで，僕自身の実感がないまま良くなっていく人たちを多く見てきました。ならば自分に何ができていたのだろうと考えたとき，もしかしたら

自殺を回避する役には立ったかもしれないと思いました。つまり，彼/彼女たちの寿命を延ばすのには少し役に立ったと。しかし，「本当にこの人は良くなったな」と思える変化は，必ず診察室の外で起きている。人と人とのリアルな出会いということですよね。したがって，我々は患者さんが出会いの機会にたどりつけるまで死なないように支えることしかないのかなと思っています。僕はSMARPPというプログラムを実施していますが，そこでスキルを学ぶこと以上に大切なのは，プログラムを通じていろいろな人と出会えるということだと思います。つまり，我々のプログラムは出会いの機会を提供するもので，もしかするとそれによって患者さん自身が到達できる状態が「回復」と呼べるのかもしれません。

藤岡 私も松本先生の考えと似ていて，回復のきっかけになるのは「場の提供」だと思っています。性犯罪の場合，特に痴漢のケースでは，電車に乗ると結構再犯のリスクが高いですから，それを少し抑えている間に本人が平常心を取り戻すために，人とのつながりをつくったり，将来への希望をもって困難と折り合いながら生きていけるようにしたり，「問題はあってもそこそこなんとかなる」という気持ちで生きていく手助けということが重要になります。グループを運営していると，「もう，とにかく痴漢がしたくてたまらない。気がつくと女の人を追いかけている」という話と，「3年前には自分もそうだったけど，今は家族との関係性も変わってきているし，仕事に対する考えも違ってきているし，目標もできたし，昔とは違ってきている。ふと気がつくと気持ちが落ち着いている」という話とが共存するわけです。このような人と人とのつながり，対話が生まれる場の提供にいつも腐心しています。仮に刑務所のなかでも人が集まって「こうやって話せばいいんだ」「人はみんな結構同じようなことを感じているんだ」ということを知って，人とつながれる力を養う練習のようなことは，私にもできると思っています。

松本 では藤岡先生にとって「回復」とは何でしょう？

藤岡 自分の力がきちんと生かせるようになることかな。本来は誰もがもっているはずだけど，少しつまずいてしまって，うまく発揮できなかったり，自分の力を信じられなくなったりしている。でも，自分にはその力があることに気がついて，さらにうまく使えるようになると，「問題はあってもそこそこなんとかなる」気がしますね。

熊谷 今，『臨床心理学』誌で「当事者研究への招待」というタイトルの連載を書かせていただいて，"Recovery is Discovery"というサブタイトルをつけています。この言葉はロベルト・メッツィーナというイタリア・トリエステの精神科医の言葉で，「回復とは発見である」という定義の言葉です。すごく多義的な定義ですので，そこからインスパイアされて，「リカバリーはなぜディスカバリーなのか」ということをずっと仮説的に考えている連載です。今のところ，「リカバリー・イズ・ディスカバリー」という定義はなかなかいいところを衝いているという気がし

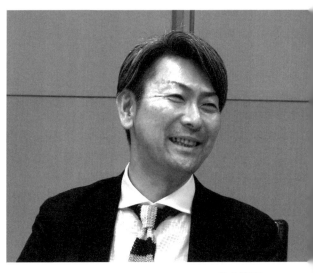

松本俊彦

ています。当事者研究も「研究」という言葉を使っているので，何かを発見をすることが狙いです。ただ，発見するための条件はなかなか大変で，少なくとも他者が必要だと思っています。自分が見ている景色が妄想でも幻覚でもないことを確認するには，つまりそれが真に発見だと言うためには，絶対に他者が必要ですから。これは研究者が何かを発見するプロセスとまったく同じで，一人で発見することは論理的にも不可能で，他者と分かち合うことが発見の最低要件です。そしてもうひとつ，ここでいう「発見」というものは，現象そのものを発見するというよりは，現象の背後にあるもの，ある現象がどういう理由で起きたのか，何のために起きたのかという目的論的な意味を見つけることです。それがおそらくディスカバリーの意味だと思っています。痛みもそうですが，他者とともに不快な症状に目的論的な意味を見出すということがおそらくディスカバリーで，それはただ痛みという不快なものを取り除くことではないと今は考えています。このことは当事者運動にとっても大きな問題提起になりえます。当事者運動はニーズ中心と言われてきて，本人が「薬を使いたい」と言ったらそれがニーズになり，それがダイレクトに本人にとっての目指すべき価値，すなわち回復だと当事者運動では主張してきたわけです。ただ，必ずしもそれほどシンプルではないということを，「回復＝リカバリー」という言葉は意味しているはずです。他者とともに本人のニーズを発見することが即リカバリーというわけですから，このディスカバリーはかなり厳しい条件だと思っています。その意味では，発見を伴う他者との出会いというところが，「回復＝リカバリー」の本当の意味ではないかと考えているところです。

松本 熊谷先生の考える「回復」はかなりハードルが高いですね。

熊谷 ハードルは高いと思いますね。それに意図的に仕組むことは難しいですから，まさに場を提供して待つしかありません。やはりディスカバリーは仕組めないですし，ハプニングのように起こるのかなという気がします。

松本 お二人それぞれに回復のイメージは異なりますが，決して症状をただ消すことではないという点ははっきり共通していますね。数値化された症状のスコアが下がったというものとは別の次元で，お二人がイメージする回復が示されたと感じています。

*

松本 それではこの鼎談の最後に，アディクション領域に関心をもつ若い心理職の人たちにメッセージをいただきたいと思います。

藤岡 やはりアディクションは面白いということを一番に伝えたいですね。臨床の手応えが違うし，自分にもメリットが返ってくることがありますから，どうしてこんな面白いことをやらないのかなとさえ思います。そして若い心理職の方には，もっと外を見て人とつながることを考えてもらいたいと思っています。面接室のなかだけを見ていると，やはりアディクションは難しい気がします。人とどうつながるか，社会はどう動いているのか，そういったことに関心をもつと，アディクション領域でも活躍できるでしょう。逆に，そういうことに関心があると，アディクションはどうしても見ないわけにはいかない。人間の関係性や社会に視点を拡げていくと，きっとアディクションは面白いし，アディクションから学ぶことは本当にたくさんあると思います。

熊谷 私の立場から言えるのは，当事者中心のサポートに関わりたいと思っている人にとって，アディクションは必修科目だということです。アディクションの歴史は絶対に知っておくべきですし，アディクションの最新動向は臨床家にとっての必須知識だと考えています。そしてもうひとつ，やはり近代のこの生きづらさを生きるすべての人が知っておいて損のないもの，そ

れがアディクションだと思います。心理職であるという以前に，中学生から学んでもいいのではないかというくらいの必修科目ではないでしょうか。

松本 アディクションの問題を抱えた人は，人生がグロテスクなまでに人間らしいと僕は感じています。そして良いときと悪いときの差，最低点と最高点の差が激しくて，ドラマティックな人間模様に魅せられてしまいます。そしてアディクション当事者の活動を見ていると，診察室や面接室では考えもしなかった可能性を突きつけられたりして，日々が刺激に満ちていて，こんなに面白い領域はないとも思っています。この鼎談と特集をきっかけに，少しでも多くの心理職の方にアディクション領域への関心が生まれることを願って，鼎談を終えたいと思います。今日は長時間，本当にありがとうございました。

◉文献

藤岡淳子 編（2016）アディクションと加害者臨床──封印された感情と閉ざされた関係．金剛出版．
エドワード・J・カンツィアン，マーク・J・アルバニーズ［松本俊彦 訳］（2013）人はなぜ依存症になるのか──自己治療としてのアディクション．星和書店．
熊谷晋一郎（2009）リハビリの夜．医学書院．
熊谷晋一郎（2013）痛みから始める当事者研究．In：石原孝二 編：当事者研究の研究．医学書院．
松本俊彦，今村扶美（2015）SMARPP-24 物質使用障害治療プログラム．金剛出版．

●2016年5月25日
東京国際フォーラム

脳の病としてのアディクション

国立研究開発法人 国立精神・神経医療研究センター
精神保健研究所 薬物依存研究部 依存性薬物研究室長
舩田正彦

はじめに

特定の物質を使用するとその使用が止まらなくなる「薬物依存症（物質使用障害）」や，物質を伴わないギャンブル，インターネット依存症は，なぜ引き起こされるのか？　それは，薬物やギャンブルなどの行動がもたらす好ましい刺激「報酬」が重要な役割を果たしているとされる。その報酬効果は，脳内の神経回路が駆動することでもたらされる。本稿では，薬物依存症とギャンブルを中心にアディクションにつながる脳内メカニズムについて解説する。

薬物依存症

薬物のなかには摂取することにより，多幸感および陶酔感などのヒトを魅了する効果を発現させるものがある。薬物の乱用により，こうした効果を経験すると，再び薬物を摂取したいという欲求が生じ，薬物乱用を繰り返すことになる。この薬物乱用を簡単に止められなくなった状態，すなわち「自己制御が困難になった生物学的状況」を薬物依存という。薬物依存という概念は，薬物を欲求している状態にある「精神依存」と，薬物が生体内に存在する状態に適応し，断薬すると退薬症候が生じる「身体依存」に分類されている。薬物の精神依存形成のプロセスとしては，（1）薬物摂取により脳内神経系（脳内報酬系）が活性化され多幸感や快感（快刺激）を得るため使用が始まる，

(2) 薬物使用の繰り返しにより生体が適応（耐性）し，薬物の効果が消失すると苦痛を感じる（不快刺激）ようになり，薬物使用に対する強力な渇望（craving）から，繰り返し薬物を使用するサイクルに陥ると考えられている（図1）。したがって，薬物依存の本質は薬物摂取に対する渇望に基づく「精神依存」であり，「身体依存」は退薬症候などの苦痛から逃れるための薬物摂取行動を誘発することから，「精神依存」を増強させるものであると考えられている。

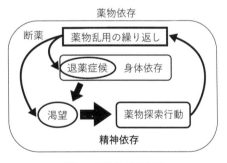

図1　薬物依存の概念

薬物依存の本質は精神依存である。薬物の乱用を繰り返すことにより，精神依存が形成されると断薬（薬物の効果が減弱，消失する）により強力な薬物摂取欲求「渇望」が生じる。渇望に基づく薬物探索行動により，繰り返し薬物を使用する自己コントロールが不可能な状態になる。身体依存形成能を有する薬物の場合は，断薬により不快な退薬症候が発現するため，回避するために渇望，薬物探索行動が増強される。身体依存は精神依存を強める因子となっている。

脳内報酬系の役割

なぜ，薬物の使用に魅了され薬物依存に陥ってしまうのであろうか？　薬物の精神依存形成において，脳内報酬系と呼ばれる特定の神経回路の重要性が注目されている。脳内には，陶酔感や多幸感といった「好ましい効果」を引き起こす神経回路の「脳内報酬系」が存在することが明らかになっている。こうした脳内報酬系は，OldsとMilnerによる脳内自己刺激法にもとづく動物実験により発見された。実験では，ラットのさまざまな脳部位に電極を植え込み，動物が自らレバーを押すと適度な電気刺激が得られる環境を設定し，脳部位の役割を検証した。その結果，驚くべきことに動物が自ら好んで高頻度にレバーを押す「自己刺激が誘発される脳部位」が存在することが証明されたのである。この部位は，視床下部近傍の内側前脳束である。さらに，代表的な依存性薬物である覚せい剤やコカインなどの依存性薬物を各脳部位に注入する研究から，この主要な脳内神経回路が中脳辺縁ドパミン神経系であることが明らかになった（Wise, 1998）。

中脳辺縁ドパミン神経の構成は，腹側被蓋野（ventral tegmental area：VTA）が起始核であり，主要な神経投射先としては，側坐核（nucleus accumbens：NAC）および前頭前皮質（prefrontal cortex：PFC）である（図2）。ドパミン作動性神経が活性化され腹側被蓋野から側坐核へ刺激が伝わると，側坐核内のドパミン神経終末部分（シナプス終末）からドパミンが放出される。作用発現のプロセスはドパミンはシナプス間隙に拡散し，ドパミン受容体を刺激することで，快刺激（多幸感や陶酔感）が発生する（図2）。一部のドパミンは再利用されるため，ドパミントランスポーターから取り込まれて完了する。中枢興奮薬である覚せい剤やコカインは，ドパミントランスポーター

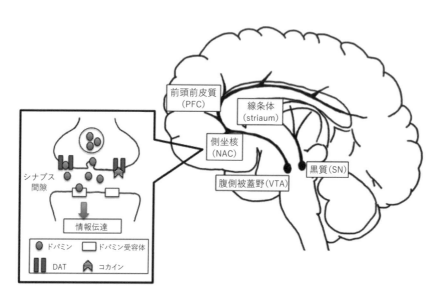

図2　脳内報酬回路

中脳辺縁ドパミン神経の構成は，腹側被蓋野（VTA）が起始核であり，主要な神経投射先は，側坐核（NAC）および前頭前皮質（PFC）である。刺激が伝わると，側坐核内のドパミン神経終末部分からシナプス間隙へドパミンが放出され，ドパミン受容体を刺激することで情報（多幸感や陶酔感）が伝達される。ドパミンはドパミントランスポーター（DAT）より再取り込みされるが，コカインはDATに結合して，再取り込みを阻害することでドパミン放出量を増加させる。

に結合して，ドパミン再取り込みを阻害するため，著しいドパミン放出増加が引き起こされる。覚せい剤は，ドパミン放出自体を増強する作用も併せ持つため，ドパミン放出増加の効果はより強力である（Pierce & Kumaresan, 2006）。このように依存性薬物は中脳辺縁ドパミン神経系に作用し，側坐核におけるドパミン遊離を増加させ，強力な中枢興奮作用や多幸感を引き起こすのである。この効果が，薬物の精神依存形成に関与していると考えられている（Pierce & Kumaresan, 2006）。

中脳辺縁ドパミン神経におけるドパミン遊離の増加は，依存性薬物に共通した特徴として快刺激に伴う「薬物依存の形成」において重要な役割を担っている。近年，ヒトにおける positron emission tomography（PET）を利用した脳機能画像研究から，薬物依存症者の脳内特性が明らかになってきた。覚せい剤およびコカイン依存の状態では，側坐核や線条体においてドパミン受容体が減少していることが報告されている（Volkow et al., 2011）。同様に，アルコールやヘロイン依存症者においても，ドパミン受容体が減少していることが確認されている（Martinez et al., 2012）。繰り返し依存性薬物を使用することで，ドパミンの受け皿にあたるドパミン受容体が減少し，薬物摂取で「見込まれる効果」も減少する状況が生じていると考えられる。こうした脳内環境の変化は，薬物の繰り返し使用に陥る原因と考えられる。一方，薬物依存で認められる「渇望」の発現については，中脳辺縁ドパミン神経を調整しているグルタミン酸系神経回路の関与が示唆されている。同様に，薬物依存症者では，薬物自体ではなく薬物使用に関係する刺激（白い粉末，注射器など）を画像として見るだけで渇望が生じ，前頭前野皮質（眼窩前頭前野など）では神経機能が低下しており，一方，扁桃体では神経活動が上昇することが報告されている（Volkow et al., 2011；Bonson et al., 2002）。特に，記憶や意思の決定に関わる前頭前野皮質，扁桃体，海馬の脳領域での神経回路が関係していると考えられていることから，薬物依存と記憶の観点からのさらなる研究が必要である。また，覚せい剤依存により，乱用を繰り返した場合，幻覚・妄想を伴う精神病症状を呈する慢性中毒へ移行する場合がある。こうした幻覚・妄想症状は，ドパミン受容体を遮断するドパミン受容体拮抗薬により効果があることから，ドパミン神経系が関わると考えられる。したがって，薬物依存には脳内ドパミン神経およびそれを調整する神経系の変化が関わっており，薬物依存の形成過程，渇望，慢性中毒，それぞれの状態を考慮した脳内環境を詳細に解析することが必要である。

病的ギャンブル

薬物などの物質の使用を伴わない行動アディクションとしては，ギャンブル，インターネット，窃盗癖などが挙げられる。病的なギャンブル患者では他の精神疾患を併存することが多く，海外の調査では物質使用障害73%，うつ病勢障害37%で併存しているケースが紹介されており，ギャンブルの症状は重症度が進むとされる。前述のように，併存する疾患については，脳内神経系との関連性が論議されていることから，病的なギャンブル患者における脳画像研究も進んでいる。

なぜギャンブルにはまるのか？　ギャンブル行為の結果として，勝負に勝つことから得られる報酬がある一方で，勝負に負ければ散財する等の損失（罰）が与えられる。ギャンブルにはまる原因のひとつとしては，勝負に勝つことから得られる報酬を主たる要因とすれば，薬物依存と同様の脳内報酬回路が駆動することが想定される。実際，PETによる研究から，病的なギャンブル患者ではスロットマシーンなどのギャンブルを行うことで，線条体におけるドパミン放出が増加し，その重症度との関連性が示されており，脳内報酬回路である脳内ドパミン神経の機能変化が関与するようである（Joutsa et al., 2012）。

ギャンブルでは結果として，明確な損失も被ることから，報酬と損失のバランスおよびギャンブ

ル行為関連刺激に対する感受性などの観点からの解析が必要となる。健常者を対象とした報酬と損失のバランスに関する研究では，ギャンブルに参加するか否かを決定する要因として，報酬と損失が同程度である場合は，ほとんどが損失に比重をおくため，ギャンブルには参加しないという。一方，報酬と損失のバランスを考察する上で興味深いのは，個人差はあるものの報酬が損失のおおむね3倍程度見込める場合は，ギャンブルに参加しても良いと判断することが報告されている（Takahashi et al., 2015）。また，同一の研究でPETにより脳内ノルアドレナリントランスポーター（NET）密度が解析されており，視床領域のNET密度が低いヒトは，損失程度に比重をおくため，より高水準の報酬が見込めない限り，ギャンブルには参加しないことが示されている。特定の脳領域の神経形態の差が，「ギャンブルをするかどうか？」，言い換えれば「慎重であるかどうか？」という個人差に関与する可能性が示唆されている（Takahashi et al., 2015）。同様に，報酬と損失のバランスに関する脳画像研究では，報酬獲得と損失時の脳内活動の変化が解析されている。健常者では，金銭的報酬獲得時には側坐核領域や前頭前皮質領域の神経活動が上昇していたが，興味深いことに，病的なギャンブル患者では同部位での神経活動が低下していることが明らかになっている。一方，健常者では，損失時には前頭前皮質領域の神経活動が上昇していたが，病的なギャンブル患者では同部位での神経活動に全く影響が認められなかったとされる（de Ruiter et al., 2009）。脳領域の差に関する解析では，報酬や損失の刺激による神経活動は低下していると考えられる。したがって，ギャンブルの結果として生じる報酬による刺激と損失による刺激に対する感受性が双方低下しており，いわば鈍感になっているわけである。この状態は，薬物依存時は脳内ドパミン神経機能が低下しており，それを補うために繰り返し薬物を使用することと似ている。期待される報酬に満たないため，ギャンブルを繰り返す一方，散財などの損失に対しては耐性が生じている状況という悪循環が生じているようである。ギャンブルの対象としては，カード，スロットマシーン，競馬など多数あり，そこから得られる報酬（報酬刺激）も多様である可能性がある。したがって，行動アディクションでは，結果として得られる報酬に加えて，そこにたどりつくプロセス中の刺激も報酬効果に関わる可能性を考慮する必要がある。

インターネット依存

インターネット依存に関する研究も進んでいる。脳画像解析の研究から，インターネット依存と診断された被験者の線条体領域ではドパミン受容体が減少していることが確認されている（Kim et al., 2011）。こうした知見は，薬物依存症と類似している部分であり，繰り返しインターネットを行うことで，報酬効果の減弱が引き起こされている可能性がある。

意思決定プロセス

薬物依存症や病的なギャンブル状態での脳機能解析から，腹内側前頭皮質の神経活性は低下していることが報告されている（Volkow et al., 2011；de Ruiter et al., 2009）。言うまでもなく，薬物を使用することやギャンブルを行うことは，本人の意思決定を経た結果である。該当する脳領域における過剰な神経活性を抑制する機能は，衝動性の制御に深く関わっている（de Ruiter et al., 2009）。薬物による健康被害やギャンブルによる散財などの負の報酬を理解しているにもかかわらず止まらない原因として，衝動性の亢進による意思決定プロセスのゆがみが関与すると考えられる。

最後に

我々の脳内には「快感を感じる」神経，脳内報酬経路が存在する。その重要な担い手は，中脳辺

縁ドパミン神経系であり，食べ物，水，性行動などにより刺激を受け，「生きていく原動力」を生み出す神経の座となっている。薬物や特定の行動（ギャンブルやインターネットなど）は，この中脳辺縁ドパミン神経系を乗っ取り強力に活性化するため，アディクションへ陥ると考えられている。近年，ヒトを対象とした脳画像研究が進み，脳の病としてアディクションと脳内環境の変化について新しい知見が報告されてきた。今後は，薬物と行動によるアディクションの脳内環境変化の共通点と相違点が明確になり，新たな回復手法の開発へ応用されることを期待している。

● 文献

Bonson KR, Grant SJ, Contoreggi CS, Links JM, Metcalfe J, Weyl HL, Kurian V, Ernst M & London ED (2002) Neural systems and cue-induced cocaine craving. Neuropsychopharmacology 26-3；376-386.

de Ruiter MB, Veltman DJ, Goudriaan AE, Oosterlaan J, Sjoerds Z, van den Brink W (2009) Response perseveration and ventral prefrontal sensitivity to reward and punishment in male problem gamblers and smokers. Neuropsychopharmacology 34-4；1027-1038.

Joutsa J, Johansson J, Niemelä S, Ollikainen A, Hirvonen MM, Piepponen P, Arponen E, Alho H, Voon V, Rinne JO, Hietala J & Kaasinen V (2012) Mesolimbic dopamine release is linked to symptom severity in pathological gambling. Neuroimage 60-4；1992-1999.

Kim SH, Baik SH, Park CS, Kim SJ, Choi SW & Kim SE (2011) Reduced striatal dopamine D2 receptors in people with Internet addiction. Neuroreport 22-8；407-411.

Martinez D, Saccone PA, Liu F, Slifstein M, Orlowska D, Grassetti A, Cook S, Broft A, Van Heertum R & Comer SD (2012) Deficits in dopamine D (2) Receptors and presynaptic dopamine in heroin dependence：Commonalities and differences with other types of addiction. Biol Psychiatry 71-3；192-198.

Pierce RC & Kumaresan V (2006) The mesolimbic dopamine system：The final common pathway for the reinforcing effect of drugs of abuse? Neurosci Biobehav Rev 30-2；215-238.

Takahashi H, Fujie S, Camerer C, Arakawa R, Takano H, Kodaka F, Matsui H, Ideno T, Okubo S, Takemura K, Yamada M, Eguchi Y, Murai T, Okubo Y, Kato M, Ito H & Suhara T (2015) Norepinephrine in the brain is associated with aversion to financial loss. Molecular Psychiatry 18；3-4.

Volkow ND, Wang GJ, Fowler JS, Tomasi D & Telang F (2011) Addiction：Beyond dopamine reward circuitry. Proc Natl Acad Sci U.S.A. 108-37；15037-15042.

Wise RA (1998) Drug-activation of brain reward pathways. Drug Alcohol Depend 51；13-22.

不適切な学習の結果としてのアディクション

こころのホスピタル町田
蒲生裕司

はじめに

アルコール依存症，覚せい剤などの薬物依存症，ギャンブル障害などのアディクションを扱う臨床場面では，患者の家族や関係者から「根性が足りない」「二度とやらないと言ったのに嘘をついた」などの発言を耳にすることが多い。しかし，本当にそうなのだろうか。世界レベルで戦い続けているアスリートがギャンブルにのめり込んで世間を騒がせたことがあるが，過酷な練習に耐え，世界を転戦し，多くの観客の前で最高のパフォーマンスを発揮できるような人間の根性が足りないなどとは到底考えられない。

では，健康を損なう，信頼を損なう，場合によっては逮捕されるなど，良くない結果が待っているとわかっているにもかかわらず，アディクションの対象と縁を切ることが難しいのは何故だろうか。

生き物は，そのときに行動可能な多数の選択肢のなかからひとつ，あるいは複数を選択している。ある行動を選択するのは，他に選択しうる行動よりも行動の結果の価値が高いからと考える。アディクションという行動を選択する理由は，アディクションの結果の価値がアディクションではない他の行動を選択するよりも価値が高いためと考えられる。しかし，アディクションは目先の利益を優先することで，長い時間の経過によってもたらされるより価値の高い利益（健康，家族と穏やかに過ごす時間の確保など）を放棄している。これは何故なのか。

ここでは，学習・行動という側面から，何故アディクションが続くのかということを考えてみたい。

レスポンデント行動とオペラント行動

行動に関する理論は多々あるが，ここでは行動をレスポンデント行動とオペラント行動という2種類の行動に分けて考えることとする。

レスポンデント行動とはある刺激によって誘発される行動で，行動の原因は行動の前に存在する。代表的な例がパブロフの犬に見られるような条件反射である。覚せい剤依存症の患者がミネラルウォーターで覚せい剤を溶解するという経験を重ねると，いつしかペットボトル入ったミネラルウォーターを見ただけで覚せい剤への欲求が高まるようになってしまう。これは刺激（ミネラルウォーター）によって反応（覚せい剤への渇望の高まり）が誘発されるレスポンデント行動と考えられる。

オペラント行動は自発された行動の結果によってその行動が規定される。レスポンデント行動と違い，行動の原因は行動の結果である。例えば，電気のスイッチを入れるという行動は，暗い部屋が明るくなるという結果により強められる。行動の結果，好ましい結果が生じれば，その行動の自発頻度は増え（強化），嫌な結果が生じれば，その行動の自発頻度は減少する（弱化）。

部分強化と消去

では、毎回強化（連続強化）される行動と時々強化（部分強化）される行動で違いはないのだろうか。部分強化された行動はもはや強化されない状況（消去）にもかかわらず、その行動は持続し、時には強化していたときよりも高い頻度で行動が自発する。部分強化の例としてギャンブルがある。ギャンブルは毎回当たるわけではない。時々当たるという点では部分強化された行動である。つまり、ギャンブルという行動そのものがやめにくいという性質をもっており、時に過度なギャンブルを行うということも行動の原理から説明が可能である。

行動経済学とアディクション

元々、経済学では合理的アディクション（rational addiction）というモデルがあった。これは薬物など嗜癖性のある財を、消費者は将来どのような結果になるかを考慮に入れた上で合理的に消費するというものである（Becker & Murphy, 1988）。例えば、アルコール摂取の際には肝機能障害など将来の健康障害などを考慮して飲酒量を決めるというものである。ところが、実際は飲酒をしたことを後悔する人は多い。長期的には薬物摂取やギャンブルをやめたほうが良いとわかっていながら、つい目先の薬物やパチンコに手を出してしまうなど、ヒトの行動の多くは実は非合理的である。

このような非合理的な行動の選択というものを理解するのに行動経済学（Behavior Economics）の考えが役に立つ。行動経済学では行動をコスト、行動の結果（つまり強化子）を財と考え、コストと財の関係を研究する学問である。基本的な行動の原理に行動経済学の概念を導入すると、アディクションという現象の理解が容易になる。

行動コストとアディクション

山口・伊藤（2001）は、強化子を得るために必要な金銭、労働、時間などを行動コストとした。違法な薬物摂取やギャンブルを行うのに必要な金銭を得るために犯した罪などに対する法的・社会的制裁なども、アディクションにおける行動コストと考えることができる。

確かに、薬物の入手や嗜癖の対象へのアクセスの容易さも行動コストと考えれば、日本の薬物問題、ギャンブル障害の現状の一面を上手く説明できる。

例えば、近年、大きな社会問題となっている危険ドラッグは、覚せい剤や大麻に比べると手軽に使用してみようと考える者は多いであろうし、実際に入手が容易であることも多い。つまり、危険ドラッグは覚せい剤や大麻などに比べて使用のための行動コストがはるかに低く、そのことが乱用の拡大に繋がっていると考えることも可能である。

また、森山（2008）は、ギャンブリング障害の80%がパチンコ、パチスロによるものであることを示したが、日本では諸外国に比べ、パチンコ、パチスロなどギャンブルの対象へのアクセスは容易であり、このアクセスの容易さは行動コストを下げる一因と考えることができる。

遅延報酬割引と選好逆転

目先の報酬と遅延された報酬の比較は、日常の生活ではよくあることだ。例えば、目の前にある分厚いステーキと痩せて好きなブランドの服を着ることの比較などである。このような時間の異なる選択行動の理解に遅延報酬割引という考えが役に立つ。

例えば「報酬として10万円を今日受け取るか、5年後に受け取るか」という選択の場合、ほとんどの人は今日受け取ることを選ぶだろう。しかし「今日ならば7万円、5年後ならば10万円」ならいかがだろう。さらに「今日ならば1万円、5年後な

らば10万円」ならば，ほとんどの人は5年後の10万円を選択するのではないだろうか。このように，より先に得られる報酬の価値が低下することを遅延報酬割引（delay discounting）という。

遅延報酬の価値割引率は，アルコール乱用者（Vuchinich & Simpson, 1998），コカイン依存症患者（Coffey et al., 2003），オピオイド依存症患者（Madden et al., 1997）などで高いことが知られている。さらに，ギャンブル障害の患者でも遅延報酬の価値割引率が高い。

Dixon et al.（2003）は，遅延報酬の割引きの程度をギャンブル障害の診断に該当する被験者と該当しない被験者で比較した。全ての被験者は遅延されて支払われる1,000ドルとすぐに支払われる1,000ドル以下の金額とのどちらを選ぶかという仮想的な選択を行った。遅延は1週間後から10年後という期間で設定された。全ての被験者は1,000ドルの報酬が遅延されるほど，より少ない金額での即時の報酬を選択した。しかし，ギャンブリング障害の診断に該当する被験者のほうが，該当しない被験者より低い金額でも即時の報酬を選択した。

薬物やギャンブルによってもたらされる一時的な快楽が，長期間を経た後の大きな報酬よりも選択されることがアディクションではみられるが，これはまさに遅延報酬割引によるものと考えることができる。また，このような現象を選好逆転という。選好逆転はヒトだけにみられる現象ではなく，例えばAinslie & Herrnstein（1981）はハトでも選好逆転が生じることを確認している。

この現象は依存症患者が「もう二度と薬は使わない」と言いつつ再使用してしまう状況も上手く説明できる。目先に薬物が出現すると，遅延報酬割引のために，将来得られる健康などの価値が減少してしまい，目先の本来は価値が小さい薬物が選択されてしまう（図）。

ここで大切なのは「もう二度と薬は使わない」と考えたのは，薬物が目の前に出現していない状態での価値を比較すれば本当のことであって，決して嘘をついているわけではないということであ

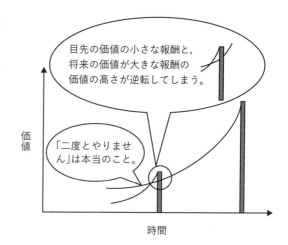

図　選好逆転：遅延報酬割引のために，将来得られる価値が大きな報酬と目先の価値が小さい報酬との間で価値の逆転が生じてしまう

る。したがって，薬物の再使用をした際に「嘘をついた」「根性が足りない」などという表現で本人を責めても的外れになってしまい，本人の回復には何の役にも立たない。

ストレス下の選択行動

Janis & Mann（1977）は，ストレスや葛藤の程度によって，選択される行動パターンが異なるという葛藤理論（conflict theory）を示した。

葛藤理論では，意志決定には，(1) 的確な意志決定ができるか否かという個人の自己評価，(2) 意志決定に伴うストレスの度合い，(3) 意志決定時の対処パターンまたは決定スタイル，という3要因が関わるとされている。高ストレスの状況下においては，短慮（hypervigilance）という，他の代替可能な選択を行わないパターンが選択されることが示されている。

多くのアディクション患者は，高いストレス下に置かれているときに薬物の摂取やギャンブルを行う。他の代替行動ではなく，あえてアディクションという行動を選択するのは，葛藤理論に基づけば当然と言える。また，家族や関係者が「本人の

ためを思って」あえて苦言を呈することもあるが，これはただ本人のストレスを高めるだけで，結局，アディクションという行動を選択せざるを得ない状況を作っているだけとも言える。

まとめ

学習・行動という視点でアディクションという現象について簡単に述べた。もちろん，ここで示した理論や例はごく一部であり，より行動随伴性に特化したアプローチも可能であるし，認知的なアプローチも有効と考えている。また，学習・行動の視点だけでアディクションという現象を全て説明できるわけではないことも十分承知している。しかし，精神論に基づいた支援というものの効果が十分とは言えないことを理解し，支援の手段の選択肢をより増やすためには，学習・行動という視点は十分に魅力的だと思われる。

先にも述べたが，臨床場面などで聞かれる「根性を鍛えればやめられる」などという言動は，アディクションの回復には全く効果がないのであり，このような言葉がアディクションの回復に必要だと考えているのであれば，それこそが不適切な学習の結果によるものであり，アディクションからの回復を妨げているということを学習する必要があるのではないだろうか。

◉文献

Ainslie G & Herrnstein RJ (1981) Preference reversal and delayed reinforcement. Animal Learning and Behavior 9 ; 476-482.
Becker GS & Murphy KM (1988) A theory of rational addiction. Journal of Political Economy 96 ; 675-700.
Coffey F, Gudleski GD, Saladin ME & Brady KT (2003) Impulsivity and rapid discounting of delayed hypothetical rewards in cocaine-dependent individuals. Experimental and Clinical Psychopharmacology 11 ; 18-25.
Dixon MR, Marley J & Jacobs E (2003) Delay discounting of pathological gamblers. Journal of Applied Behavior Analysis 36 ; 449-458.
Janis IL & Mann L (1977) Decision Making : A Psychological Analysis of Conflict, Choice and Commitment. New York : Free Press.
Madden GJ, Petry NM, Badger GJ & Bickel WK (1997) Impulsive and self-control choices in opioid-dependent patients and non-drug-using control participants : Drug and monetary rewards. Experimental and Clinical Psychopharmacology 5 ; 256-262.
森山成彬 (2008) 病的賭博者100人の臨床的実態. 精神医学 50 ; 895-904.
Vuchinich RE & Simpson CA (1998) Hyperbolic temporal discounting in social drinker and problem drinkers. Experimental and Clinical Psychopharmacology 6 ; 292-305.
山口哲生, 伊藤正人 (2001) 喫煙・飲酒・薬物摂取の行動経済学. 行動分析学研究16 ; 185-196.

自己治療としてのアディクション

国立精神・神経医療研究センター精神保健研究所
松本俊彦

はじめに

最初に，根本的な問いを発してみたい。曰く，「人はなぜ依存症になるのか」。

よくある回答としては次のようなものがあろう。「人が依存症になるのは，その人が，薬物と聞けば手当たり次第に何でも手を出す，衝動的で自己破壊的な性格の持ち主だからだ」。

この仮説に反駁することはたやすい。というのも薬物依存症者の多くは，数種の薬物やアルコールを試した後，最終的に1つか2つの種類の「自分好みの物質」に落ち着くというパターンをとるからである。要するに，薬物依存者は，決して「手当たり次第」などではなく，自分なりの基準にもとづいて主体的に選択しているのである。

では，次のような回答はどうであろうか？「依存症の原因は，性格などではない，あくまでも依存性物質――脳に強烈な快感をもたらし，その快感を脳に刻印付けして，脳を支配してしまう物質――に手を出したこと自体にある」。

この仮説も不十分である。飲酒経験者の大半がアルコール依存症を発症することなく生涯を終えており，覚せい剤でさえ，「数回使ったが，自分には合わないから使うのをやめた」という経験者は意外にめずらしくない。興味深いのは，物質依存症者が遍歴の末にたどりついた物質が，必ずしもそれまで経験したなかで「最もハードな（＝強い快感と依存性を持つ）」ものとは限らないということである。実際，「覚せい剤よりもアルコール（あるいは大麻）が好き」と語る者はめずらしくないのである。要するに，物質の依存性だけをもって依存症の病因とするのは無理があるといえよう。

そもそも，われわれ人間はきわめて飽きっぽい動物である。いかなる快感や刺激に対しても呆れるほどすぐに慣れ，倦んでしまいやすい。それにもかかわらず，一部の限られた人たちだけが，いつまでも倦むことなくある物質を使い続けるのはなぜなのか？ つまり，なぜある人だけが依存症になるのか？

苦痛を緩和するための依存症

人が依存症になる原因が，個人の資質でも物質の持つ依存性でもないとしたら，一体何が原因なのか？

おそらく現時点において臨床家から最も支持されている回答とは，個人の資質と物質との関係性に注目した理論であろう。それは，1980年代半ばにKhantzianら（Khantzian & Albanese, 2008）によって提唱された「自己治療仮説（self-medication theory）」である。この自己治療仮説は，依存症の本質を「快感の追求」ではなく「心理的苦痛の減少・緩和」――行動分析学の用語を使えば，「正の強化」ではなく「負の強化」――と捉える理論であり，「物質依存症者は，物質使用を開始する以前より心理的苦痛を抱えている」ことを想定している。

心理的苦痛が物質使用を促進することを示す研究は多い。たとえば，思春期における自尊心の低

さや抑うつの存在は，後年におけるアルコールやニコチンへの依存を予測する危険因子である（Fergusson et al., 1996）。また，幼児期や思春期において感情的苦痛を体験すること，あるいは，対人関係から孤立する経験も，成人後における重篤なマリファナ依存を予測することが明らかにされている（Shedler & Block, 1990；Wills et al., 1999）。さらに，ストレスの高い職場環境にあった者は，定年退職後，飲酒量が増加しやすいという報告もある（Richman et al., 2006）。

同様のことは動物実験でも確認されている。たとえばラットに対するモルヒネ投与実験では，檻のなかに隔離されたラットは，より自然な環境といえるコロニーに住まわせたラットに比べ，16倍もの大量のモルヒネを消費するという（Alexander & Hadaway, 1982）。また，檻に閉じ込められたサルに対するコカイン投与実験によれば，支配的なサルよりも，従属的で屈従を強いられているサルのほうが，はるかにコカイン消費量が多いという（Morgan et al., 2002）。これらの実験結果は，困難な環境が物質使用を促進する可能性を示唆している。

では，物質使用を促進する心理的苦痛とはどのようなものであろうか？ Khantzianら（Khantzian & Albanese, 2008）によれば，自尊心・自己評価の低さ，社交場面での緊張，将来の不安，人間関係のトラブルが引き起こす苦悩など，さまざまな苦痛や苦悩が物質使用を促進する可能性があるという。また，併存する精神障害の症状がもたらす苦痛も物質使用を促進しうる。物質依存患者の3〜7割は他の精神障害にも罹患するという，いわゆる重複障害を抱えているが，そのような患者の大半は，物質依存を発症する以前から併存精神障害に罹患している（Zimberg, 1999）。このことは，罹患する精神障害がもたらす苦痛が，その後の物質使用に無視できない影響を与えている可能性を示唆する。

自己治療仮説が興味深いのは，心理的苦痛の性質と乱用物質との関係に言及している点であろう。Khantzianら（Khantzian & Albanese, 2008）によれば，たとえば激しい怒りを鎮めるには麻薬や大量のアルコールが，そして，気分の落ち込みや意欲の低下には覚せい剤やコカインといった精神刺激薬が有効であるという。また，対人場面での緊張や不安に悩む人にとっては，睡眠薬や少量〜中等量のアルコールは社交を可能にする「魔法の薬」としての効果があるともいう。

こうした物質選択のあり方は，併存する精神障害がもたらす苦痛に関しても当てはまる。実際の臨床場面でも，アルコール依存患者のなかには，うつ病や外傷後ストレス障害が関係する怒りや激しい焦燥に対して大量のアルコールを用いてきた，という者が一定の割合で存在する。また，市販鎮咳薬依存患者のなかには，鎮咳薬に含まれる塩酸メチルエフェドリンやカフェインといった弱い精神刺激薬の効果を期待し，自らが抱えるうつ病や統合失調症が引き起こす失快楽症や意欲低下，離人感を緩和してきたという者は少なくない。さらに，注意欠如・多動症が残遺する覚せい剤依存患者の場合には，多動を抑え，しかも集中力を高めるという覚せい剤が持つ効果に未練を感じ，治療導入に苦慮することがある。

まとめると，ポイントは次の2点である。1つは，人を依存症にするのは「快感」ではなく，「苦痛の緩和」であること，そしてもう1つは，物質依存症者はそれぞれが抱えている「生きづらさ」を解決するのに役立つ物質を選択している——つまり，個人の素因と物質との関係性，あるいはマッチングの問題——ということである。

「コントロールできない苦痛」を「コントロールできる苦痛」に

しかし，単に「苦痛の緩和」という理屈だけで依存症のすべての局面を説明するのは難しい。たとえば，次のような状況を考えてみてほしい。離脱症状との苦闘を乗り越えて断酒や断薬を手に入れ，さらにその状態を数カ月や数年という長期間にわたって維持してきた依存症者が，実にささい

なきっかけで再飲酒，あるいは薬物の再使用をしてしまう——そのような状況である。

これは依存症臨床ではおなじみの場面である。再飲酒や再使用の多くは，患者の精神状態が比較的落ち着いている時期——これといった悩みごとのない時期，「もう大丈夫」と安堵したり，退屈を感じたりしたとき——に突然生じる。もちろん，再使用したところで快感を覚えるのはほんの一瞬にすぎず，むしろその後に苦痛に苛まれる時間——心身の苦痛はもとより，家族への影響，失職や逮捕——のほうがはるかに長く続く。そのことは誰よりも患者自身が嫌というほど知っているはずなのに，ときに衝動的に，そしてときには周到な準備を経て，自らをそのような困難な事態に陥れてしまう。これは，苦痛の軽減という概念では到底説明できない現象である。それどころか，この現象こそが，Freud（1955）をして「死の本能にもとづく反復強迫」と，Rado（1933）をして「依存者にとって快楽と苦痛は等価である」と，そしてMenninger（1938）をして「慢性自殺」といわしめた，依存者の自己破壊的な性格傾向の発現と考えたくなる誘惑に駆られる。

なぜ彼らは平和な生活をうち捨てて，自ら進んで苦痛のなかに飛び込むのか？　しかしKhantzianら（Khantzian & Albanese, 2008）は，このような「長く続く苦痛しかもたらさない」物質摂取行動でさえも，基底に存在する苦痛の緩和に役立っている可能性があると指摘している。その論拠として彼が引用しているのは，精神分析家Dodes（2002）の見解である。Dodesは，「嗜癖は人生早期から生涯にわたって心を蝕む無力感に根ざしたものである。長期間持続する感情状態は自己感覚を損傷するが，嗜癖はその人が抱える無力感を反転させ，パワーとコントロールの感覚を再確立することで，一時的に好ましく感じる自己感覚をもたらすことがある」と述べている。Khantzianら（Khantzian & Albanese, 2008）はさらにこの見解を発展させ，「依存症者は物質によって感情の質と量を変えている。彼らは，自分には理解できない不快感を，自分がよく理解している，物質が引き起こす不快感と置き換えることで，『コントロールできない苦痛』を『コントロールできる苦痛』へと変えているのだ」と主張している。

ちなみに，Khantzianらによれば，こうした，「別の苦痛」を用いた苦痛の緩和は，外傷体験を持つ物質依存患者で認められることが多いという。外傷記憶はしばしば生活史の文脈から切り離されて封印され，「実際にあった出来事」として人生の文脈における意味づけもなされていない。しかし，何かのきっかけで侵入的回想が生じると，本人はコントロールできない，そして説明することもできない感情的苦痛に圧倒され，突発的な自殺衝動や暴力の爆発といった破壊的行動への衝動が高まってしまう。そのような状況において，物質という「自分でコントロールでき，自分で説明することのできる苦痛」は，侵入的回想から意識をそらし，一時的に破壊的行動を回避するのに役立つ。

この仮説は，過食・嘔吐や反復性自傷といった，一見，自己破壊的に見える嗜癖行動を理解するのに役立つ。たとえばある反復性自傷を呈する患者は，自傷を繰り返す理由としてこう語っていた。「心の痛みを身体の痛みに置き換えている。心の痛みは意味不明で怖いけど，身体の痛みならば，『あ，ここに傷があるから痛くて当然だ』って納得できるんです」。この言葉は，まさに，「コントロールできない苦痛」を「コントロールできる苦痛」で置き換えるプロセスを物語っている。

なぜ助けを求めずに一人で苦痛をコントロールするのか

物質依存症者は心理的苦痛を独力でコントロールすることに執着しているわけだが，冷静に考えれば，それは最善の解決策ではない。最善の解決策は，その苦痛について周囲に相談し，必要に応じて専門的な援助を受けることであろう。

しかし，彼は周囲に助けを求めようとはしない。Khantzianら（Khantzian & Albanese, 2008）は，基

礎的実験の結果にもとづいて，依存者の多くはアレキシサイミア（alexithymia）の傾向が顕著であり，自分の感情を自覚することが苦手であると指摘している。これでは援助希求どころではないのも当然といえるであろう。

ここに，なぜ一部の者だけが依存症になってしまうのかを説明するヒントがある。一般に心理的苦痛は，それが苦痛として認識され，言語的に表出されることで内的緊張の減圧がはかられるが，物質依存症者の場合にはそのメカニズムが働きにくい。つまり，苦痛は減圧されないまま意識下に抑圧され，その蓄積が極度の内的緊張を生み出すとともに，長期的には感情調節障害——ささいな刺激で感情の爆発が生じやすい状態——を準備する。このような内的緊張状態にある者は，物質がもたらす苦痛の緩和効果を自覚しやすく，「報酬」としての効果も大きい。したがって，その後，物質摂取を反復するようになりやすいのである。

私は，物質依存症者の援助希求の乏しさは，単にアレキシサイミアのせいだけではないと考えている。そのひとつの根拠となるのが，治療に抵抗する若い薬物依存患者が，まるで申し合わせたように決まって口にする言葉——「人は必ず裏切るけれど，クスリは俺を裏切らない」——である。

おそらく物質依存症者に見られる援助希求の乏しさは，実際に援助を求めて傷ついた経験を重ねていたり，そもそも誰かに援助を求められるような環境に生育してこなかったりしたことが影響している。実際，若い薬物依存症患者の多くがさまざまな虐待やいじめ被害を生き延びており，彼らの主観のなかでは，世界は信用のならない，危険に満ちた場所として体験されているはずだ。いささか皮肉な表現だが，こうもいえる。依存症者は「安心して人に依存する」ことができない人たちである，と。

その文脈で考えれば，アレキシサイミアでさえも生き延びるための戦略なのかもしれない。つまり，幼少時からの持続的な苦痛のなかで体得した「苦痛否認の機制」——「大丈夫，俺は痛くない，傷ついてない」と，自分に嘘を繰り返すこと——を通じて確立した「心の鎧」，それを，われわれはアレキシサイミアと名づけているのかもしれない。

おわりに

再び冒頭の問いに立ち戻ってみる。曰く，「人はなぜ依存症になるのか」。

断言できるのは，決して快楽を貪ったからではないということである。むしろ，そもそも何らかの心理的苦痛が存在し，誰も信じられず，頼ることもできない世界のなかで，「これさえあれば，何があっても自分は独力で対処できる」という嘘の万能感で自分を騙し続けたこと——私にはそれが依存症の根本的な原因であるように感じられる。

ここでキーワードとなるのは「嘘」であろう。なるほど，依存症者はよく嘘をつく。まず，周囲の非難に抗して物質を使い続けるために他人につく嘘があり，「これが最後の一杯（一発）」，「時期が来れば，必ずやめる」，「俺は依存症ではない」といった，自分を安心させるために自分につく嘘がある。しかし所詮，これらの嘘は，物質依存に罹患した結果として生じるものである。依存症者の嘘のなかで最も重要なものは，物質使用の当初より存在し，おそらくは物質依存の原因となる嘘である。それは，「自分は傷ついていない」という苦痛否認の機制としてなされる，「自分に対する嘘」である。

逆にいえば，依存症からの回復のためにはこうした「嘘」を手放す必要がある。事実，多くの援助者や回復した当事者が，依存症からの回復で重要なのは「正直さ」であると口をそろえていい，私自身も臨床経験を通じてそのことを実感している。

もちろん，いくら正直さを意識したからといって，ただちに自分の感情を自覚し，表現することができるわけではない。だが，まずはそのような場所が整っていることが重要である。依存症から回復するためには，世界に1カ所でもよいから正直になれる場所が必要なのである。説教や叱責，

罰のない，思いやりと共感に満ちた場所である。依存症の専門外来やグループ療法の場は，まさにそのような場でなければならない。

◉文献

Alexander B & Hadaway PF (1982) Opiate addiction: The case for an adaptive orientation. Psychological Bulletin 92; 367-381.

Dodes L (2002) The Heart of Addiction. New York: HarperCollins.

Fergusson MT, Lynskey MT & Horwood LJ (1996) Comorbidity between depressive disorder and nicotine dependence in a cohort of 16-year-olds. Arch. Gen. Psychiatry 53; 1043-1047.

Freud S (1955) Beyond the Pleasure Principal. In: Standard Edition. Vol.18. London: Hogarth Press, pp.7-61.

Khantzian EJ & Albanese MJ (2008) Understanding Addiction as Self-medication: Finding Hope behind the Pain. Ranham: Rowman & Littlefield Publishers.（松本俊彦 訳 (2013) 人はなぜ依存症になるのか——自己治療としてのアディクション．星和書店）

Menninger KA (1938) Man against Himself. New York: Harcourt Brace Jovanovich.

Morgan D, Grant KA, Gage HD et al. (2002) Social dominance in monkeys: Dopamine D2 receptor and cocaine self-administration. Nature Neurosciences 5; 169-174.

Rado S (1933) The psychoanalysis of pharmacothymia. Psychoanalytic Quarterly 2; 1-23.

Richman JA, Zlatoper KW, Zackula Ehmke JL et al. (2006) Retirement and drinking outcomes: Lingering effects of workplace stress? Addictive Behaviors 31; 767-776.

Shedler J & Block J (1990) Adolescent drug use and psychological health: A longitudinal inquiry. Am. Psychologist 45; 612-630.

Wills TA, Sandy JM, Shinar O et al. (1999) Contributions of positive and negative affect to adolescent substance use: Test of bidimensional model in a longitudinal study. Psychology of Addictive Behaviors 13; 327-338.

Zimberg S (1999) A dual diagnosis typology to improve diagnosis and treatment of dual disorder patient. J Psychoactive Drug 31; 47-45.

関係性の病としてのアディクション

Healing & Recovery Institute所長
水澤都加佐

　関係性のアディクション（依存症）とは，人間関係へののめり込みや囚われを特徴とするアディクションである。アディクションには，アルコールや薬物などの物質への依存，ギャンブル，買い物，恋愛，仕事など，行動プロセスへの依存，そして夫婦，恋人，親子など人間関係への依存・囚われがあるとされている。その原因として，遺伝的な要素と大脳辺縁系の機能が指摘されている。しかし同時に，原因として特定はされていないが，アディクションに関連性のある問題として，その人の成育歴やトラウマ，未完の喪失感などの存在が見逃せない。また，いわゆる「共依存」と言われる問題もアディクションには色濃く反映している。したがって本稿では，紙数制限のなかで，「共依存」と「未完の喪失感」とがどのように関係性のアディクションに関連しているのかに限定して説明をしたい。そもそも，アディクションの原因が遺伝と大脳辺縁系の機能だと言ったところで，予防医学的には大きな意味合いがあるにしても，すでに依存症になり，私たち臨床に従事する人間の目の前に現れる患者にとっては，少なくとも現時点では，治療的に無意味であることは明らかである。したがって，直接的な原因とはされていないが，アディクションからの回復と再発やクロス・アディクションの防止に欠かせない，関連性のある問題に焦点を当てることが重要となる。なかでも，共依存と未完の喪失感は，アディクションを理解するキイとなる。

共依存という言葉

　共依存という言葉は，極めて曖昧に使われており，この言葉を使う人が10人いれば十通りの意味合いがあるといっても差し支えない。もともとこの言葉は，アルコール依存症者の妻たちに対して臨床家が使い始めたという経緯がある。
　アルコール依存症者は，その病の進行とともに，考え方（価値観），感情，行動，そして周囲の人たちとのつながり（関係の持ち方）が変わり，多くのものを喪失し，健康な生活習慣が変わる。周囲にいて，その依存症者との関係を持つ人たちもまた，依存症者本人とまったく同じようにこの病の影響を受け，考え方，感情，行動，周囲の人たちとのつながりが変わり，多くのものを喪失し，習慣も変わっていく。その変化は，まさに依存症者とほとんど同じであり，仲間のようであるところから，それを意味する言葉，すなわち「共（co-）」という接頭語を「依存症者」という言葉の前に置き，「共依存症者」というようになった。正確に言えば，はじめは「共アルコール依存症者（Co-alcoholics）」といい，時代とともにアディクションがアルコールだけではないところから，幅広く「共依存症者（Co-dependence）」あるいは「Co-dependency」というようになったものである。いつしか共依存症と呼ばれるようになり，さらに共依存と短縮して使われるようになった。
　共依存という言葉の定義は，まさにさまざまで，「人に必要とされる必要性」とか，「他人（ひと）

のために自分を犠牲にする人」，あるいは，「周囲の人たちに評価，賞賛，感謝されて初めて自己肯定感を得る人」など，さまざまなものがある。共通しているのは，どれも特殊な人間関係の持ち方を指す言葉として使われているところである。こうした定義は，共依存が人間関係を指す言葉という理解に基づいている。しかし，この言葉の成り立ちとして説明したように，正確に定義すれば，「共依存とは，依存症者などの，問題のある，病的な行動に対応するなかで身につけた不適切な考え方と行動であり，習慣化するもの」なのだ。先に例示したような共依存の定義は，定義というよりは，むしろ共依存症者の行動特徴の一部を示したものにしか過ぎない。そして，共依存をベースとした不適切な考え方と行動の特徴は，「ある人の，問題のある，病的な行動を何とかするのが自分の責任であり（考え方），自分には何とかできる（行動）と思い違いをすること」という共依存の二次的な特徴を生み出すのである。したがって，人間関係の持ち方だけが共依存の特徴ではないが，関係性の持ち方に影響があるのは事実である。そして共依存は，それ自体がアディクションであるばかりか，すべてのアディクションのベースになり得るものである。

共依存の成り立ち

共依存は，その定義のなかで述べたように，アディクションをはじめ，親や配偶者が何らかの深刻な病や問題を抱えているために，ともに生活する子どもやもう一方の配偶者がその環境への耐性を高め，感情的な痛みに対しても耐性を強化し，あるいは麻痺させるなかで身につける不適切な考え方と行動であり，習慣化するものである。適応するためには，自己のニーズは無視し（自分をネグレクトする），喪失は悲しめなくなり，自他境界は混乱する。当然，成長はブロックされる。そして，真実の自己を偽って周囲に適応する生き方が偽りの自己を形成し，これが自己否定感を増大させるとともに自己信頼を減少させてしまうのである。この痛みを緩和させるためには，何らかの痛み止めが必要になる。それが先に述べた特殊な人間関係の持ち方に現れたり，アルコールや薬物，あるいはギャンブルや恋愛関係など，痛み止めとして即効性のある物質，行動プロセス，人間関係と結びつくのだ。また，共依存症者は，自他境界が曖昧であるがために，他人（ひと）に侵入し，他人に侵入されてしまう傾向が強くなり，自分の人生に責任を持ちながらも，他人の人生の責任まで持つために荷は重く，幸福感を感ずることができないばかりか，一方自分の人生の責任を担ってもらって生きている側は，幸せに生きるのである。こうして，共依存症者は何らかの痛み止めを求めながら，その行き着く先でアディクションと結びつき，依存症者の病をも進行させてしまうのである。アメリカでは，よくこういう言い方をする。「世の中に共依存症者がいなければ，一人の依存症者もいないだろう」と。

未完の喪失感とは何か

喪失とは，何かをなくすことであり，目に見えるもの，見えないもの，有形なもの，無形なものという分け方もある。曖昧な喪失というものもある。どのような喪失であっても，喪失は悲しみを招くものであり，悲しみは，誰かに語ることと，それをそのまま受け入れてくれる人がいることで癒されるものである。しかし，泣く，悲しむ，嘆くという行動に対しては，それが大人であれ子どもであれ，人々の対応は抑圧的である。悲しみのふちにいる人に対して，どのような言葉で悲しみを抑圧するか，その例を挙げてみよう。喪失感が癒されないのは，以下のような喪失の出来事に対する誤った対応の仕方があるからに他ならない。

- いい子は泣かない
- 強く生きなさい
- 忙しくしなさい

- 時間が解決する
- 誰でも体験すること
- 前を向いて生きなさい
- もっと大変な人がいる
- 何かに打ち込めば忘れられる

こうした言葉は，習慣であり文化にすらなっている。悲しみに限らず，抑圧した否定的な感情は表出しなければ癒されることはない。未完のままなのだ。それをunfinished businessとか, unfinished jobという。喪失感は，時間の経過でひとりでに解決してしまうものではないのだ。言い換えれば，共依存からの回復においてもアディクションからの回復においても，未完の喪失感を癒す作業（グリーフ・ワーク）は，欠かせないのである。それによって初めて未完の仕事が「完結」するのである。残念なことに，援助専門職においてさえ，喪失感を抱えた人（悲しみに沈む人）に向き合えないことが多い。子ども時代の話をすると，「そんな昔のことにこだわっていないで，前を見て生きなさい」と言われたり，「もう大人なのだから，強く逞しく生きなければ」などと言われる。その結果，多くの共依存症者や深い悲しみを抱えている人，あるいはアルコールや薬物依存症者は，自助グループにしか居場所を見出せなくなるのである。

恋愛依存症に見る共依存と未完の喪失感

ここで，関係性の病としてのアディクションのひとつ，恋愛依存症を見てみよう。

恋愛依存症とは，「自分が傷つくような被害的な結果をある程度予測できるにもかかわらず続く，異常なまでの強迫的な恋愛体験」をいう。言うまでもなく，その背景には，安心感がなく，無条件に愛されない原家族体験によるみすてられ不安と未完の喪失感（悲しみ），そして身につけた共依存をベースにした特異な人間関係の持ち方にある。そのため，私には価値がなく，一人では十分に生きることができない，という思いにより，緊密な人間関係を作らないと生きていけない，と思いこむ。したがって，恋愛相手とのスタンスもまた特徴的である。いくつかその特徴を挙げてみよう。

- 恋愛が，共依存と未完の喪失感の痛みを和らげるためのクスリになっている
- 強迫的に，相手に対して多くの時間とエネルギーを注ぐ
- 相手を，自分を幸せにする力を備えた人間であると過大に評価する（相手に救済者幻想を持つ）
- 相手から，無条件で確実な愛情を得たいという非現実的な期待をする
- 自分の幸・不幸が，相手の態度や言動によって決定される

こうした人の恋愛の相手は，自分は必要とされ価値があると感じる。しかし，恋愛依存症者に対して責任を負いすぎ，また恋愛依存症者に飲み込まれるために閉塞し，次第に自分自身が生きることまで脅かされると感じ始め，相手に距離を置こうとし始める。

恋愛依存症者が愛する相手は，求められ，必要とされることで自己肯定感を持つ同じ共依存症者であるが，大きな違いは，子ども時代に保護者による過保護過干渉を受けて育った「回避依存症者」である場合が多いことである。

では，回避依存症者の行動特徴を見てみよう。

- 恋愛依存症者の窮状と弱さに惹かれる
- 敬い慕われることで高揚感を覚える（痛み止め）
- 相手の世話をする能力に長けることで自分の価値を見出す
- 相手が自分に近づき過ぎると息苦しくなり避けようとする
- 相手との距離を取る，気を紛らわせるなど，さまざまな手段を講じて相手との親密な関

- 係を避けようとする
- さまざまな方法を用いて親密な接触を避け，健全な境界線の代わりに壁を築く
- 相手に追い詰められ，支配されることから自分を守るために，相手に自分のことを知られないようにする

このような，恋愛依存症者と回避依存症者のやり取りは，ポジティブで激しい感情と，ネガティブで激しい感情のサイクルのなかで関係を築く。これを恋とかロマンスとか呼ぶことがある。サイクルに耐えられなくなり続けられなくなると相手から離れて，別の相手との間でそのサイクルを繰り返す。そして，そういう状況で用いられる言葉に，「もう，あの人とは一緒に生きられない。しかし，あの人なしでも生きられない」というものがある。要は，両者とも共依存と未完の喪失感を抱えている似た者同士なのだ。

恋愛依存症には，恋愛依存症者同士ののめりこみあった関係もある。これは強烈な関係で，お互いを束縛しあう関係である。お互いに依存しあい，そのなかに誰も入れようとはしない。そして激しい感情は，パートナー間だけで起こる。

回避依存症者同士の恋愛は，激しい感情は薄く，それぞれが関係の外側に激しい感情や衝動を求めるのが特徴である。

関係性のアディクションからの回復のために必要なこと

どのようなアディクションであっても，その回復には，共通に取り組まなければならないことがある。日本のアディクション治療では，まず離脱症状や身体疾患の治療が行われ，次いでアディクションに関する教育プログラムが展開される。特定の療法や面接技法がもてはやされているようであるが，筆者の目からは，効果には疑問がある。それは，上述のようにアディクションには共依存や未完の喪失感がそのベースに存在しているのであるから，そうした問題に働きかけをしなければ，回復はおろか，再発やクロス・アディクションは避けられないからだ。以下に取り組むべき問題・課題を列挙するが，その具体的なノウ・ハウまで詳細に説明する紙数はない。まず，回復とは何か，一口で言えばそれは「過去のシナリオが，現在の自分を支配しなくなること」であり，「今日をどう生きるかの責任を自分がとれること」ともいえる。そのために取り組むべき課題は，以下のようなものである。

- 成育歴を見直す
- 喪失体験を受け入れる
- グリーフ・ワーク（深い悲しみを癒す作業）に取り組む
- 健康的な境界線の引き方を身につける
- 真実の自己と偽りの自己の違いを知る
- 自分自身に焦点を当てて生きることを実践する
- 共依存の回復から注意をそらす問題や行動のパターンを知り，それらに取り組む
- 自分の感情を正直に感じる
- 自分のなかの健康なニーズに出会う
- 怒りのマネジメントを学ぶ

回復のためには，理性と感情の双方に働きかける治療・援助が必要である。その場としては，グループ・セラピー，自助グループ，個人カウンセリング，家族療法などが効果的である。

◉ 文献
スコット・ジョンソン, 水澤都加佐 (2010) 悲しみにおしつぶされないために——対人援助職のグリーフケア入門. 大月書店.
ピア・メロディ ［水澤都加佐 訳］(2001) 恋愛依存症の心理分析——なぜ, つらい恋にのめり込むのか. 大和書房.
水澤都加佐 (2016) あなたのためなら死んでもいいわ——自分を見失う病「共依存」. 春秋社.
レスリー・ランドンほか ［水澤都加佐, 黒岩久美子 訳］(2014) 子どもの悲しみによりそう——喪失体験の適切なサポート法. 大月書店.

心理士に知っておいてほしい
アディクションの医学的基礎知識

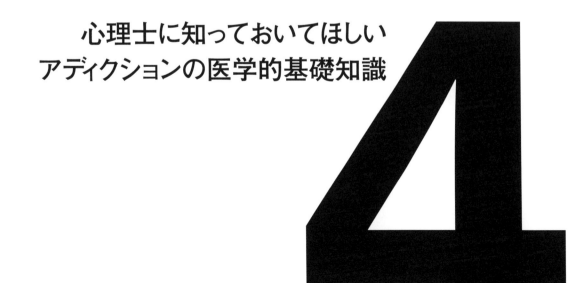

依存症とはどんな病気か？
完治しないが回復できる病

埼玉県立精神医療センター第2精神科
合川勇三

中核症状はコントロール障害

　依存症はさまざまな症状を呈し，多くの問題を起こすため，複雑な病気のように思うかも知れない。しかし中核症状はただひとつ，「コントロール障害」である。アルコールであれ，薬物であれ，コントロールして適度に使用することができなくなり，何があろうとも使い続けてしまうのである。結局身体的にも精神的にも，家庭や仕事など社会的にも，大きな問題が起こってきて，人生を台無しにしてしまうのである。

　依存症患者はアルコールや薬物をいつも使いたいわけではない。「何とかしなければならない，やめなければならない」と思っている。しかし，些細なきっかけから，渇望が生じ，断酒，断薬への決意は吹き飛んでしまい，再使用，連続使用に至ってしまうのである。これが依存症のコントロール障害である。

　ところで，依存症という病気を「完治しないが回復できる病」と説明することがある。辞書を引くと，完治とは病気やけがなどが完全に治ること，とある。一方で，回復するとは悪い状態になったものが，もとの状態に戻ること，とある。つまり，単語の意味としてはほとんど変わらないが，依存症の分野ではこの2つの単語を違う意味で用いている。

　「完治しない」とは，依存症のコントロール障害が完治することはないということを意味している。「できれば前みたいにうまく飲めるようになりたいんだけど……無理ですか？」と聞いてくる患者がいる。しかしそれは難しく，一度飲み始めれば止まらなくなる危険性が高いと説明している。

　「回復できる」とは，依存症になって失った体や心の健康，家庭や仕事などを回復できるということを意味している。依存症の中核症状はコントロール障害であり，全ての問題はここから生じている。逆に言えば，断酒，断薬さえすれば，依存症になって失ったものを取り戻せる可能性は出てくるのである。

　アルコール依存症の患者は，入院時は体調が悪く，食事が全然とれない人もいる。なかには歩行すらできず，車いすで入院する人もいたが，1カ月もすれば，大盛りの食事をとり，元気にバレーボールをしていたのである。覚せい剤を使用した患者が，幻覚妄想などの精神病症状を呈する割合は高い。しかし断薬をして，抗精神病薬を内服すれば，幻覚妄想は改善することが多い。入院時にうつ状態を呈している患者も多いが，1カ月もすればほとんどが改善している。依存症の対応で問題となることが多い嘘や隠し事も，回復が進めばほとんど認めなくなる。MACやDARCなどの依存症治療施設のスタッフは，依存症からの回復者がほとんどである。彼らは，多少個性が強い人もいるが（笑），とてもまじめで，魅力があり，嘘や隠し事などしないような人たちばかりである。また，回復が進むにつれ，家族との関係が劇的に回復することも多い。

　小さな赤ちゃんを抱えた妻と一緒に病院を受診されたアルコール依存症の男性患者がいた。初診時は酔っぱらっており，診察中，妻と怒鳴り合いの大げんかを始めた。しかし，その後治療がうまく進み，断酒に成功すると，仕事にも復帰して，

いつも夫婦仲良く外来を受診し,「幸せですね」と話している。このように,依存症は断酒,断薬を続ければ,体も心も家庭も仕事も回復していく可能性は十分にあるのである。

ただ,断酒,断薬をするだけで十分ということではない。数年間断酒を続け,AAにも熱心に通っていた患者がいた。しかし態度はいつも横柄で,家でも家族に怒鳴り散らしたり,暴力をふるっていた。断酒はしていたものの,生き方は酔っぱらったままだったので心配していたが,結局は再飲酒をして,家庭も崩壊してしまった。逆に,AAに熱心に通い,生き方はしらふになったが,時々再飲酒してしまう患者がいた。しかし生き方が回復を続けていたので,程なく酒も止まっていった。回復するためには,「酔っぱらった生き方」から,「しらふの生き方」へと変わっていくことも必要になってくるのである。

コントロール障害は不治の病か？

最後に,「コントロール障害」は本当に治らないのだろうか,ということをもう一度考えてみたい。

アルコール依存症の治療目標は,我が国では伝統的に断酒であった。しかし,最近ではハーム・リダクション[*]の概念が普及し,ブリーフ・インターベンションや,動機づけ面接法が取り入れられていくなかで,「節酒」を目標とする治療が導入されてきている。アルコール依存症の診断基準を満たしていても,特に軽症であれば,節酒に成功する患者は多い。定期的に連続飲酒に陥り,入退院を繰り返した重症アルコール依存患者がいたが,趣味を見つけたり,生活リズムを規則正しくすることによって,節酒に成功した例もある。コントロール障害は「重症では治らないことが多いが,軽症例では治ることもある」というのが事実のように思われる。少なくとも,受診した際に,本人が節酒治療を希望した場合には,本人のやる気に合わせて,節酒を試みることは選択肢に入れておくべきだと思われる。

---

[*] 健康被害や危険をもたらす行動習慣をただちにやめることができないとき,その行動にともなう害や危険をできるかぎり少なくすることを目的とする治療。

アルコール依存症患者の予後

久里浜医療センター精神科
木村 充

アルコール依存症の予後について検討する場合,さまざまな尺度で予後を評価することが可能であるが,多くの研究では,断酒予後あるいは生命予後について評価している。

断酒予後

わが国で行われた研究では,入院治療したアルコール依存症患者の退院後断酒率を調査した報告が多い。1970年代から90年代に行われた研究で

は，入院治療後の断酒率は治療後2〜3年で28〜32%，5年前後で22〜23%，8〜10年で19〜30%であり，退院後早期に多くが再発するものの，5年目以降はおおむね20〜30%で安定する。一方，節酒率は断酒率よりも低く，治療2〜3年後で約12〜15%，5年前後で8〜19%，8〜10年で7〜10%と減少し続け，治療10年後以降では7〜10%になる（松下，2012）。

一方，一般住民を対象とした調査で有名なものに，Dawsonらによる研究がある（Dawson et al., 2005）。彼らは，2001〜2002年に，43,093人の住民を対象とした調査を行い，一昨年以前にDSM-IVでアルコール依存症と診断された4,422名が昨年にどのような状態であったかを解析した。一昨年以前にアルコール依存症の診断基準を満たしたもののうち，昨年にDSM-IVでアルコール依存症の診断基準を満たすものは25.0%であった。27.3%診断基準は満たさないものの一部症状がみられる部分寛解，29.5%は飲酒をしているものの完全寛解，18.2%は断酒をしている完全寛解であった。発症後の期間が長いほど寛解者の割合は多くなっており，治療歴があるものは治療歴がないものに比べて，約3倍断酒している者の割合が高かった。この結果から，次のようなことが示唆される。(1) 多くのアルコール依存症者は後に寛解する，(2) 断酒ではなく，飲酒しながら寛解しているケースも多く存在する，(3) 治療的な介入を行わなくても寛解するケースも多い。

この報告では日本の入院治療後の転帰よりも予後が良好であり，特に節酒している者の割合が高いが，これは対象者の重症度の違いによるものと考えられる。入院患者の退院後の飲酒状況を調べた研究では，対象患者が入院加療を要するアルコール依存症者であり，一般のアルコール依存症者よりも重症な患者が対象となっていると考えられる。そのため，実際よりも断酒予後が悪くなっている可能性がある。総合して考えると，軽症者では飲酒量低減による自然寛解がよく見られるが，入院を要するような重症のアルコール依存症者で は，断酒がより望ましく，成功する者の割合も低いことが予想される。

断酒予後に影響を及ぼす因子としては，年齢，性別，精神科合併症などがある。一般的に，高齢者は若年者よりも断酒予後がよく，女性は男性に比べて断酒予後がよい。逆に，他の物質依存や精神科的合併症を有する者は予後不良と考えられている。

生命予後

Yokoyamaらは，わが国でアルコール依存症の治療を行った退院患者の4.4年間の予後を解析した報告をしている（Yokoyama et al., 1994）。糖尿病や肝硬変の合併がないアルコール依存症患者の4.4年後の生存率は，断酒あるいは節酒を続けていた者では94%であったが，多量飲酒が再発した者では73%であった。この差は糖尿病や肝硬変を合併している者ではさらに大きく，糖尿病を合併している者の生存率は断酒／節酒している者の90%に対して多量飲酒再発者では26%，肝硬変合併例では断酒／節酒している者の88%に対して多量飲酒再発者では35%と，退院後の多量飲酒がほぼ生死を分ける状況となっていた。

一般人口を対象とした報告としては，Fichterらによるドイツ・バイエルン地方の住民を対象として，1980〜1984年から20年間追跡した研究がある（Fichter et al., 2011）。死亡率をアルコール問題の重症度によって比較した結果，アルコール問題が重篤だった者は非問題群の2.4倍，アルコール問題が中等度だった者は非問題群の1.5倍の死亡率だった。

アルコール使用障害の死亡率に関する81個の研究をメタ解析した報告（Roerecke & Rehm, 2013）では，アルコール使用障害の患者群の死亡率はコントロールの2.98倍であり，臨床例を対象とした研究では死亡率の相対危険度は3.38倍であったのに対して，住民調査では1.91倍であった。女性は男性より相対危険度が高く，4.57倍であった。多

量飲酒を続けているものと比べると，断酒群では死亡率のオッズ比が0.35，飲酒量低減群では0.61であった。このことは，飲酒量低減によって生命予後は改善するものの，断酒と飲酒量低減を比較した場合は，飲酒量低減のほうが死亡率が高いことを示している。

まとめ

入院治療を行った者の断酒率は数年後におおむね3割程度となり，節酒による寛解も含めておよそ4割程度であるが，臨床例ではない一般住民調査では，節酒による回復や自然回復する例も多い。アルコール依存症では死亡率も高いが，断酒や飲酒量低減によって生命予後の改善が見込まれる。

文献

Dawson DA, Grant BF et al. (2005) Recovery from DSM-IV alcohol dependence : United States, 2001-2002. Addiction 100-3 ; 281-292.
Fichter MM, Quadflieg N et al. (2011) Severity of alcohol-related problems and mortality : Results from a 20-year prospective epidemiological community study. Eur Arch Psychiatry Clin Neurosci 261-4 ; 293-302.
松下幸生 (2012) アルコール依存症の治療総論. 日本アルコール関連問題学会雑誌14-1 ; 62-67.
Roerecke M & Rehm J (2013) Alcohol use disorders and mortality : A systematic review and meta-analysis. Addiction 108-9; 1562-1578.
Yokoyama A, Matsushita S et al. (1994) The impact of diabetes mellitus on the prognosis of alcoholics. Alcohol Alcohol 29-2 ; 181-186.

薬物依存症患者の予後

千葉病院精神科
谷渕由布子

薬物依存症患者の予後について，一括りに述べることは難しい。薬物依存症は，さまざまな健康被害や社会問題をもたらす慢性疾患であり，使用する薬物や個人も多種多様だからであり，また，回復の定義もさまざまな捉え方があり，一様ではないからである。そのため，予後に関する調査は，その回復や転帰の設定が統一的ではない。再使用するかしないかを正確に監視し続けて証明することは不可能であり，断薬の継続そのものを指標とする検査数値は存在せず，自己申告には信憑性の問題を伴うものの，多くの研究が，フォローアップ時点での尿検査の結果や，自己申告による使用日数や回数，治療開始後から再使用までの期間，再入院の有無やそれまでの期間などの数値化できるものをそれぞれ指標としている。しかしながら，そもそも再使用だけが本当に治療予後の指標で良いかどうかという疑問もある。つまり，薬物依存症患者の予後について，実際の臨床の場面においては，再使用という行動ばかりを重視するのではなく，自己の尊重や生き方の回復といった面も考える必要があるかもしれない。

そのような評価の指標の問題があり，かつ，総じて調査対象となる，専門の医療機関や支援機関を訪れる患者は薬物依存症患者全体の一部であり，汎化には慎重になるべきであるという前提をふまえ，予後に関する調査報告をあげてみる。

わが国における代表的な薬物使用障害からの回復のための治療プログラムのひとつとして，せりがや覚せい剤依存再発防止プログラム（Serigaya Methamphetamine Relapse Prevention Program：SMARPP）がある。このSMARPPは，認知行動療法的なワークブックを用いたグループ療法に，随伴性マネジメントや薬物使用モニタリング（尿検査）を組み合わせたもので，2006年より開発が試みられ，アルコールを含めた覚せい剤以外の薬物の依存症患者にも応用されるようになり，徐々に，国内の精神科医療機関，保健機関，司法機関へ普及されてきた。そのSMARPP参加者についての予後を調査した報告がある（谷渕ほか，2016）。それによれば，SMARPP終了後1年経過時点で断薬していた者は67.6%，薬物使用頻度が改善していた者は70.3%であり，40.5%は1年以上の断薬を継続していた。SMARPP終了1年後の良好な転帰に影響する要因としては，SMARPPの参加率が高いこと（特に覚せい剤使用障害患者に限定すると75%前後）があげられた。また，危険ドラッグ使用障害患者は覚せい剤使用障害患者に比べて，SMARPP参加回数が著しく少なかったことから，調査の行われた国立精神・神経医療研究センター病院では，2015年度より危険ドラッグと睡眠薬・抗不安薬について扱ったセッションを追加したプログラムが施行されている。同調査において，覚せい剤使用障害患者の良好な転帰の場合には，危険ドラッグや睡眠薬・抗不安薬の乱用歴への移行がないことを示唆する結果も得られており，その意味で，危険ドラッグや睡眠薬・抗不安薬について扱うことは，覚せい剤使用障害患者の治療に対しても効果的であると考えられる。さらに，同調査において，半数近くの薬物依存症患者に併存する精神疾患を認めた。薬物乱用の引き金や要因として，精神医学的問題や心理社会的問題，家族などの対人関係の問題がある場合が多く，再乱用防止のためには，必要に応じてしかるべき機関への受療や相談も重要である。

なお，同調査における重要な示唆は，SMARPP参加者の転帰には，薬物関連問題の重症度，本人の問題意識や治療動機，薬物関連犯罪以外の犯罪歴や併存する精神障害は関係がなかったということである。むしろ，治療プログラムへ継続的に参加し，他の依存性薬物への移行をしないことにより，良好な転帰を得ることができることが示されている。これは他の治療プログラムにもあてはまることかもしれない。

海外でも，薬物依存症の予後に関するいくつかの調査報告があるが，依存の対象とされる薬物や，依存性薬物の規制に関する法律が異なり，評価方法もさまざまであるため，わが国の状況と単純に比較することはできない。しかし，多くの研究が共通して，良好な予後には，支援機関とのつながりや治療の継続性が重要であるとしている。

国内外の報告より，専門治療施設や地域，自助グループでの治療継続性が，良好な予後に強く影響することが示されているが，わが国における薬物問題対策は，「供給断絶」（法規制による取り締まりの強化）に偏り，「需要低減」（薬物依存症患者に対する再乱用防止とアフターケア）のための対策はきわめて不十分な状況である。薬物依存症治療プログラムの開発と各地への拡充，治療専門家の養成は，わが国における喫緊の課題となっている。

◉文献
谷渕由布子，松本俊彦，今村扶美ほか（2016）薬物使用障害患者に対するSMARPPの効果——終了1年後の転帰に影響する要因の検討．日本アルコール・薬物医学会雑誌 51-1；38-54.

処方薬依存のクライエントにはここに注意

特定医療法人群馬会 赤城高原ホスピタル
村山昌暢

はじめに

　薬物依存（DSM-5の物質使用障害）は、「ヒトが、その薬物から得られる何らかの"正の見返り"——心身の心地良さ、社会的な地位・名誉、金銭的利益等々——を求めて、自らその薬物の使用を繰り返すこと」である。全ての薬剤は薬物依存の対象になりうる。

　一方、医師が処方箋を書いて患者の治療に供するのが処方薬であるが、当然この処方薬も依存の対象となりうる。一般的に"処方薬依存"（以下、本症）と言えば、摂食障害者の下剤乱用、一部運動選手の筋肉増強剤乱用などの例外を除き、向精神薬、なかでも依存性を持つバルビツール酸系の催眠・鎮静薬、またはベンゾジアゼピン類とその類似構造を持つ（以下、BZO）抗不安薬・睡眠導入薬、さらに覚醒作用のあるメチルフェニデート、などが依存対象である。

　医師にとって、処方が治療の主な選択肢のひとつであるため、クライエント（CL）からの投薬希望を拒否し難く、図らずも"依存性薬物供給源"となることがある。一方、心理士（CP）や精神科ソーシャルワーカー（PSW）らコメディカルスタッフ（以下、CP等）は、処方ができない分、心理療法や社会資源の活用を第一選択とした本症CLへの係わりを医師より採りやすい。

処方薬依存というモノが存在する、ということを念頭におく

　どんなモノにも言えることだが、"そういうモノが在る"ことを知らないと、それを見逃す。本症の存在を常に頭の隅においてほしい。本症CLが自ら「私は処方薬の依存で……」と訴えて受診する例は、多くはない。本症への問題意識が薄く、断薬を考慮せず処方する医師がいるため、CL本人も、否認でなく、自身の本症に無自覚なことが珍しくない。不眠・不安・抑うつ・焦燥・解離などの主訴の下、すでに向精神薬投与中のCLは要注意である。また、自身の現行治療にしばしば否定的・悲観的な感情を述べるのも、本症に見られる傾向である。

　多忙で個々のCLに十分な時間を割けない医師に較べ、CP等はCLに直接向き合う時間を取りやすい。依存症の基本的な知識を身につけた上で、本症を疑わせる事項——重複処方、過量服薬、予定より頻回の受診、飲酒との併用、溜め込み、離脱症状、処方薬探索行動など——を訊く。薬物欲求の背景——日常の空虚感、不安感、機能不全的家族歴、外傷体験など——も訊いてみる。

　CLは、直接処方には係われないCP等には自身の処方について率直に話しやすいし、本症の傾向の強いCLほど、処方薬について詳細な話を（時に執拗に）したがるようである。

どう断薬を指導するか？
本当に止めるべき薬なのか？

　断薬希望のCLには2種類ある。ひとつはまさに本症CLで、この方々には即、断薬治療プログラムに入っていただく。入／通院での漸減から断薬と、その際の離脱への対応、断薬維持の支援がその中身で、低依存性代替向精神薬での置換などの薬物療法と、患者自助グループ活動への参加、認知行動療法など心理療法による離脱症状への対応からなる。単一BZO換算の使用量が、数年に亘り規定内の少な目のレベルに収まっているにもかかわらず、更なる断薬に固執するCLには、依存性薬物を完全断薬することの困難さを説明し、それでも完全断薬を望むなら、年余に亘る覚悟で断薬に臨んでいただく。他方、抗精神病薬、抗うつ薬、気分安定薬を主体に処方されており、その主薬剤の減薬・断薬を希望するCLには、統合失調症、双極性障害、気分障害など精神病の方が多い。それらの疾病への適切な服薬が不可欠であるにもかかわらず、"自分は薬を出され過ぎているから"という理由で、治療に必要な薬剤を拒薬しようとする。これらのCLには、現在の投薬は現状に見合った適切なものであり、その減薬は主治医とよく相談して決めるよう、医師から伝えてもらう。

医師とのコミュニケーションを良好にする

　本症への円滑な援助のため、普段から自身が所属する施設の精神科系医師との交流を密にしておく。自分がかかわったCLが本症か否か、本症なら専門治療プログラムをどんな風に実行していくか、あるいは本症を装った拒薬希望の精神病者か、などの基本判断は医師に委ねることになる。

　本症との遭遇に備え、相談可能な専門医・機関を持つべきである。処方内容に言及する場合は慎重な配慮が必要になる。CP等は、多忙な医師に代わって、時間をかけてCLから聴取したCL自身の具体的問題点を元に、本症の可能性を医師に相談できると良い。直接の相談が困難なら、施設内の症例検討で第三者の意見を取り入れるとか、さらに、主治医が他施設所属の場合は、CLの同意の下、CLが主治医と話し合える環境調整を主治医に手紙で依頼する、などの工夫も治療的である。

断薬治療における
"薬を処方できない"ことの強み

　本症治療では、医師は薬を出せる分、やりにくさも感じる。治療の選択肢として処方を持つがゆえに、断薬維持に苦しむ本症CLの薬欲求を刺激する。しかし、CP等は、処方以外の種々多彩な心理的な援助法に──時には医師よりも──習熟していよう。CP等の腕の見せ所である。依存症治療の基本を踏まえ、CLの訴えを傾聴し、投薬以外の多彩な治療法でCLの断薬維持を支えてほしい。なお、断薬維持のため、本症CLに薬物依存患者の自助グループ（Narcotics Anonymous：NAあるいはMedication Drug Dependent Anonymous：MDAなど）のミーティングへの出席を勧めることは言わずもがなであり、援助者自身もそれらミーティングに参加し、断薬中の回復者（recovered）に会い、その体験を聴くことが推奨されることを、最後に強調しておく。

危険ドラッグとは何か？

千葉病院精神科
谷渕由布子

　薬物依存の問題といえば，覚せい剤や大麻などの違法薬物が代表的であるが，近年では違法ではない薬物の問題が深刻となっている。例えば処方薬や市販薬，そして「危険ドラッグ」の問題である。

　危険ドラッグとは，もともとは既存の規制薬物の化学構造式を一部変更することで法規制を回避した薬物のことであり，規制薬物と同じく，高揚感や多幸感などの効果，あるいは，中毒症状や依存性といった有害性を持つ。現在では，「医薬品，医療機器等の品質，有効性及び安全性の確保等に関する法律（旧薬事法）」の指定薬物への包括指定や，麻薬・向精神薬への指定も進んでおり，規制を受けた危険ドラッグは激増している。しかし，このような状況にもかかわらず，法規制を逃れるために化学構造式の一部が変更され，化学構造式の違いにより，従来の薬物検出検査では検出されず，検挙困難である状況に変わりはない。

　危険ドラッグは，中枢神経への作用により代表的な3種類に大別される。1つ目は，大麻に含まれる成分に類似する合成カンナビノイド類である。この合成カンナビノイドを乾燥植物片に混ぜ込んだものが，「ハーブ」と称され，主に吸煙により使用されている。2つ目は，覚せい剤やMDMAに似た化学構造式を有し，中枢神経興奮作用をもつカチノン類である。これらは粉末状と液体状の形状の製品であることが多い。3つ目は，幻覚作用を持つトリプタミン類であり，過去に規制をされて乱用が沈静化した5-Meo-DIPTやマジックマッシュルームなどがある。ただし，法規制が進められ，規制された成分の化学構造式を改変した物質が新たに出回ることが繰り返され，その結果，危険ドラッグはますます多様化し，内容成分には不明な点がきわめて多くなっており，上記の3種類以外にも多くの物質が存在している。

　そしてこのような物質の入った製品が，法規制を逃れるために，人体への摂取目的ではないものとして，「バスソルト」「アロマリキッド」「お香」「植物栄養剤」などと称されて，店頭やウェブサイト上で販売されている。そのため，国境や年齢の制限などなく容易に入手でき，わが国では2000年代後半より若年層を中心に乱用が急激に広がった。その結果として危険ドラッグによる自動車事故や暴力などが社会問題化し，医療現場での有害事象の報告も激増した。

　危険ドラッグによる中毒症状は広範にわたる。なかには重篤なものもあり，死亡例も報告されている。身体症状については，心拍数増加，血圧上昇，あるいは徐脈，血圧低下，心筋梗塞などの循環器症状，意識消失，けいれん，めまい，記憶障害，振戦，不随意運動，パーキンソン症状，頭痛，知覚異常などの神経学的症状のほか，横紋筋融解や腎不全などのさまざまな危険な症状が出現しうる。精神症状についても，幻覚妄想など統合失調症様症状のほか，不安焦燥感，興奮，易刺激性亢進，不眠，うつ・躁状態，昏迷，自殺衝動など，多岐にわたる報告がある。救急医療の現場で問題となっているのは，含有される物質に未知な点が多く，どのような薬理学的特性や有害性をもつか不明であり，呈する症状が多種多様であり，症状がその薬物に起因するのかも不明であり，多種の物質による相互作用の危険性もあることである。現在治療法は確立しておらず，対症療法的である。

法規制が施行されているが，規制された成分の化学構造を変化させた新たな危険ドラッグがすぐに出回るということが繰り返されており，また，規制のたびに危険ドラッグは未知の度合いを増し，より強力で危険なものとなる傾向がある。依存の形成された使用者は薬物を求め続け，しかも耐性が形成されている場合には，より強い効力を必要とする。危険ドラッグの摂取により，精神的・身体的にきわめて重篤な状態に陥った者であっても，その依存性の強さから，回復後にはまた危険ドラッグを使用してしまうことも多い。

しかしながら，2015年以降，危険ドラッグをめぐる状況に新たな変化がみられた。厚生労働省の調べによると，法規制と取締りの強化により，2014年3月時点で全国に215店舗存在した危険ドラッグ販売店は2015年7月に全滅し，危険ドラッグを販売しているインターネットサイトへの削除要請により，2015年7月までに189サイトが閉鎖または販売停止にいたった。それに伴い，救急医療の場でも，2000年代後半より急激に増加し続けてきた危険ドラッグ使用患者数は2015年以降は激減している。とはいえ，これでひと安心というわけではない。危険ドラッグの本質を考慮すると，規制を潜り抜け，今後もさまざまな薬物が出現してくる可能性がある。

そのため，精神保健福祉現場での危険ドラッグ対策として，薬物乱用を開始させないための一次予防のほか，現在ではまだ十分とはいえない二次予防，つまり，地域での危険ドラッグ使用障害患者に対する再乱用防止とアフターケアのための治療プログラムの拡充は引き続き重要となるだろう。

市販薬にも安心できないものがある

国立精神・神経医療研究センター精神保健研究所 薬物依存研究部

嶋根卓也

市販薬の分類と販売方法

薬局やドラッグストアで購入できる市販薬のなかにも，薬物乱用・依存の対象となるものがあることは，心理士に知っておいてほしい医学的基礎知識のひとつである。市販薬とは，処方箋がなくても購入できる医薬品のことであり，カウンター越しに説明を受けた上で購入する医薬品という意味から，OTC（Over The Counter）薬と呼ぶこともある。

市販薬には，大きく分けて「要指導医薬品」と「一般用医薬品」がある（図）。要指導医薬品とは，リスクが不確定なスイッチOTC（医療用医薬品から一般用医薬品に移行した直後の市販薬）やリスクが高い劇薬が該当する。要指導医薬品は，薬剤師による対面販売と書面による情報提供が義務付けられており，インターネット販売は認められていない。

一方，一般用医薬品はリスクの程度に応じて第1類から第3類までに分類されており，店舗における陳列方法や販売者などが異なる。第1類医薬品は，H2ブロッカーの胃腸薬，禁煙補助薬，一部

		情報提供	対応する専門家	インターネット販売	陳列方法	市販薬の例
要指導医薬品		書面で情報提供および指導	薬剤師	不可	購入者が直接手に取れないところへ陳列	スイッチOTC, 劇薬
一般用医薬品	第1類	書面で情報提供	薬剤師	可	購入者が直接手に取れないところへ陳列	H2ブロッカーの胃腸薬, 禁煙補助薬, 一部の発毛剤など
	第2類	努力義務	薬剤師または登録販売者		陳列棚に配置する, ただし, 指定第2類は, カウンターから7メートル以内に陳列	総合感冒薬(風邪薬), 解熱鎮痛薬など
	第3類	規定なし	薬剤師または登録販売者		陳列棚に配置する	整腸剤, ビタミン剤など

図　市販薬の分類と販売方法

の発毛剤などが含まれる。販売は薬剤師に限られ、書面での情報提供が義務付けられている。第2類医薬品には、総合感冒薬（風邪薬）や、解熱鎮痛薬などが含まれる。薬剤師もしくは登録販売者（一般用医薬品販売の国家資格）による販売であり、購買者への情報提供は努力義務となっている。第3類医薬品は、整腸剤やビタミン剤が含まれ、薬剤師もしくは登録販売者が販売している。情報提供に関する規定は特にない。現在では、第1類から第3類まですべての医薬品がインターネットでの販売が可能である。

市販薬乱用・依存の実態

市販薬の乱用・依存を「主たる薬物（入院・通院の直接原因となった薬物）」とする患者は、覚せい剤や危険ドラッグの患者に比べれば少ないものの、鎮咳薬・風邪薬（ブロン®、パブロン®など）、鎮痛薬（セデス®、ナロン®など）、鎮静薬（ウット®、ドリエル®など）といった市販薬の乱用・依存患者が絶え間なく報告されている。含有成分でいえば、コデイン、ジヒドロコデイン、ジヒドロコデインセキサノール、エフェドリン、メチルエフェドリン、ブロムワレリル尿素、プソイドエフェドリンが該当する。これらの市販薬の多くが第2類医薬品に該当し、薬剤師による対面販売は必須ではなく、インターネットでも購入できる現状にある。

全国の精神科医療施設を対象とした実態調査（松本ほか, 2013）によれば、鎮咳薬症例は、覚せい剤症例に比べると年齢が若干若く（鎮咳薬38.2歳, 覚せい剤42.0歳）、男性の比率が高く（鎮咳薬78.3％, 覚せい剤72.2％）、高校卒業以上の学歴を有する者が多く（鎮咳薬81.8％, 覚せい剤30.6％）、矯正施設入所歴が少ない（鎮咳薬23.8％, 覚せい剤77.9％）という特徴がある。一方、鎮痛薬症例は、平均36.5歳、女性の比率が高く（男性41.7％）、72.7％が高校卒業以上の学歴を有しており、矯正施設入所歴を有するものは25.0％にとどまっている。また、乱用動機は鎮咳薬症例では「疲労の軽減」や「不安の軽減」が多いのに対して、鎮痛薬症例では「疼痛の軽減」が最も多い。このように自らが抱える「苦痛の緩和」を乱用動機とする点は、睡眠薬や抗不安薬症例と類似している。

市販薬の乱用防止対策

大手チェーンドラッグストア対象とした調査（嶋根ほか，2013）によれば，58.6%の薬剤師が多量・頻回購入を求められた経験があるという。その多くが鎮咳薬，風邪薬，鎮咳薬といった乱用症例が報告されている市販薬である。多量・頻回購入者に対しては，薬剤師による「声かけ」「使用目的の確認」を行うことで，多量・頻回購入に対してある程度の抑止力となる可能性が報告されている。一方，インターネット販売については，厚生労働省で販売制度（ルール）が取りまとめられており，乱用の恐れがある市販薬をインターネット販売する際には，販売個数を制限（1包装単位）し，多量購入の場合には，購入理由を確認するなどの対策がとられている。

●文献

松本俊彦, 谷渕由布子, 高野歩ほか（2013）全国の精神科医療施設における薬物関連精神疾患の実態調査. 平成24年度厚生労働科学研究費補助金医薬品・医療機器等レギュラトリーサイエンス総合研究事業「薬物乱用・依存等の実態把握と薬物依存症者に関する制度的社会資源の現状と課題に関する研究」分担研究報告書, pp.111-144.

嶋根卓也, 川村和美, 岸本桂子（2013）薬剤師を情報源とする医薬品乱用の実態把握に関する研究. 平成24年度厚生労働科学研究費補助金医薬品・医療機器等レギュラトリーサイエンス総合研究事業「薬物乱用・依存等の実態把握と薬物依存症者に関する制度的社会資源の現状と課題に関する研究」分担研究報告書, pp.85-109.

物質依存症と嗜癖行動の共通点と相違点

久里浜医療センター
河本泰信

嗜癖行動における中核病理としての両価性

まず「熱中行動」（趣味／道楽／嗜好）や「習慣行動」（スケジュール化／惰性化された活動）との比較を通じて，嗜癖行動の特徴を示す。熱中行動は報酬（金品，名誉，リラックスなど）や充足感を伴うが，必ずしも「反復性」を必要としない。一方習慣行動や嗜癖行動は繰り返しが特徴であるが，報酬や充足感を伴わないこともある。そして習慣行動と嗜癖行動とは自己矛盾の有無によって区別される。それは，「欲動」（「続けたい」と「止めたい」），「思考」（「ストレスが減る」と「ストレスがたまる」），「感情」（「万能感」と「罪悪感」），「行動経過」（「没頭」「無関心」「我慢」「調節」というサイクル），「世界観」（「自分は評価されるべき人間である」と「自分は罪深い人間である」）など複数のカテゴリーで多面的に表出する。これらの対立項目は各々独立しているので，必ずしも苦痛を生じない。すなわち競合的ではなく並立的である点が重要である。あたかも矛盾を放棄あるいは無視しているようにみえる。

この病理は従来「否認」，「自己愛感情の肥大と傷つき」，「嗜癖サイクル」あるいは「自己価値観の低下」などの各カテゴリーごとに理解されてきた。一方これらを包括した病態の中核概念として両価性が提起されている。（Oser et al., 2010）両価性とは「有利なものも不利なものも（並列に）評価しようとする結果，二つの価値体系を統一的な

表　熱中行動／習慣行動／嗜癖行動の特徴

	報酬	反復性	両価性	身体依存形成性
熱中行動	(+)	(−)〜(+)	(−)	(−)
習慣行動	(−)〜(+)	(+)	(−)	(−)
嗜癖行動【依存性物質の関与なし】	(−)〜(+)	(+)	(+)	(−)
嗜癖行動【依存性物質の関与あり】	(−)〜(+)	(+)	(+)	(+)

均衡へともたらすことが徐々にできなくなった（病理）」である（ブロイラー，1998）。

嗜癖行動への介入の基本戦略

　嗜癖行動とは両価性の行動化である。その場合，システムもしくは物質が媒体として利用される。システムには「自己身体」「家族」「就労」「商品流通」「賭け事」「インターネット」「性風俗」などがある。一方，物質には依存性物質（アルコール，覚せい剤など）と非依存性物質（砂糖，塩分，甘味料など）がある。

　介入の基本戦略はシステムであるか物質であるかにかかわらず，両価性の受容と軽減である。具体的には，「並立した矛盾」（両価性）を淡々と確認することに徹する。つまりシステム利用や物質摂取の適否については，併発症がない限り，一旦棚上げしておく。矛盾に対しては「いずれも正しい」と保証する。そして両価性を充分確認した後に，随意のモデル（疾患・認知・力動・社会）に基づく介入を行う（タイラー＋スタインバーグ，2012）。その目的はバランスに配慮した両価性の軽減である。

依存性物質が関与する場合の留意点

　依存性物質を媒体として利用した場合，嗜癖行動に「身体依存形成性」という因子が付加される。この因子は欲動に直接的影響を及ぼす。つまり「止めたい」欲求（離脱症状や耐性増加）と「続けたい」欲求（再使用による離脱症状の急速な軽減や，中断後の再使用時における耐性の一時的下降）の両者を同時に強化する。その結果，両価性が高まる。したがって前述の基本戦略に加えて，適切な薬物療法を要する。

　ちなみに「物質依存症」という概念は，「依存性物質による報酬効果が摂取欲求を強化する」という精神薬理学モデルを，嗜癖行動のひとつである「依存性物質に対する嗜癖的な摂取行動」に適応した場合の説明概念である。しかしこのモデルでは「止めたい」欲求の形成機序，および「報酬の低下は必ずしも摂取行動を低下させない」という事実の説明が困難である。したがって「依存症」概念は嗜癖行動の説明モデルとしては部分的である（表）。

◉文献

E・ブロイラー［人見一彦 監訳］(1998) 両価性について．In：精神分裂病の概念——精神医学論文集．学樹書院．

Oser ML, McKellar J, Moos BS & Moos RH (2010) Changes in ambivalence mediate the relation between entering treatment and change in alcohol use and problems. Addictive Behaviors 35-4；367-369.

P・タイラー，D・スタインバーグ［堀弘明 訳］(2012) モデルで考える精神疾患．星和書店．

アルコールに関連する肝機能障害と癌

国立病院機構久里浜医療センター 臨床研究部長
横山 顕

アルコール性肝障害

肝障害を起こさない安全な飲酒量はないが、臨床的に問題となるアルコール性肝障害の多くは、1日60gのエタノール（日本酒換算3合）以上の飲酒を5年以上継続することで発症する。女性は男性より少量・短期間でアルコール性肝障害が進行しやすい。アルコール性肝障害は禁酒により再生し、黄疸や腹水が断酒により消失する段階なら、肝硬変であっても肝組織は再生へ向かう。

脂肪肝

飲酒と肥満が二大原因であるが、一般的な健康診断の血液検査項目でもあるAST（GOTともいう）とALT（GPT）の比とγGTP値が鑑別に役立つ。ASTがALTより高値でγGTPが200 IU/Lではアルコール性肝障害で問題飲酒者のことが多い。逆にALTがASTの2倍で、γGTPの上昇が100 IU/L以下であれば、肥満が原因の脂肪肝を疑う。

アルコール性肝炎

ASTは壊れた肝細胞からの逸脱酵素であり、γGTPは飲酒により酵素の産生が亢進する酵素誘導を主に反映する。そのためASTは肝炎のマーカーで、γGTPは飲酒のマーカーと言われている。ASTが200 IU/Lなら肝臓の炎症が強いと考える。微熱や黄疸を伴うことが多いが、朝の尿の色がウーロン茶のような濃い色だったかと尋ねると、黄疸の有無が簡単に予測できる。腹水やむくみもしばしば合併し、死に至る重症型アルコール性肝炎も稀にある。

肝線維症

黄疸や腹水などの目立つ臨床症状なしに、肝線維化が進行していく肝線維症が、日本人のアルコール性肝障害では多い。採血でわかる肝線維化マーカー（IV型コラーゲンなど）が、肝線維化の進行度の評価や、断酒後の線維化の改善の評価に役立つ。

肝硬変

肝硬変では、肝性脳症、食道静脈瘤の破裂などの消化管出血、腹水・黄疸などの肝不全症状が繰り返されて、飲酒継続では短期間に死に至る。久里浜医療センターの退院後の予後調査では、飲酒継続例の約5年の生存率は35%であるが、断酒した患者では88%と良好であった。

肝臓癌

日本人の男性では1日エタノール換算69g以上（3合以上）から1.7〜1.8倍に肝臓癌のリスクが増加し、女性では23g以上で3.6倍になると評価されている。C型肝炎ウイルス感染者では、飲酒は肝硬変に至る期間を短縮し、肝臓癌を若年発生する傾向にある。アルコール性肝硬変からの肝癌発生率は5年間で6〜12%と報告されている。高齢、肝硬変の進行度、喫煙、肥満、糖尿病、B型肝炎ウイルス感染の既往、禁酒できないなどの危険因子が多い人ほど発癌率が高い。

飲酒関連癌

WHOの国際癌研究機関（IARC）は，飲酒が原因で発癌する臓器は口腔，咽頭，喉頭，食道，結腸・直腸，肝臓，女性の乳房であり，「飲料中のエタノール」と「飲酒と関連したアセトアルデヒド」の発癌性を認定している。

食道と頭頸部（口腔・咽喉）の癌

アルコールはアルコール脱水素酵素（ADH）でアセトアルデヒドになり，アルデヒド脱水素酵素（ALDH）で酢酸に代謝される。酵素には複数の種類があるが，ALDH2がアセトアルデヒドを主に代謝し，日本人では10%弱がホモ欠損型（欠損／欠損の組み合わせ），30〜40%がヘテロ欠損型（欠損／活性），50%強が活性型である。ALDH2欠損者はアセトアルデヒドが溜り少量飲酒で顔が赤くなる。ホモ欠損者は下戸だが，アルコール依存患者では15%がヘテロ欠損型である。ヘテロ欠損者の飲酒者ではアセトアルデヒドの発癌性で食道・頭頸部癌リスクが著しく高まる。日本人の食道癌患者の70%前後がヘテロ欠損者であり，特に食道・頭頸部に多発重複癌が発生しやすい。簡易フラッシング質問紙法は「現在，ビールコップ1杯程度の少量飲酒ですぐ顔が赤くなる体質がありますか」「飲み始めた頃の1〜2年間はそういう体質がありましたか」と質問する。いずれかが「はい」であればフラッシャーとし，90%前後の感度・特異度でALDH2欠損者である。

5〜7%の日本人はADH1Bがホモ低活性型でアルコールの分解が遅いので，飲みすぎた翌日は長時間酒が残りやすい。そのためアルコール依存症になりやすく，30%前後のアルコール依存症患者はこの型であり，若い患者ほどその割合が高い。ALDH2ヘテロ欠損型とADH1Bホモ低活性型の組み合わせは日本人の2〜3%に過ぎないが，飲酒者では食道・頭頸部癌のリスクが著しく高く，両遺伝子型による食道癌リスクは29〜56倍になる。長時間高濃度でエタノールとアセトアルデヒドに食道・頭頸部が暴露されるためである。この組み合わせで飲酒者かつ喫煙者だと，いずれもない人の357倍の食道癌リスクであった。唾液を用いた低コストのADH1B/ALDH2遺伝子解析サービスも始まっている（例：http://www.nsd.co.jp/package/checktype.html）。

結腸直腸癌

日本人の飲酒による結腸直腸癌リスクは，1日エタノール換算23〜46g（1-2合）未満で1.42倍，46〜69g未満で1.95倍，69〜92g未満で2.15倍，92g以上で2.96倍であり，男性の結腸直腸癌の1/4は1合以上の飲酒に起因すると報告されている。

女性の乳癌

欧米の疫学研究は飲酒と乳癌の関連を支持し，エタノール換算で10g増加するごとに7.1%リスクが増加し，リスクは少量の飲酒から直線的に増加する。飲酒がエストロゲンを増加させてリスクを高めるという説が有力である。しかし現状では日本人におけるエビデンスは乏しい。

●文献
五十嵐悠一ほか（2015）アルコール性肝障害の現状と動向．医学のあゆみ254；907-912．
横山顕（2015）アルコールと癌．医学のあゆみ254；924-928．

アルコールによる脳の障害

独立行政法人国立病院機構久里浜医療センター
松下幸生

はじめに

アルコールと認知機能には少なくとも2つの関係がある。アルコールによる認知機能の低下（急性効果）と長期にわたる多量の飲酒による認知症（慢性効果）である。一方で少量の飲酒は認知症の予防効果がある可能性も示唆されている。本稿では、飲酒と認知機能および認知症の関係について紹介する。

アルコールの急性効果

アルコールの急性効果（酔い）は中枢神経に対するアルコールの作用であり、この作用は血中濃度（Blood alcohol concentration：BAC）が上昇するにつれて強くなって中枢神経のさまざまな機能を低下させるが、複雑な運動コントロール機能や短期記憶などは低い濃度で影響を受けることが報告されている（樋口，2011）。

単純な課題ではBACが上昇しても影響は少ないが、複雑な課題では低いBACで認められる。例えばパソコン画面で追跡課題をしている間に画面に現れた信号に反応する時間を測定すると、0.02%程度の低いBACで反応時間が遅延したと報告されている（樋口，2011）。ちなみにBAC 0.02%は酔いの程度では爽快期と呼ばれる段階で、酔いの始まりでやや陽気になる段階である。参考までに、酒気帯び運転の基準であるBACは0.03%である。複数の対象に注意を向ける分割注意力は、BAC 0.015%から影響が認められるという（樋口，2011）。

アルコールは眼球の固定にも影響を及ぼす。特に、周辺部分を見ることが少なくなって視野狭窄をもたらすとされ、BAC 0.04%程度で影響が現れる（樋口，2011）。また、アルコールには視覚情報の処理速度を遅くする作用があり、ある物体を見てそれが何かを理解するまでの時間が延長し、単位時間あたりに認識できる物体の数が減る（樋口，2011）。

アルコールは体から消えた後にも認知機能に影響を及ぼす。BACがゼロになった後に現れる倦怠感、眠気、頭痛、嘔気などが見られる状態が二日酔いと定義されるが、二日酔いの状態でも反応時間、分割注意力、遅延再生といった認知機能には低下の見られることが報告されている（樋口，2011）。

飲酒と認知症リスク

培養神経細胞を用いた実験で低濃度のアルコールがアルツハイマー病やパーキンソン病の原因物質であるβ-アミロイドやα-シヌクレインによる神経細胞障害から海馬神経細胞を保護したという報告（Bate & Williams, 2011）があり、生物学的にも少量の飲酒が認知症の予防になる可能性が示唆されている。少量の飲酒と認知症リスクに関しては疫学調査を中心に検討され、少量の飲酒が認知症のリスクを下げる可能性が示唆されている。しかし、すべての調査で結果が一致しているわけではなく、飲酒習慣のない者に認知症予防のために飲酒を勧める根拠にはならない（松下・樋口，2016）。

アルコール関連認知症

認知症におけるアルコール乱用の割合は9〜22%とされる一方、アルコール乱用における認知症の割合は10〜24%と報告されていて、アルコールが関与する認知症は決して少なくない（Richie & Villebrun, 2008）。老人ホームでの調査では全認知症の10〜24%を占めると報告され、50歳以上の認知症を対象とした調査によると、アルコール関連認知症は認知症全体の1.4%だが、65歳未満に限るとその割合は22%とも報告されている（Ridley et al., 2013）。このような症例の多くは男性で、①精神・身体合併症が多い、②社会的に孤立しているため医療機関で発見されづらい、③未婚で家族や友人からのサポートも乏しいといった特徴が示されている（Ridley et al., 2013）。

長期の多量飲酒が中枢神経の機能や構造に大きな変化をもたらすことはよく知られており、上記の疫学調査の結果もアルコールが認知症の原因となることを支持する。しかし、アルコール依存症の認知機能低下には栄養障害、脳血管障害、肝障害、外傷などアルコールと関連したさまざまな要因が関与するため、アルコールだけで認知機能障害を来たしたことについては賛否両論あり、結論には至っていない（Ridley et al., 2013）。病理学の立場では、特異的な病理所見が乏しいことや認知症の原因となるさまざまな所見が認められることから、多量飲酒者に見られる認知症はビタミンB1欠乏によるウェルニッケ脳症などアルコール以外に原因があるという意見が多い。一方、動物実験ではアルコールの神経毒性が示されているものの、ヒトにおいて認知症の直接原因になるという科学的証拠は得られていない（松下・樋口, 2016）。

アルコール依存症の脳画像や神経病理では前頭前野や小脳を中心に白質容積の減少が指摘されている（Ridley et al., 2013）。前頭葉は特にアルコール依存症で障害されやすく、神経細胞密度の減少や容積の減少、糖代謝や脳血流の低下が指摘されている（Ridley et al., 2013）。一方、白質の容積は断酒によって完全ではないが回復する。そのメカニズムは、ミエリン形成や軸索の完全性の回復が関与することが示唆されている（Ridley et al., 2013）。神経心理学的には正常範囲の知能を示すアルコール依存症例でも、問題解決課題や抽象概念の処理といった前頭葉に関連した課題での成績低下が指摘されている（Ridley et al., 2013）。これらの認知機能や記憶力は断酒によって改善するものがあり、特に短期記憶、抽象的推論、空間認知、視覚−運動協調といった面での改善が指摘されている（Ridley et al., 2013）。

● 文献

Bate C & Williams A (2011) Ethanol protects cultured neurons amyloid-β and α-synuclein-induced synapse damage. Neuropharmacol 61 ; 1406-1412.

樋口進 (2011) アルコールの運転におよぼす影響. 日本アルコール薬物医学会雑誌 46 ; 127-139.

松下幸生, 樋口進 (2016) アルコールと認知症リスク. Brain and Nerve (印刷中).

Richie K & Villebrun D (2008) Epidemiology of alcohol-related dementia. Hand Clin Neurol 89 ; 845-850.

Ridley NJ, Draper B & Withall A (2013) Alcohol-related dementia : An update of the evidence. Alzheimer's Research & Therapy 5 ; 3.

覚せい剤と感染症

C型肝炎とHIV感染症

国立精神・神経医療研究センター
船田大輔

はじめに

　C型肝炎とHIV感染症が覚せい剤と関係が深いのは，血液を介して感染するためである。感染経路として主なものは，1つが注射器を他人と共用する，いわゆる使い回しによる感染，もう1つが性行為に関係した感染である。ここでは，各ウイルスと感染経路についてまとめ，援助者として知っておいたほうがよい知識をまとめたい。

C型肝炎について

　C型肝炎はC型肝炎ウイルスによる感染症である。初期には症状がみられないが，病気が進行すると肝臓の機能が低下し，さまざまな症状がみられる。感染後，急性に生じる症状は軽いことが多いが，7～8割が慢性化し，10～30年かけて慢性肝炎から肝硬変へと徐々に進行する。1999～2000年の感染症法における届出（定められた病院が該当する疾患を報告）の718例のうち，感染経路が不明なものを448例が占め，それらを除いた270例の感染経路のうち医療行為などに関連するものが35％（98例），性的接触が21％（60例），使い回しによる感染が13％（36例），医療行為以外での針の刺入が11％（32例），輸血／血液製剤が11％（30例）となっている。慢性に進行するため症状が出現する頃には何年も経過しており，感染経路が不明な場合も多いが，性的接触と使い回しによる感染は主要な感染経路となっている。覚せい剤による針の使い回しは以前と比べて減っているが，依然として使い回しをしないよう伝え続ける必要がある。

　C型肝炎では長期間の炎症で肝臓の細胞が破壊され，破壊されたところに繊維成分が増加し，肝臓が硬くなって肝硬変に至るのだが，肝硬変になると肝臓癌を発生しやすいだけでなく，肝臓の血液の流れが悪くなって食道に静脈の瘤ができる食道静脈瘤，肝臓で処理されるアンモニアという物質が脳にたまることで生じる肝性脳症といった合併症が生じやすくなる。

　C型肝炎の治療はインターフェロンによる治療とインターフェロンでない内服薬による治療，その両者を組み合わせた治療が行われている。インターフェロンの副作用でフラッシュバックが起きたり，感情が不安定になって暴力的になったり，自殺衝動が高まったりする人が多いため，依存性薬物を止めて1年以上を過ぎてから治療を受けることが望ましいとされる。

HIV感染症について

　HIVはヒト免疫不全ウイルスの略で，慢性の経過をたどり，治療しなければ死に至る感染症である。HIVに感染すると，5～10年をかけて徐々に，リンパ球などの感染から身体を守る細胞が減少し，免疫不全（病気から身を守る機能が働くなる）となり，日和見感染（免疫力の低下によって通常は感染症を引き起こさない微生物への抵抗力が低下することで生じる感染症）を引き起こす。こうした日和見感染が生じるまでリンパ球が減少した状態がAIDS（後天性免疫不全症候群）と呼ばれる。

　2014年の新規報告数は1,546件で，症状がなく

感染していた新規HIV感染者数が1,091件，AIDS患者数は455件で2007年以降横ばいが続く。感染経路は基本的に性的接触，針の使い回し，母子感染がある。2014年のHIV感染者・AIDS患者報告例の感染経路は，異性間の性的接触がおよそ299件（19.3％），同性間の性的接触1047件（67.7％）で，性的接触によるものは1,346件（87.1％）を占めた。また，静注薬物使用は7件，母子感染は2件報告があった。

　主要な感染経路は性的接触による感染だが，男性の同性間の性的接触による感染が大多数を占める。覚せい剤やアルコールを使用したセックスはコンドームの着け忘れが生じ，感染のリスクを高める恐れがあるため注意が必要だ。

　以前は感染から死に至るまで平均10年と言われていたが，治療薬（抗レトロウイルス療法）の進歩により，感染者の平均寿命は65歳を超えるようになった。治療薬の効果があるため，覚せい剤やアルコールを使うことで生じる飲み忘れに気をつけたい。薬の飲み忘れが続くと，HIVが治療薬の効かない耐性ウイルスとなってしまう。

感染を避けるために

　感染予防として，感染の危険性を高めるような覚せい剤の使い方や性的行動は変えていく必要がある。SMARPPでは下記のセルフチェックをセッションのなかで行って啓発している。

☐セックスのパートナーが複数いたことがある
☐コンドームを使わないでセックスをしたことがある
☐きれいな注射器を使わない，消毒をしないで使ったことがある
☐性病（クラミジア，淋病など）にかかったことがある
☐お金のためにセックスをしたり，売春・買春をしたことがある
☐他の人と注射器を共有したことがある
☐性的パートナーの体液に直接触れる機会があった

おわりに

　援助者が病気について知るのは，その知識でもって病気の深刻さを強調し，患者の治療への動機づけを図るためでは決してない。正しい知識をもって，病気の深刻さを理解し，人生において「病を抱えて生きる」という患者の辛さに共感するためだと考えている。身体疾患と同様に依存症もまた病気であり，援助者が治療に繋がるよう積極的に手をさしのべてほしい。

◉文献
松本俊彦，今村扶美（2015）SMARPP-24 薬物依存症物質使用傷害治療プログラム．金剛出版．

注目の新刊

SMARPP-24
物質使用障害治療プログラム

松本俊彦　今村扶美［著］

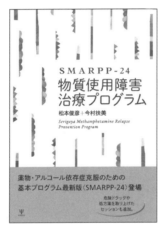

B5判｜並製｜170頁｜定価［本体2,400円+税］

薬物・アルコール依存症克服のための
プログラム最新版〈SMARPP-24〉

現在わが国では，覚せい剤取締法違反によって刑務所に服役する人の数が年々増加している。こうした統計上の増加は，同じ人が繰り返し逮捕され，そのたびに服役期間が延びていることによって生じているのが実情である。そして，薬物事犯の再犯防止には，刑罰よりも地域内での治療が有効であり，薬物依存症からの回復は，地域内でのケアを長く続けるほど効果的である。本書は，好評の『薬物・アルコール依存症からの回復支援ワークブック』の最新改訂版である。従来のワークブックでは扱っていなかった，睡眠薬や抗不安薬といった処方薬乱用・依存の問題，危険ドラッグも取り上げている。治療者・患者に伝えたい情報が盛り込まれたリーディング・テキストとしての面と，実践のための自習教材の機能を併せ持った新しい薬物依存症治療プログラム〈SMARPP-24〉を当事者・家族と援助者の方々に贈る。

株式会社 金剛出版

東京都文京区水道1-5-16　Eメール eigyo@kongoshuppan.co.jp　電話 03-3815-6661　FAX 03-3818-6848

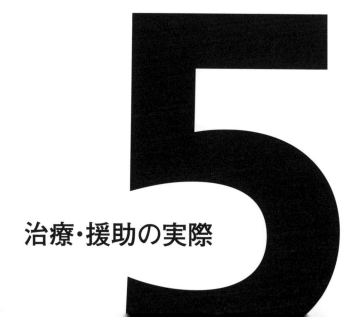

治療・援助の実際

依存症のクライエントと向き合う際の心得

埼玉県立精神医療センター 副病院長
成瀬暢也

依存症の誤った理解／正しい理解

　依存症の基には人間関係の問題があると言われる。筆者は，依存症患者の背景には共通した特徴があると考えている。それは，「自己評価が低く自分に自信が持てない」「人を信じられない」「本音を言えない」「見捨てられる不安が強い」「孤独でさみしい」「自分を大切にできない」の6項目に集約できる。治療者は，この特徴を十分理解して関わることが大切である。基本的には，彼らに対して「尊厳あるひとりの人間」としてきちんと向き合うことである。一般的にわれわれは依存症患者に対して，初めから「意志の弱い人」「厄介な人」「犯罪者」などの陰性感情を持つことが多く，そのことを彼らは敏感に察している。治療者側が患者に対して陰性感情を持った場合，速やかに修正できないと治療は失敗に終わる。依存症になり物質乱用を続けると，先の6項目はさらに悪化し，生きにくさが増していく。現実の問題に向き合うことなく，気分だけ変えて問題を回避しようとするからである。

　依存症は，歴史的に道徳的問題，性格上の問題，そして司法の問題とされてきた。依存症は，正常範囲と病気の境界が不明瞭で，病気として認識することが難しい。加えて患者や家族には否認が起こる。文化的社会的要素も影響する。そして，周囲の人々の陰性感情を引き起こす。このように依存症は，それが病であると受け入れ難いさまざまな要素を含んでいる。アル中やヤク中のイメージに代表されるように，「不真面目で意志の弱い自己中心的な人格破綻者」という見方が一般的である。

依存症が進行すると，確かに表面的にはこのような状態になる。彼らは，周囲から非難され追い詰められ排除され，孤立していく。薬物依存症患者の過半数が希死念慮を持ち，約半数に自殺企図の既往があるとする報告もある。患者の内面が見えてくると，依存症患者の物質使用は，「人に癒されず生きにくさを抱えた人の孤独な自己治療」という見方が最も適切であることに気づく。虐待やいじめ，性被害にあってきた患者は驚くほど多い。飲酒や薬物使用の有無にばかり囚われることなく，生きにくさに焦点を当てた支援こそが求められる。

　一方，依存症患者には「このままではいけない」「回復したい」という思いも必ず存在する。そして，自分を理解してくれ，信頼して本音を話せる拠り所を求めている。人のなかにあって安らぎを得ることができないため，物質による仮初めの癒しを求め，陥った結果が依存症である。とすると，人のなかにあって安心感・安全感を得られるようになったとき，物質によって気分を変える必要はなくなるはずである。依存症からの回復のためには，基にある対人関係の問題の改善が不可欠である。その回復を実践する場が，自助グループ（断酒会，AA，NA）であり回復支援施設（ダルク，マックなど）である。

　依存症患者を叱責したり，懲罰を与えたりしても依存症は回復しない。依存症は病気である。懲らしめてよくなる病気はない。むしろ悪化する。断酒・断薬の強要や再飲酒・再使用への叱責は，患者のコントロールであり支配である。信頼関係を築くこととは反対の行為であり禁忌である。「支配」に対して患者が抵抗するのは当然である。問

題解決のために必要なのは，治療であり回復支援である。依存症や依存症患者に対する誤解や偏見が，依存症患者を追い詰めている。

回復のためにできること

治療技法の如何にかかわらず，回復のためには，治療者との良好な治療関係の上に動機づけが深められることが重要である。それが，自助グループや回復支援施設につながることであれ，認知行動療法であれ，その他の治療法であれ，結局は患者にとって「安心できる居場所」と「信頼できる仲間」ができたときに治療効果が得られる。治療に際して大切なのは，治療者が患者に陰性感情・忌避感情を持たず，共感と受容に基づいて適切な方向に向けて患者に寄り添うことである。治療技法のみに流されては有効な治療にはならない。依存症者は健康な人との関わりにおいてこそ回復する。

依存症患者が人に癒されるようになったとき，酔いを求める必要はなくなる。「どの治療法」を選択するかより，「誰が」治療を行うか，が治療効果を左右する。「誰が」とは，「共感性の高い治療者」「偏見や陰性感情から解放された治療者」を指す。

依存症の治療を困難にする最大の原因は，治療者の依存症患者に対する陰性感情・忌避感情である。治療者が偏見や陰性感情から解放されたとき，はじめて対等な信頼関係が生まれ，患者は回復へと動き始める。依存症は人間関係の病気である。回復とは，信頼関係を築いていくことに他ならない。治療者が患者に向き合うスタンスこそが治療の成否を決定すると言えよう。依存症治療は決して特殊なものではなく，依存症患者は決して特殊な人たちではない。彼らが回復を求めたとき，当たり前に治療・回復支援を受けられる日が来ることを切望している。

酔っているクライエントにどうかかわるか？

大津市保健所／守山こころのクリニック
奥田由子

まず，酩酊状態のアセスメントを行い，安全を確保する

心理職だからといって，クライエントの身体的安全に不注意であって良いはずはない。軽い酩酊である「ほろ酔い～酩酊初期（アルコールの血中濃度0.05～0.15%）」では大脳皮質の活動が低下するため，周囲の危険性に対する判断力が鈍ってしまう。さらにアルコールの影響が小脳に及ぶと，

運動失調が起きる。千鳥足状態の「酩酊期（0.16～0.30%）」や，まともに立てなくなる「泥酔期（0.31～40%）」では転倒・転落などの事故につながりやすい。頭部打撲により，気づかれないうちに脳内出血が進行する場合もある。

マヒが脳全体に広がる「昏睡期（0.41～0.50%）」では呼吸中枢の抑制が死に直結する。また，暴力や自殺企図などの衝動性を高めたり，嘔吐物による窒息など，大量飲酒は常に危険を伴う。酩酊の

アセスメントや安全確保には，他の専門職との連携が必要である。

酔っているクライエントに，何を目的に出会うのか？

例えば次のような場合，目的によって少しずつかかわり方が異なる。

A．不適切な飲酒が家族問題を引き起こしているか，こじらせている事例

役場職員から，「酔った息子に暴言を吐かれた高齢の親が，思いつめて自殺を図った。親を施設に一時保護したものの，酔って窓口に来る息子への対応に困っている」と相談があった。この場合は，まず役場職員が息子と話し合える関係を築くことが必要となる。

「子どもの不登校と家庭内暴力で悩んでいるのに，相談したくても，夫は酒に逃げる」と嘆く妻からの相談でも，夫とシラフで話し合えるようになることが目的だ。

B．治療につながっておらず，酒をやめる気がない事例

明らかにコントロールを失った依存症レベルの問題飲酒に困って，家族が相談に来た事例。酒をやめる気はないと思われる本人の問題意識を引き出し，依存症治療につなぐことが目的となる。

C．断酒したいと思っているが，なかなかやめられない事例

依存症専門機関や自助グループにつながっているか，つながっても今は中断しているクライエント。断酒の必要性や，少なくても飲酒量を減らす必要は理解しているので，まずは治療や自助グループから脱落しないことが目的となる。

では，酔っているクライエントにどうかかわるか？

A．不適切な飲酒が家族問題を引き起こしているか，こじらせている事例

援助者が直接，問題飲酒者にかかわるにしても，行政職員や家族がかかわるにしても，基本は同じ。「あなたが解決のカギを握っている人」「あなたを頼りにしている」など大切な存在であることを伝え，「シラフのあなたと大事な話がしたい」と，次回に飲酒しないで話し合うことを求める。飲酒を責めずにシラフ状態を支持することがポイント。1回の介入では無理でも，笑顔で粘り強く繰り返せば，シラフでの会話は実現する。関係ができたら，ついでに「アルコール依存症という厄介な病気のこと，ご存知ですか？」と，さりげなく疾病教育も試みる。そして〈依存症予備軍なのか，治療につなぐ必要にあるレベルか〉も見極める必要がある。

B．治療につながっておらず，酒をやめる気がない事例

まず，家族など重要他者をファースト・クライエントとして，飲酒している本人が依存症を自覚できるよう，周囲のかかわり方をしっかりと援助する。その後は，酔って悪態をつく本人の姿に出会ったとしても，「回復したときに，これも思い出話になるかも」と余裕を持って眺めたい。やめたい気持ちは隠れているだけであり，「やめられなくて困ったら連絡下さい」とシラフ時に読めるように手紙を渡した後，ひょっこり治療を求めてきた例もある。諦めずに可能性を信じて，回復のチャンスを作り続けよう。それが援助者の役割である。

C．断酒したいと思っているが，なかなかやめられない事例

「よく来てくれましたね」と，依存症専門機関や自助グループにつながる努力を称えること。断酒の動機づけを高める面接や，減酒の工夫を一緒に考えるのも良い。しかし，飲酒を恥じ，うつむい

て視線も合わせられないクライエントや，空威張りでごまかすクライエントの切ない気持ちに共感できる援助者であることが，面接技法以前に何よりも大切だ。

「俺は依存症じゃない」と言い張るクライエントにどう対応するか？

北里大学医学部精神科学
澤山 透

「俺は依存症じゃない」と言い張る患者はいない？

　私は，大学病院で，精神科一般外来とアルコール専門外来を担当している精神科医である。本稿の筆を執って改めて気づいたのだが，私はもう何年も，「俺はアルコール依存症じゃない」と言い張る患者に遭遇していない。そのように書くと，「大学病院に来る患者さんは，品が良いんですね」と言われそうだが，おそらく理由はそういったことではない（決して私の患者さんが「品が悪い」と言っているわけでもないが）。

　なぜ，私が「俺は依存症じゃない」と言い張る患者に遭遇しないのか？　その理由は，私が患者に「あなたはアルコール依存症です。それを自覚してください」とか「アルコール依存症と認めないのは，否認というんです」と迫ったりしないからだと思う。患者から「私は，やっぱりアルコール依存症ですか？」と質問されたら，「医学的には，アルコール依存症の診断を満たしていますね」などと控えめに答えることはあるが，あえて「あなたの診断は，アルコール依存症です」と患者に言わない場合も多い。

　なぜなら，治療の目的は，「患者にアルコール依存症であることを認めさせること」ではなく，「患者の飲酒問題を患者と一緒に解決すること」だと考えているからである。つまり，アルコール依存症という診断を患者が受け入れることは，飲酒行動を変えていくために必須と私は考えてはいない。もちろん，自分がアルコール依存症だと認めることで，断酒継続に結び付くこともあるが，その場合においても，依存症であると認めることは治療のプロセスであって，目的ではない。さらに言えば，自分の意志であっても，家族に言われて仕方なくであっても，アルコール外来を受診している患者の多くは，少なからず自分に飲酒問題があることに気づいているし，アルコール依存症であることを自覚している場合も珍しくない。ただ，他者から単刀直入にそれを指摘されると抵抗したくなるのである。

なぜ患者の抵抗は生まれるのか？

　患者の抵抗の大部分は，医療者との治療関係の相互作用から生じる。当たり前のことだが，患者一人だけでは抵抗は起こらない。患者と誰かもう一人いないと抵抗は生まれないのである。言い換えれば，「俺は依存症じゃない」という患者の治療に対する抵抗は，患者の問題であるとともに医療者のアプローチの問題でもある。そして，その患

者の抵抗は，医療者のアプローチの仕方を変化させることによって，増大したり減少したりする。結局のところ，「あなたは依存症です」と医療者が言わなければ，「俺は依存症じゃない」と患者に言われることはない。つまり，「俺は依存症じゃない」という患者の抵抗は，医療者が対応の戦略を変えるべきだという重要なサインであると考える必要がある。

それでも「俺は依存症じゃない」と言われたら？

そうは言っても，本稿のテーマは，「『俺は依存症じゃない』と言い張るクライエントにどう対応するか？」ということなので，万が一，そのように言われたら，どう対応するかについても述べることとする。こう言われたときの一番シンプルな応答は，「依存症じゃないと思われるんですね」と相手の言葉をそのまま返すことである。「なんだ，そんなことか」と思われる読者もいるかもしれないが，「俺は依存症じゃない」と言い張っている患者に対して，反論したい気持ちをグッと抑えて，「〇〇さんは，依存症じゃないと思われるんですね」と穏やかに応答するのは，そう簡単なことではない。抵抗に対して抵抗しないだけでも，相手の防衛的態度は緩和される。医療者が，患者がアルコール依存症であるという理由を説明し，それについて患者が反論し，さらに医療者が患者の反論に対して反論する，という論争は，患者の抵抗をより強化する。患者との論争を避け，抵抗には直接的な反論をしないという姿勢が賢明である。

「依存症じゃない」と言い張る患者に対する反論を抑える姿勢が身についたら，患者の言葉をそのまま返すのではなく，相手の考えや気持ちを推測して応答するとさらに良いだろう。例えば，「自分は依存症って言われるほど，ひどくないと思うんですね」とか「依存症なんて言われるのは心外なんですね」などと応答できるようになれば，さらに相手の防衛的態度は緩和され，患者は自分の考えや感情，認識などについて深く考えるようになるかもしれない。

上記の応答（患者の言葉をそのまま返す，推測して返す）に，話の焦点を移す応答を追加するのも良いだろう。例えば，「〇〇さんは，依存症じゃないと思われるんですね。それでは，もう少しだけ，最近のご様子についてお聞きしてもよろしいですか？」とか「自分は依存症って言われるほど，ひどくないと思うんですね。では，〇〇さんの体の状態について，ご相談させていただいてもよろしいですか？」などと，初めに相手の気持ちを受容し，もう少し取り組みやすい課題に注意を引き付ける（課題のハードルを下げる）と，より生産的な方向に面接が進むかもしれない。

さいごに

本稿では，「依存症じゃない」という患者の発言を巡って「言われないようにするための対応」と「言われたときの対応」について述べた。私自身がこのような対応をするようになったのは，動機づけ面接を学んだことが大きい。動機づけ面接とは，クライアント中心療法的であると同時に，面接者が意識的に特定の変化の方向（健康，回復，成長など）を目指して面接を行う対人援助のためのカウンセリング技法である。興味を持たれた方は，ぜひ成書をお読みいただきたい（Miller & Rollnick, 2002；加濃，2015）。本稿が，読者にとって，少しでも依存症者に対する援助のヒントになれば幸いである。

◉文献

加濃正人（2015）禁煙の動機づけ面接法．中和印刷株式会社．

Miller WR & Rollnick S (2002) Motivational Interviewing : Preparing People for Change. 2nd Ed. Guilford Press. (松島義博, 後藤恵 訳 (2007) 動機づけ面接法──基礎・実践編．星和書店)

断酒を拒むクライエントにどう対応するか？

肥前精神医療センター
武藤岳夫

「否認」「抵抗」へのアプローチ

「断酒を拒む」という言い回しには，治療・援助者側の考えの押しつけのニュアンスをいささか感じてしまうが，ここでは，すでにクライエントはアルコール依存症が重症化し，断酒が必要であることが誰の目にも明らかである，という前提で話を進める。

「アルコール依存症は否認の病である」――昔から使われるフレーズであるが，その否認の内容は，病気と言われることを嫌がっているのか，飲酒に関連した問題を認識していないのか，認識していても行動を変えたくないのか，自身での努力がうまくいかずあきらめているのかなど，個人によりさまざまである。しかし，クライエントはそうした否認がありながらも，また，「酒をやめろと言われるのではないか」「入院させられるのではないか」などさまざまな不安を抱えながらも，それらを乗り越えて治療（相談）の場に現れているのである。この事実にまず労いの言葉をかけるところからスタートすると，その後の治療関係やセッションの雰囲気はずいぶん変わってくると思われる。そもそもわが国では，アルコール依存症は，推計患者数のわずか5%程度しか治療につながっていないことを考えても（内閣府, 2016），初回面接時のこうした対応は非常に重要である。

断酒が必要とされるほどのクライエントに，正面からアルコール問題を直面化させようとしても，当初は強い抵抗や拒否を示されることがほとんどである。専門家として，断酒の必要性をきちんと伝えることは確かに必要であるかもしれない，しかし，治療・援助者が念頭に置いておかねばならないことは，アルコール依存症者が飲酒行動を変えていくことに迷いや抵抗を示すのはむしろ自然なことである，ということである。大事なことは，これらの抵抗を単に「否認」と一言で片づけるのではなく，クライエントの飲酒行動の変化のステージ（他項「回復には『底つき体験』が絶対に必要なのか？」参照）がどの段階であるか，行動変容に対する自信（自己効力感）はどの程度あるか，などを慎重に評価し，その段階に応じたアプローチを検討していくことである。

例えば，アルコールの問題には抵抗を示しても，自身の健康や検査結果などには強い関心を持つクライエントは意外に多い。その場合，まずは健康を話題にして話を進めていき，検査結果があれば，現在罹患している，または将来罹患する可能性のある疾患と飲酒との関係などを明らかにしながら，徐々にクライエントの飲酒行動に焦点を当てていくと，比較的抵抗なく進めていくことができる。また，クライエント自身が，本当はアルコールの問題にうすうす気づいていて，それをあえて他者から指摘され，断酒を「命じられる」ことに反抗している可能性もある。この場合，クライエントの発言や考えを共感的に傾聴し，必要な情報提供は行いながらも，行動変容を強制するつもりはないことを伝えると，次第に抵抗は弱まる。

クライエントのなかには，節酒，あるいは現状維持を希望する者も一定数存在するであろう。この場合でも，断酒がベストな治療目標であることは伝えながらも，行動変容の第一段階としては，一旦受容してもよいと筆者は考えている（もちろ

ん，重篤な肝硬変など，わずかな飲酒が致命的な事態を引き起こす場合は除く）。依存症の中核症状はコントロール障害であるから，重症化したアルコール依存症の場合，こうした取り組みはほとんどうまくいかない。しかし，クライエントの自己決定を尊重し，その決定に対し具体的な実践方法を提示され，励まされるという経験は，確実にクライエントと治療者との間に良好な信頼関係をもたらす。そのプロセスを経て，改めて断酒の必要性を説明したり，抗酒剤や自助グループなどの治療資源を紹介したりするほうが，クライエントの抵抗は格段に小さくなっているはずである。すなわち，クライエントには，完全かつ早急な行動変容を求めるのではなく，時にクライエントに足並みを揃えつつ，比較的容易かつ現実的な行動変容からスタートし，自己効力感を高めながら，最終的に断酒への動機づけをはかる，というアプローチも有効である。

変化へのタイミングを見逃さない

　アルコール依存症からの回復にとって，断酒は必須である。しかし，「断酒を拒んでいる＝全く回復する気がない」というわけではない。糖尿病患者が「食べ過ぎた＝治療意欲がない」という判断にはならないのと同じである。治療・援助者の対応として何より求められるのは，クライエントを治療の場からドロップアウトさせない，孤立させないことである。現時点で断酒を拒んでいても，クライエントの正直な思いや価値観に耳を傾け，動機づけに応じた目標を相談しながら設定し，その歩みを励ましながら良好な治療関係の構築につとめていれば，変化へのタイミングを見逃さずに介入できる可能性は高くなると考える。

●文献

内閣府（2016）アルコール健康障害対策推進基本計画［http://www8.cao.go.jp/alcohol/kihon_keikaku/pdf/kihon_keikaku.pdf：2016年6月28日閲覧］.

「大麻（マリファナ）は安全」と主張するクライエントにどう対応したらよいか？

国立精神・神経医療研究センター精神保健研究所

松本俊彦

大麻擁護派にご用心！

　大麻（マリファナ）の乱用問題を抱えるクライエントへの対応はしばしば非常に厄介である。クライエントの大半は，学校や職場などで使用が発覚したり，逮捕などの司法的問題が生じたりしたのをきっかけとして来談するが，ほとんどの場合，大麻使用に問題意識を持っておらず，大麻使用に関して支援が必要とは感じていないからだ。

　なかには「大麻はアルコールやタバコよりも害がない」と主張し，所持を犯罪化している政府の方針を批判したり，大麻による健康被害を唱える医療関係者や専門家に議論を挑んできたりする者もいる。あるいは，大麻の少量所持を容認，あるいは，医療用大麻の使用を許可している国の名前を次々に列挙し，健康被害が少ないどころか，い

かに大麻が健康によいかを主張する者もいる。

こうしたクライエントに対して声高に大麻の危険性を唱えても，たいていは後味の悪い徒労に終わるだろう。なにしろ，クライエントの多くは，「大麻がいかに安全か」と理論武装し，自分の主張に有利な情報を徹底的に収集している。平均的な援助者の生半可な知識などではとてもじゃないが太刀打ちできない。半ばやけくそになって，「とにかく大麻はよりハードな薬物への入り口になるからダメだ」などと，理由にもならない理由で説得する援助者もいるが，その方法はやめておいたほうがいい。大麻信奉者のクライエントから，「自分は薬物などというケミカルは使わない。自分が使っているのは植物だ」などという返り討ちに遭うのがオチだ。

すべてが屁理屈とはいえない

大麻擁護派の主張には部分的には真実が含まれている。実際，アルコールによる内臓や中枢神経系に対するダメージは非常に深刻であり，アルコール酩酊下での暴力事件や交通事故，自殺などは，実数だけをいえば他のいかなる薬物をも凌いでいる。たとえば1日の終わりの気晴らしとして，日本酒を3合以上飲むのと大麻タバコ（通称「ジョイント」）を1本吸うのとでは，どちらがより健康被害が少なく，かつ，翌朝の仕事への影響が少ないかといえば，まちがいなく大麻だ。

なるほど，燃焼吸引した場合には，大麻タバコ1本から生じるタールなどの発がん物質は通常のタバコの6～20倍にものぼるが，タバコの場合，使用頻度が多く，総摂取量という点では大麻のほうが少ない可能性が高い。さらに，気化器（「ヴェポライザー」）という大麻の蒸気化装置を使えば，タールを除去することもできる。また，医療機関の依存症専門外来に大麻だけを乱用する患者がめったに受診しないという事実は，もしかすると大麻の依存性の低さを物語っているのかもしれない。

だからといって，私は大麻が安全であるとは断じて考えていない。これまでの臨床経験のなかで大麻使用によって急性精神病を呈した症例には多数遭遇してきたが，その一方で，タバコ使用で急性精神病を呈した症例には一人も出会ったことがない。その一点だけでも，大麻がタバコより安全とはいえない根拠にはなろう（ただし，大麻使用により精神病を呈した症例や，大麻の長期使用による動因喪失症候群症例のなかには，潜在的にはすでに統合失調症に罹患していたり，濃厚な精神病の遺伝負因を持っていたりする症例が少なくない。その意味では，大麻による精神病や後遺症の発現には何らかの体質的素因が関与している可能性が高い）。

また，覚せい剤をメインの乱用薬物としている依存症のクライエントの場合，大麻使用が覚せい剤に対する渇望を刺激するトリガーとなることもある。たとえ，大麻をまだ使用していない段階でも，大麻入手のために売人と接触すれば，たいていの場合，併せて覚せい剤の購入も持ちかけられ，あっけなく覚せい剤の再使用へと至るのだ。

では，どう対応すれば？

以上を踏まえて，「大麻は安全」と主張するクライエントへの対応の原則について，私見を述べたい。

重要なのは，クライエントと議論しないことである。相手の主張に対して最新の脳科学の知見を挙げて反駁しても，相手は少しも納得しないだろう。単に「否定された」「議論でねじ伏せられた」と感じるだけで，援助者との関係性が破綻して治療中断となるか，さもなければ，次回の面接までの時間が，援助者を論破するための情報収集に費やされるだけだ。

また，「大麻使用のトリガーを同定し，どう回避するのか」といった話し合いにも無関心だろう。彼らは大麻に問題意識を持っていないし，おそらく大麻は彼らのライフスタイルや信念そのものだ。トリガーが同定できたところで，それを回避する

理由がない。

こうした状況のなかで援助者として心がけるべきなのは、「なぜこのクライエントはここにいるのか」について思いをめぐらせることだ。つまり、大麻の問題以外で、何か困っている問題や状況——家族や恋人、職場の同僚との関係など——はないか検討する。

もしもそうした問題が見つかれば、その問題について話し合うという目的で治療関係を継続するとよい。このような、一見、薬物乱用とは関係のない面接を繰り返すなかで、その問題と大麻との関係を自覚したり、問題解決の結果として大麻使用が減ったりする場合があるからだ。

再飲酒・再使用したクライエントは叱るべき？

大津市保健所／守山こころのクリニック
奥田由子

再飲酒・再使用したクライエントは叱るべきだろうか？

もちろん、叱るべきではない。「やめたい」「やめたくない」の2つの気持ち（両価性）が揺れ動き、「わかっちゃいるけど、やめられない」のが依存症だから、叱ったところで逆効果にしかならない。そもそも彼らは、周囲からバッシングされても酒や薬物に溺れ続けた人々であり、「行動変容には罰が必要」という単純な発想や根性論は、まったく役に立たないのだ。では、叱ることはどのように逆効果になるのか。

「やめたくない」気持ちを強化してしまう逆効果

「動機づけ面接法」が強調するように、両価性に対し援助者が片方（やめたい）に肩入れすることは、むしろクライエントの気持ちを逆方向（やめたくない）に強化してしまうことになる。

クライエントの挫折感を強める逆効果

「やめたい」と思っていたにもかかわらず、再飲酒・再使用したことで、挫折感を抱き、絶望し、やめる自信と希望を失っているのはクライエント自身である。

援助関係を阻害してしまう逆効果

クライエントが、やめたくてもやめられない苦しさを理解してくれない援助者に対して失望する・反発する・罪悪感を抱く……いずれにしても、援助関係を阻害することになる。

「叱るべきでない」と思うのに叱りたくなってしまう援助者

実はクライエントに対して援助者が抱く陰性感情こそ、重要なポイントである。まず、叱りたくなる自分に気づいていることを自分で褒めよう。この陰性感情を通して何を学ぶかが、援助者としての成長のチャンスだからだ。

クライエントが周囲から孤立していくメカニズムを理解する

周囲の陰性感情によってクライエントが孤立し，人間からの疎外感がますます物質への依存を強化し，さらに孤立を深めていく悪循環。このメカニズムを，援助者は身をもって実感してほしい。

依存症に巻き込まれる家族への共感

家族に対し「叱っても逆効果ですよ」と心理教育をする援助者は，依存症者への対応に疲弊したうえに，周囲から「家族が悪いのでは」と責められて傷つき，怒りを本人に向けるしかない家族の心情を知る必要がある。「頭でわかっていても叱りたくなる」という援助者の体験こそ，巻き込まれて苦しむ家族への共感に役立ててほしい。

援助者がバーンアウトしないためのサイン（黄信号）として

陰性感情は，それを対象化することで援助を深める入口にできる一方で，援助者自身を疲弊させる。陰性感情が持続するときは，バーンアウトを防ぐための休養や，スーパーバイザーの助言，自助グループに出て回復者と出会うことが必要なサインと理解してほしい。

再飲酒・再使用（スリップ）を回復のプロセスにする援助こそ必要

自助グループでは，再飲酒・再使用は「スリップ」と呼ばれ，依存症者には当然のことと受け止められている。では，スリップはどのように「回復のプロセス」として役立つのだろうか。

依存症である自覚を深める機会にする

「やめたいと思っていたのに，やめられないのは辛いね」「やはり自分は依存症だと思った？」などと声をかけ，クライエントが依存症と直面する大事な機会にしよう。

スリップの誘因を見つけ，対策を考える

「昔の悪い仲間に誘われた」「乾杯を勧められた」などの誘惑もあるが，自助グループAAでは「hungry, angry, lonely, tired（HALT）」をスリップの誘因として警句にしている。筆者は「さみしい，いらいら，はら減った，つかれた（さいはつ・再発）」と日本語で語呂合わせして，注意喚起と対策に役立ててもらっている。

自助グループとつながることで，回復できるという希望を持つ

自助グループに参加することで「七転び八起き」の回復モデルに出会い，希望を持つこと，孤立しないことが何より大切だ。「一緒に自助グループに参加しませんか？」とクライエントを誘ってみよう。援助者自身にとっても回復者と出会うことで，スリップを失望でなく，希望に変えていく援助が可能になる。もちろん，「情けない，裏切られた」と傷つく家族にとっても，回復者の体験談を聴くことは，「依存症は回復できる病気なのだ」と思い直す契機になる。

覚せい剤使用を告白されたらどうしたらいいか?
警察通報か治療か

国立精神・神経医療研究センター
船田大輔

はじめに

薬物依存臨床において司法的な問題は避けられない。覚せい剤使用にとどまらず，法律で規制された薬物を使用したことを告白された場合に，通報か治療かを何をもって判断したらよいのか迷うことは，薬物依存臨床の援助者として当然のことである。本稿では，薬物依存症の援助をする際に，知っておくべき法律の知識を整理しつつ，個々の立場や状況によってどのように対応したらよいのか，援助者として対応の指針となれば幸いである。

法令について

取り締まりの対象となる覚せい剤を含む薬物についての法令の歴史は浅く，薬物乱用が大きな社会問題となったのは第二次世界大戦後のことであり，GHQのポツダム省令による規制から始まっている。現在，日本の法律では麻薬及び向精神薬取締法令（以下，麻向法），あへん法，大麻取締法，覚せい剤取締法の4つがいわゆる薬物四法と言われ，薬物を取り締まる主要な法律となっている。有機溶剤に関しては1960年代後半からのシンナー等の有機溶剤の乱用の流行により，主な成分であるトルエン等が劇物として指定され，規制の対象とされてきた。

いずれの法律も，違法薬物について援助者が警察への通報を義務付けていない。援助者が公務員である場合，公務員の犯罪告発義務（刑事訴訟法239条の2）に抵触するのではないかという危惧はあるが，罰則規定はなく，援助者としての本務によって治療的な関わりを重視し，守秘義務が優先される程度の裁量は認められているという。

例外として法律で義務付けられた通報としては，麻向法58条の2における医師による麻薬中毒者の都道府県知事への届け出がある。これは中毒者の医療および保護を目的としており，麻薬中毒者に対する措置入院制度および麻薬相談員によるアフターケア制度からなる。対象薬物が麻薬・大麻・あへんに限定されるものの，違法薬物依存者を医学的治療に促し，治療からの脱落を防ぐという意味で，援助者にとっては意義のある制度である。当然のことだが，実際に都道府県の薬務課に届け出を行う場合は，患者に事前にインフォームドコンセントを取ることが重要であり，警察の通報とは異なった回復を援助する制度であることをあらかじめ説明しておかねばならない。

守秘義務と信頼関係

治療場面で目の前の患者から覚せい剤使用を告白された場合，前述したように，法的に援助者が警察に通報しなければならない義務はない。医師をはじめとした医療従事者にはその職業上の倫理として，業務上知りえた患者の秘密を守る義務があるとされ，刑法や精神保健福祉法には守秘義務の規定がある。医師の守秘義務については，すでにヒポクラテスの誓いをはじめとして医の倫理として確立されている。こうした守秘義務は医療者と患者の信頼関係を法的に担保し，患者が医療者を信頼して適正な医療を受けられるようにすることが，国民の健康の保持・増進といった公衆の利

益に適うからである。

依存症の治療を目的に通院している患者から治療場面で覚せい剤の使用を告白された場合は，守秘義務を優先し，司法的処遇よりも医療的処遇を優先することが望ましい。援助者は自らの本務を忘れずに，共感的に患者の話を聞き，信頼関係を保ち，再使用に至った患者の問題点について話し合うことができれば，継続的な治療につながる端緒となるかもしれない。

通報が考慮される場合

では警察への通報はいかなる状況でも避けるべきかというとそうではない。

例えば患者が覚せい剤使用による幻覚妄想状態にあって，診療において自傷と他害の危険性が切迫した状況であると判断された場合に，患者の承諾なしに家族などにその事実を伝え，必要な医療・保護の措置を講ずることは必要と考えられる。状況によっては，直接警察への通報も考慮しなければならない場合もあるかもしれない。また，患者が面談室以外の施設内で薬物の売買を行い，その証拠が明らかであった場合，他の患者に与える影響を鑑み，治療環境を保つ目的でも警察への通報が考慮される。この場合は個人としての通報というよりも，施設側の対応としての通報となるだろう。

いずれの場合も事前に治療上の取り決めとして患者にインフォームドコンセントを取っておくと実際の場面で迷わずに対応でき，通報によって治療関係が損なわれる事態を防ぐことができる。

おわりに

2016年6月より「刑の一部執行猶予制度」が始まり，薬物事犯については刑罰よりも治療をすることに重きが置かれるようになる。しかし，臨床の現場で治療よりも司法の対応を優先していては，「薬物依存症者を犯罪者としてではなく保険・医療・福祉的支援の対象とする」制度の目的を無視することになる。刑罰を重くしても，依存症者の再使用を防ぐことは困難である。

本稿に目を通し，薬物依存症に関心を寄せる人々が「警察通報よりも治療的対応を優先すべきである」と自信を持って対応できることになれば幸いである。

◉ 文献

松本俊彦（2010）薬物依存症臨床における司法的問題への対応．こころのりんしょうà la carte 29-1；113-119.
佐藤光源ほか編（1999）臨床精神医学講座8 薬物・アルコール関連障害．中山書店.

「怖い」クライエントにどう対処する？

岡山県精神科医療センター
角南隆史

「怖い」クライエント，と言われたとき，皆さんはどのような人を想像しますか？

拳を振り上げて怒鳴っている人，大声を出して刃物を振り回している人，テレビドラマや映画に出てくるような「いかにも」という雰囲気の人……

こうなると，どんどん「怖い」想像が膨らんできて，依存症の人＝「怖い」となってしまいそうです。

しかし安心してください。皆さんの目の前に現れるクライエントは，アルコールや薬物，ギャンブルなどのアディクション問題を何とかしたいと思って自ら来ているわけですから，決して前述のような「怖い」クライエントがどんどんやってくる，ということはありません。「依存症の人は○○だから」と先入観を抱かずに，皆さんが普段クライエントと向き合っている通りに，一人のセラピストとして常識的な対応をすれば大丈夫です。

つまり，まず来所してくれたことを心から歓迎し，一人の人間として敬意をもって接し，クライエントとセラピストの良好な関係を構築し，クライエントのアディクション問題について安心してゆっくりと相談できる場を提供することが大切です。

しかし時に「怖い」まではいかなくても，少し「緊張する」クライエントが現れることもあるかとは思います。そのようなときに，どう向き合ったらよいか考えてみようと思います。

酩酊状態で来所した場合

一般的に酩酊状態では判断力が低下し，情動コントロールが不十分となるため，イライラしやすくなります。たしかに酩酊状態だからこそクライエント自身が本音で話すことができるということもあるかもしれませんが，このような状態でセラピストがカウンセリングを行っても，治療的な話し合いはできず，またクライエントが話した内容を後々覚えていないということもあります。ですのでこのような場合では，まず落ち着いた態度でクライエントの訴えを一旦傾聴します。そして「せっかく来所してもらったのに申し訳ないけれど，お酒が抜けた状態のときにまたお話をしたい」と伝えます。もちろん場合によってはセラピスト一人ではなく，複数名で対応することも重要です。また今後このクライエントに，もしくはセラピストが所属している機関で同様のことがあった場合に備えて，統一的なルールを作っておくことも大切です。

→詳細は他をご覧ください──「酔っているクライエントにどうかかわるか？」

酩酊はしていないが，明らかにイライラしている場合

まずはセラピスト自身が一呼吸おいて対応します。できるだけ穏やかな声で，短い簡潔な言葉で淡々と話します。非言語的なコミュニケーションでも，クライエントに刺激を与えないような態度で，平静な一貫した対応を心がけましょう。その

上で，話題の焦点を絞り，現実的に何ができるか，話し合いましょう。

医学的な質問責めに遭った場合

特にアルコールに関して，「肝硬変になったら肝臓はもう治らないのか？」「缶ビール1本飲んだら何時間運転したらいけないのか？」など，医学的な質問を受けることもあると思います。総合病院や依存症専門医療機関の受診を勧めることもあると思いますが，なかなか受診はできそうにない場合は，以下のツールを活用いただければと思います。

SNAPPY-CATプログラム
（SENSIBLE AND NATURAL ALCOHOLISM PREVENTION PROGRAM FOR YOU, COMPUTER ADVICE TECHNIQUE）
https://www.udb.jp/snappy_test/

アルコール使用障害を判別する目的で作成されたAUDITという世界的にも広く利用されているスクリーニングテストを用いて，個別性の高いフィードバック（同性同年代100人のうち何番目とランキングし，その順位に応じた対応方法を明記している）と情報提供（アルコールの健康への影響について，適正飲酒について，依存症とはどういうものか？）を主体とする飲酒の行動変容を促すプログラムで，パソコンやタブレット端末，

〈SNAPPY-CATのQRコード〉

スマートホンなどの電子媒体からフリーで利用可能です。

SNAPPY-PANDAプログラム
（Preventive Apparatus for Not Driving under the influence of Alcohol）
https://www.udb.jp/snappy_test/DrinkCheck/

自らの飲酒量が簡便に測定でき，また飲酒運転防止の観点からもアルコールの分解完了時刻を算出できるプログラムです。色々な種類のお酒（ビール，焼酎，チューハイ・サワー，日本酒，ワイン，ウィスキー・ブランデー，泡盛，梅酒）がイラストで表示（お猪口，缶，瓶，ジョッキ，グラスなど）してあり，それらを棚に並べて「確認」ボタンを押すだけで，自らの飲酒量や，その量に基づいたアルコール分解完了時刻を自動的に算出できます。

回復には「底つき体験」が絶対に必要なのか？

肥前精神医療センター
武藤岳夫

「底つき」から「底上げ」へ

　筆者がアルコール医療に携わりはじめた当初，初めて参加した家族会でのことである。専門医療機関での経験の長いベテラン看護師が，訪れた家族に対し「飲みたいだけ飲ませなさい。飲んだ責任は本人にすべて取らせなさい。すべて失って，本人が助けてほしいと言ってきたところで初めて回復が始まるのです」と話し，衝撃を受けたことを覚えている。まさに「底つき理論」全盛の時代であった。

　アディクションにより，身体的・精神的な問題だけでなく，社会的，家庭的，経済的，時には司法的な問題をも引き起こす。それにもかかわらず，当の本人はそれらの問題から目を背けたり過小評価したりしながら，アディクションをやめないことが多いため，従来，わが国では治療・回復への動機づけの方法として，家族などの援助を極力排除していき，「底つき」を促す手法が推奨されてきた。確かに自助グループの体験談などでは，底つきからの回復の話はしばしば登場しており，一定の効果があることは否定しない。しかし，この方法は本人，家族双方に多大な負担を強いるうえ，悲惨な結果を招くリスクが非常に大きい。さらにそれらのリスクを冒しても，他の介入手法より明らかに有効であるというエビデンスも残念ながら存在しない。

　依存症者が，自身のアディクション行動を今後どう変化させていくつもりなのかについては個人差が大きい。近年，クライエントのアディクション行動の変化に対する迷いや両価性を理解し，その変化への準備段階に応じたアプローチをしていくと，必ずしも「底つき」を経験しなくとも，「底上げ」がはかられ，有効な介入が可能となる，という考えが次第に広がりつつある。これらの行動変容のプロセスをモデル化したのが，「変化のステージモデル」である（トランスセオレティカルモデルと呼ばれることもある）。

変化のステージモデル

　変化のステージモデルは，1984年にProchaskaとDiClementeが，自発的に禁煙した人たちの研究から，人が行動を変えるのにどのような外的な要因や内的なプロセスがあるのかを分析した結果から作られたモデルである（Prochaska & DiClemente, 1984）。行動変化に関する既存のさまざまな理論を統合して構築されており，現在，行動変化のアセスメントと理解の枠組みとして，また介入の指標として利用され，禁煙指導，運動や食事など健康に関連した指導，HIV予防など幅広い分野で有効性が認められている。

　このモデルでは，人が行動を変えるには，無関心期（precontemplation），関心期（contemplation）準備期（preparation），実行期（action），維持期（maintenance）という5つのステージを通るとされている。依存症でいえば，無関心期は，アディクションによって起こる問題に気づいておらず，アディクション行動を変えることを嫌がるかやる気を持てない時期，関心期は，体調不良や精神症状などがきっかけにアディクションの問題に気づき，解決する必要を感じだす時期である。準備期

は，近い将来にアディクション行動の変化を起こそうと心構えをして，治療を受け入れたり目標や行動計画を立てたりする時期，実行期は，準備してきた目標や行動を実際に実行に移す時期，維持期は，行動変化を継続し，維持するための努力をしている時期である。それぞれのステージの長さは人により異なり，各ステージを行ったり来たりしながら行動変化へと至る。

このモデルを用いることのメリットは，依存症者に対し，アディクションがやめられない人ではなく回復の途上にある人という視点が治療・援助者側に生まれ，ステージに応じて目安をもって関われるようになることである。例えばクライエントが無関心期にあっても，相手の話に共感を示しつつ一日の生活を振り返ったり，周囲への影響を考えたりしながら，自分の矛盾に気づけるように言葉を返すといった，動機づけ面接の技法や姿勢を示すことで，治療関係を構築し，本人への次のステージに進むための援助，すなわち回復への動機づけを促すことは可能である。「ちょうどよい時に，適切なことをする」(ヴェラスケスほか，2012)

ことで，クライエントの否認を助長したり，無駄に対立したりするのを防ぐことも可能となる。

依存症は慢性の病気であるため，回復は長い道のりとなる。多くの依存症者が再発を繰り返し，回復への動機づけの程度が刻々と変化していくなかで，いわゆる「底つき体験」を回復のターニングポイントと位置付けるならば，回復の過程で「底つき」は必要な経験と言えるかもしれない。しかしそれは必ずしも一度であるとは限らないし，すべてを失ってからでしか経験できないものではない。むしろ適切な治療や援助を継続していくなかで「底上げ」がはかられ，試行錯誤をしながら何度も経験していくものである，と筆者は考える。

● 文献

Prochaska JO & DiClemente CC (1984) The Transtheoretical Approach, Crossing Traditional Boundaries of Treatment. Homewood, IL : Dow Jones-Irwin.

M・M・ヴェラスケスほか［村上優, 杠岳文 監訳］(2012) 物質使用のグループ治療──TTM（トランス・セオリティカル・モデル）に基づく変化のステージ治療マニュアル. 星和書店.

回復のために必要なものは？
正直さと援助関係の継続性

国立精神・神経医療研究センター精神保健研究所 薬物依存研究部
米澤雅子

回復における正直さについて検討するなら，その前にひとつ嘘についても考えてみる必要があると思います。アルコールや薬物などに依存している本人（以下，本人）は，周囲の人々がどのように説得してもアルコールや薬物などを使い続けようとします。ときには心配してくれる家族や友人に嘘をついてまで，アルコールや薬物などを使い続けてしまいます。その本人たちは元々嘘つきだったわけではなく，そのときは嘘ではなく本当にそう思って発言したり，使い続けるためには嘘をつくしかない状況なのだと思います。

しかし，やめる気が全くなさそうな態度や行動

をとる本人にも，やめたい気持ちがないわけではありません（少なくとも私はそういう印象を持っています）。「わかっちゃいるけどやめられない」「やめたいけどやめられない」のが依存症です。本人の気持ちを推察すると，やめたいけど自分ひとりではどうしようもないと，自分のやめたい気持ちに目を背けるしかないのかもしれません。ただし，このような自分の気持ちをごまかしたままでは，依存症の治療は先に進みません。まずは，迷ったままでもいいので自分の気持ちに正直になること，自分の気持ちを正直に話せる相手に出会えるかが回復に向かうポイントになると思います。

では，改めて正直さについて考えてみたいと思います。回復と正直さについて感じるところは人それぞれでしょう。ある人は，正直になることが必要なのであれば，素直に過去の過ちを振り返り正しい方向に向かうべきだと思うかもしれません。一方で，正直になることに抵抗があり，むしろ正直者は馬鹿をみると考えている人もいるでしょう。ほかにも違う考え方の人がいると思います。

このような正直さに関連する考え方の違いはどうして生じるのでしょうか。おそらくその人を取り巻く環境や今までの経験から生じているものでしょう。

では，正直さについて異なる考えを持つ人が，援助者と本人という立場として出会った場合，どうなるでしょうか。自分は正しく相手が間違っている，あるいは自分が間違っていて相手が正しいという立場で向き合ってしまった場合，援助関係のなかで本人が正直に自分の気持ちを話す気になれるのでしょうか。

相手の気持ちに敏感な本人が心を閉ざしてしまわないように，援助者側が適切な配慮をする必要があると思います。

依存症は慢性の病気に例えられるように，回復するためには長い時間が必要になります。多くの場合，最初に問題に気付くのは家族や周囲の人であり，本人が治療の場に登場するまでに長い時間を要する場合が多いのです。そのことを考慮すると，何らかのきっかけで本人が治療の場に登場したときに援助者がどう関わるかが非常に重要になります。

治療の場に現れる本人がどのようなことを考えているかを知ることは重要です。その前に今一度理解を求めたいのは，治療の場に登場した本人が揺るぎないやめたい気持ちを持っているわけではなく，迷っている人が大多数だということです。このとき，援助者が忘れてはいけないことは，治療の場に本人が登場したことを十分にねぎらう気持ちを明確に伝えることです。

このように本人が治療の場に登場した際，貴重なチャンスを逃さないように，あれこれ教えたくなることや説得したくなる援助者がいるかもしれません。援助者がそのような気持ちになるのは自然なことですが，治療を継続させるためには良好な関係作りを優先させましょう。最初は，治療場面での援助者との出会いが本人にとって良いものになるだけでも十分だと思います。

その後，本人が継続的に治療につながるようになれば，援助者の役割として繋ぎ役を果たすことも加わります。本人の意向を尊重し，中立的な情報提供をしつつ，無理のない流れで自助グループなど当事者同士の輪に繋がるように押したり引いたりしつつ，本人が正直になれる場所が見つかるように援助ができれば理想的です。依存症治療の原則を理解し，戦略的に本人に関わっていくことは大事ですし，同時に援助者が焦らずにじっくり関われることも大切です。

最後に全くの私見を述べさせていただくと，正直さは援助者にも必要なものだと思っています。何しろ，現場で出会う本人は援助者以上にアディクション行動を実践し，これに精通しており，本人しかわからない経験を教えてくれる先生でもあります。自分がわからないことを認める正直さを持つこと，ときには学ばせてもらったことに素直に感謝の気持ちを示すことや，自分ができない部分を認識し他の援助資源の力を借りる努力をすることは，援助者にとっても大切な心がけであると感じています。

渇望が生じるきっかけ
『引き金』について

国立精神・神経医療研究センター病院
網干 舞

「引き金」とは何か

　私たちをとりまく環境にはさまざまな刺激があり，なかでもアルコールや薬物などアディクションに関連の深い刺激のことを「引き金」という。この「引き金」に出会うと，たとえ目の前にアルコールや薬物がなくても，過去の使用が想起されることで，脳や身体にも生理的な変化が起こり，結果"飲みたい""使いたい"という欲求が生じるのである。この「引き金」は大きく分けて2種類ある。

引き金の種類

外的な引き金

　過去にアルコールや薬物を使用していた場所や時間帯，使用していた状況を想起するあらゆる環境刺激を「外的な引き金」という。たとえば，アルコールの問題を抱える人にとっては，アルコール飲料のCMや繁華街の飲み屋が「外的な引き金」となるし，薬物の問題を抱える人にとっては，注射器や薬物仲間に出会うことがこれにあたる。また，一見するとどこにでもあるミネラルウォーターやコンビニのトイレといった刺激も，アディクションの問題を抱える人にとっては「外的な引き金」となる（表1）。

　そこで大事なのは，極力こうした「外的な引き金」を避けるということである（松本，2012）。例えば，仕事から帰宅するときは繁華街を避けて別の道から帰るとか，薬物の売人の連絡先を消去して余計な刺激が入らないようにする，などといったことである。もしどうしても欲求を刺激されるような危険な場所に行かなければならない場合は，アルコールや薬物を使わない信頼できる仲間（AAやNAなどの自助グループ）の助けを借りるのもよいし，「この人の前では絶対に使用しない」という人物がいれば，一時的にその人のもとに身を寄せるのもよい。また，こうした引き金を避けるのと同時に，欲求に押し流されて使用に至るのを踏みとどまらせてくれるもの——「錨（いかり）」という——を見つけていくことも重要となる。

内的な引き金

　環境刺激が主である「外的な引き金」とは反対に，アディクションの問題を抱える人のなかにある感情刺激を含めた引き金を「内的な引き金」という。たとえば，寂しいから薬物を使いたくなる

表1　よくある外的な引き金の例

・一人で部屋にいるとき	・飲み仲間や薬仲間と会うとき
・深夜の繁華街	・使用していたときに聴いていた音楽
・売人の店の前を通ったとき	・使用していた車のなかやコンビニのトイレ
・セックスのとき	・ミネラルウォーターのボトル
・仕事終わりの金曜の夜	・自動販売機の前

表2　よくある内的な引き金の例

不安	落ち込み	疲労	多幸感
怒り	無気力	孤独感	プレッシャー
退屈感	悲しい	敗北感	罪悪感
焦燥感	緊張	空腹感	消えたい気持ち

とか，上司に叱責されてイライラしたからアルコールで憂さ晴らしをするといったような，内面にある感情が引き金となっているものである（表2）。ただし多くの場合，こうした「内的な引き金」を自覚している人は少ない。なぜならば，アディクションの問題を抱える人たちは，そうした煩わしい感情に蓋をしたり，それをアルコールや薬物で紛らわしてしまうからである。

大切なのは，いま自分がどのような感情であるかに気づき，それにうまく対処していくことである。もし感情に気づきにくい人ならば，感情に伴って生じる胃痛や体のこわばりなどといった身体的なサインに注目するのもよい。そして，その感情に対して自分なりの方法で気分転換をはかったり，人に相談するなどして，気持ちを解消していくことが大事である。また同時に，そうした感情のサインに気づいた時点で，アディクションにつながりそうな行動をあらかじめ避けるということも重要である。

◉文献

松本俊彦（2012）薬物依存とアディクション精神医学．金剛出版，pp.69-71.

松本俊彦，小林桜児，今村扶美（2011）薬物・アルコール依存症からの回復支援ワークブック．金剛出版，pp.48-56.

HALTって何？
渇望が高まる危険な状況

国立精神・神経医療研究センター病院
川地 拓

　アルコールや薬物をやめつづけていくうえでは，渇望が高まる危険な状況をいかに賢く避け，やり過ごしていくかということが重要なポイントとなる。半年，1年と使わない日々を積み重ねてもなお，欲求が高まる時はやってくる。そうした状況を指して，アルコールや薬物依存症の自助グループでは，しばしば「HALT（ハルト）に気をつけろ」という警句が使われる。これはアルコールや薬物への渇望が高まりやすい状況のことであり，それぞれ，Hungry（空腹），Angry（怒り），Lonely（孤独），Tired（疲労）の頭文字を示している。以下にそれぞれについて簡単に紹介する。

Hungry（空腹）

　アルコール依存の患者は，食事をきちんと摂ら

ずに，アルコールでエネルギーを補っていることが多い。そのため，空腹時は口さみしさを覚えたり，身体がエネルギーを補おうとして，飲酒欲求が生じやすいと言われている。また，空腹になると，イライラ感や落ち着きのなさが現れやすく，そうした感情面の変化がアルコールや薬物への渇望につながる場合がある。空腹をそのままにせずに，何か甘いものを口にするなどし，日頃から3食きちんと食べる習慣をつけることが大切である。

なお，近年はこのHをHappyと言い換える場合がある。物事が上手くいっている時や思わぬ報酬があった時なども，調子にのってアルコールや薬物に手を出しやすいものである。楽しい気分をより高めたい時や，余裕ができた時は要注意である。

Angry（怒り）

怒りやイライラ感は，強力な引き金となる。腹立たしいことがあると，多くの人はアルコールや薬物の力を借りて，気持ちを鎮めたくなるものである。しかし，薬物やアルコールで気を紛らわすことは，問題解決の先延ばしにすぎない。酔いが覚め，薬が切れた後には，さらなるアルコールや薬物を必要とすることになるだろう。

怒りの感情は，無理に蓋をするのではなく，そうした感情を抱いていることを素直に認め，誰かに愚痴を言ったり，自助グループの場で語ったりするとよい。また，深呼吸やリラクセーションなどで気持ちを鎮める方法を学んだり，上手な気持ちの伝え方を練習することも有効である。

Lonely（孤独）

アルコールや薬物をやめていくプロセスは，孤独な道のりである。これまでの薬物やアルコール使用によって，人間関係が壊れてしまっている人も少なくない。大切な人が自分の元から去ってしまい，残ったのはアルコールや薬物仲間だけだったという人もいるだろう。さらに，やめていくためには，昔の飲み仲間や薬物仲間との付き合いも断っていく必要がある。こうした孤独感は，再びアルコールや薬物に手を出すきっかけとなりやすい。ここで重要になってくるのが，共にやめていく仲間の存在である。自助グループなどにつながり，同じ悩みを持つ安全な仲間を見つけていくことは，回復していくうえで大きな助けとなるはずである。

Tired（疲労）

1日の終わりに晩酌をする，活力を生み出すために覚醒剤を使用するといったように，疲労は再使用の引き金になりやすい。覚醒剤などの中枢刺激薬は，疲労を緩和する目的で使われることも多い。疲れや緊張などでエネルギーが不足していると，薬物やアルコールの力を借りたくなることも多いため，特に回復初期では疲労をためないスケジュールを立てていくことが大切である。また，入浴やちょっとしたご褒美など，自分なりの疲れを癒す方法を見つけておくことや，日常的に軽い運動を取り入れ，疲れにくい健康な体を作ることも良いだろう。

*

「HALTに気をつけろ」という言葉には，多くの回復者の知恵が詰まっている。飲まない，使わない生活を続けていくうえでは，HALTをなるべく遠ざけるとともに，そのような危険な状況になった時に早い段階で気づき，一つひとつ対処していくことが大切である。依存症の支援を行う際には，HALTのような危険な状況が迫っていないか，そういった状況でどう対処していくかといった点について，日頃から話し合っておくとよいだろう。

●文献
松本俊彦, 小林桜児, 今村扶美（2011）薬物・アルコール依存症からの回復支援ワークブック. 金剛出版.

ドライドランクと依存症的行動

国立精神・神経医療研究センター病院
今村扶美

「ドライドランク」とはA.A.（アルコホーリックス・アノニマス）で用いられる用語のひとつであり，「しらふの酔っ払い」や「空酔い」などと訳されることが多い。飲んでいないけれども酔っ払っているような状態，すなわち，断酒はしているけれども，心のありようや日々の行動が飲んでいたときと同じような状態を示している。例えば，心のなかが不安やイライラ感でいっぱいであったり，「飲酒なんて自分でうまくコントロールできる」と自信過剰になっていたり，卑屈で自分を大切にしない行動を取っていたり，他責的で周囲の人に八つ当たりをすることなどが挙げられる。

依存症からの「回復」は，単に「依存していた物質をやめる」だけで達成されるものではない。回復とは，お酒や薬物などを必要とするそれまでの不器用な生き方を手放して，新しい自分を生き直すという，実に長いプロセスなのである。しかしながら，それまでアルコールや薬物を生活の中心に置き，その支えを借りながら生きてきた人にとって，新たなライフスタイルを確立していくことは決して容易ではない。人の考え方や行動のクセとは頑固でやっかいなものであり，多くの人は，アルコールや薬物をやめはじめてからも，以前の心のありようや生活習慣がぶりかえし，ドライドランクの状態を経験する。この状態を放っておくと，再飲酒・再使用につながりやすいため，早めに気付いて対策を取ったほうがよい。

ドライドランクの特徴は，行動，思考，感情に分けて考えることもでき，それぞれ，「依存症的行動」，「依存症的思考」，「感情のうっ積」とも呼ばれている。「依存症的行動」はアルコールや薬物使用に伴う行動パターン，「依存症的思考」は使用を正当化するさまざまな言い訳，「感情のうっ積」とは心のなかにわだかまった強い感情のことをいう。以下のリストは，依存症的な行動の典型例である（松本・今村，2015）。

□ 学校や仕事を休む
□ 嘘をつく
□ 金遣いが荒くなる
□ 人付き合いがアルコールや薬物と関係する人とばかりになる
□ 健康や身だしなみに気を配らなくなる
□ 衝動的に振る舞う
□ 孤独になる
□ 生活リズムが乱れる

アルコールや薬物使用時の生活は，嘘や不誠実を伴うことが多いほか，何かに没頭することなどもよくみられる行動のひとつである。まだ再使用には至っていないとしても，生活パターンや行動が以前の状態に近くなってきたときには，再使用しやすい状態になっていると考えてよいだろう。

アルコールや薬物の再使用は，ある日突然起きるのではなく，生活の小さな乱れやちょっとした嘘が積み重なって，だんだんと準備されることが多い。順調にやめている間に，自分の場合はどのような兆候が出はじめたら要注意なのか，その時にはどのような対策を取るとよいかを，あらかじめプランニングしておくとよいだろう。こうした再発の徴候となる行動は，生じた際に他者から指摘されても素直に受け入れられない場合が少なく

ないが，治療やプログラムのなかで事前に情報を得たうえであれば，胸に入りやすくなるものである．危険なサインに気づいたら，早めに行動を起こすことが肝心である．

◉ 文献

松本俊彦，今村扶美（2015）SMARPP-24 物質使用障害治療プログラム．金剛出版．

渇望に襲われたらどうすればいいの？

引き金と対処，スケジュール

東京大学大学院医学系研究科
高野 歩

対処法を身につける

避けられない引き金の存在に気づく

思わぬところで引き金に遭遇して，「飲んでしまった」「使ってしまった」という話はよく聞かれる．引き金は避けることができるなら避けるに越したことはないが，すべての引き金を把握することは難しく，把握できている引き金であっても完全に避けることは不可能である．特に，変えようがないこと（例：週末の夜，長期休暇，仕事の前後，給料日），生活に密着した外的な引き金（例：テレビCM，冠婚葬祭，コンビニのトイレ，車の中，繁華街，一人の時間），内的な引き金の多くを避け切ることはできない．そのため，引き金の中で避けられるものと避けられないものを把握し，避けられない引き金に対してはどう対処するのかを考えることがとても重要になる．

対処法を考える

対処法には，どんな引き金にも使える対処法と特定の引き金に対する対処法がある．引き金を十分把握できていない場合や治療開始の初期段階では，どんな状況でも使える対処法をまず考えるのが得策だ．

①思考ストップ法（松本・今村，2015）（表1）

引き金に遭遇し，「飲もうか（使おうか），やめておこうか」と考え出した時点で欲求はどんどん膨らんでいき，強い渇望となり抑えようがなくなってしまう．欲求が膨らむ前に考えるのをやめること（思考ストップ）が必要となる．思考ストップ法を行う上で大切なことは，思考ストップ法で思考をリセットした後にやることや考えることをあらかじめ決めておくことである（例：炭酸飲料を飲む，顔を洗う，家族や支援者の顔を思い浮かべる）．時には「寝逃げ」することも有効だ．

②錨（いかり）を活用する（松本・今村，2015）

錨とは船が潮に流されないように海中に下すおもりのことだが，ここではアルコールや薬物の欲求に流されないように留めてくれる人・場所・状況を指す．誰にでも「この人の前では飲めない」「ここでは使えない」「この状況では使っていなかった」という人・場所・状況があるものだ．欲求が出たら錨となる人を頼ったり，錨となる場所や状況に避難するようにする．錨を見つける作業は，

表1　思考ストップ法の例（松本・今村（2015）より一部改変）

スイッチ・オフ	スイッチやレバーの映像を思い浮かべる。一気に「オン」から「オフ」に切り替える。
輪ゴム・パッチン	手首に輪ゴムを巻く。使いたい考えが浮かんでくるたびに輪ゴムをはじいて、「止め！」「ストップ！」と声に出す。
リラクゼーション	腹式呼吸（深呼吸）を繰り返し行う。息を吸うときは鼻から、吐くときは口から。吐く時間を数時間の2倍にして、しっかり吐き切る。
人とつながる	安全で相談しやすい人にメールや電話する。連絡先リストを事前に用意しておく。
その他	頭を振る、「ダメダメ」と声に出す、散歩、気持ちが落ち着く音楽を聴く、ストレッチ。

引き金を見つけるのと同じぐらい大切である。

③感情・思考パターンに気づく

依存症を持つ人は自分の感情に気づくのが苦手であると言われており（小林，2014），苦痛を伴う感情（怒り，抑うつ，不安など）を一時的に緩和するために物質使用という行動を選択しているとも言われる（松本，2013）。また，極端に偏った思考パターンから，ネガティブな感情が生まれ，物質使用につながることがある。全か無か思考，結論への飛躍，すべき思考などの認知の歪みは多くの人に見られる。欲求が出たときに冷静に感情に気づけるようになるには，事前に感情や思考パターンについて支援者と一緒に考えておく必要がある。感情や思考パターンと行動（物質使用）が強く結びついていることがわかったら，これまでとは違ったやり方で感情を表現する方法や，別の考え方ができないかを考える。

対処法を練習する

対処法は考えるだけでなく，事前に練習し，繰り返し実行する必要がある。いざ欲求が出てから対処法を実行しようと思っても失敗に終わることが多い。また，実行しやすい対処法は人それぞれであり，やってみないと効果があるかもわからない。効果があった対処法を少しずつ増やしていくことで対処への自信がつき，次第に定着してくる。気持ちが落ち着いている時に，対処法のリストを作り，支援者と一緒に練習してみるとよいだろう。

安全なスケジュールを立てる

どうしてスケジュールが必要なのか？

何もすることがない暇な時間，これまで物質をよく使用していた曜日や時間帯は，引き金に遭遇しやすい「危険な時間」である（松本・今村，2015）。また，行き当たりばったりに外出すると，気づかぬうちに引き金に近づいてしまうこともある。スケジュールを事前に立てておくことで，引き金を避け対処を考えることができる。

スケジュールを立て実行する（表2）

スケジュールは実行して初めて効果がある。計

**表2　スケジュールを立てる時のコツ
（松本・今村（2015）より一部改変）**

- 手帳やスマートフォンなどに記録する
- 何もすることがない時間（自由時間）を何時間も作らない
- アルコールや薬物と無縁な予定かどうか確認する
- 仕事や約束事だけでなく，趣味や休息の時間も含める
- 「これだったら何とか実行できそう」という現実的な内容にする
- ぎっしり予定を詰め込み過ぎない
- これまでやったことのない趣味や運動を無理に計画しない
- 起きる時間，寝る時間をなるべく一定にする
- 一人の時間と誰かと一緒にいる時間のバランスを考える
- 予定を変更する場合は，引き金に近づこうとしていないか確認する

画倒れに終わることがないよう，より実行しやすいスケジュールにすることが大切だ．実行してうまくいかなかった場合は，もう一度スケジュールを見直し，試行錯誤しながら自分に合ったスケジュールを考えていく．特にアルコールや薬物をやめはじめた最初の1年間は，支援者のアドバイスを受けながら安全なスケジュールを考え実行することが大切だ．

◉文献

小林桜児 (2014) それは単なる「抑うつ」なのか——「抑うつ」の陰に隠れた物質使用．精神科治療学29-6；741-5.

松本俊彦 (2013) 人はなぜ依存症になるのか——自己治療としてのアディクション．星和書店．

松本俊彦，今村扶美 (2015) SMARPP-24——物質使用障害治療プログラム．金剛出版．

断酒のための3本柱って何？

独立行政法人 国立病院機構 久里浜医療センター
真栄里仁　松下幸生　樋口 進

公益社団法人 全日本断酒連盟
大槻 元

三本柱とは何か

アルコール依存症では，断酒の継続のために，以前から，自助グループ参加，抗酒剤服用，通院を継続することが重要とされており，慣習的に三本柱と呼ばれてきた．以下に，その概要について述べる．

自助グループ

自助グループは，共通の問題を抱える依存症当事者が自由意志で参加し，対等な立場でコミュニケーションを行い，回復していくための共同体である．自助グループが断酒に効果的である理由としては，①断酒の必要性について，同じ病気を持つ仲間の発言のほうが受け入れられやすい，②依存症者の主体性が引き出されやすい，③素面での他者とのコミュニケーション，④断酒が集団のなかでは評価される，⑤集団のなかでは一般社会の偏見から開放される，⑥他のメンバーと接することで自己を客観化しやすい，などが挙げられる．日本における主な組織としては，Alcoholics Anonymous (AA) と全日本断酒連盟（全断連）がある．

Alcoholics Anonymous (AA)

AAは1935年に米国で2人のアルコール依存症者が出会ったことをきっかけに結成され，日本にも1972年に導入されている，世界最大のアルコール依存症自助グループである．日本語名は，"無名のアルコール依存症者たち"である通り，匿名性を重視し正確なメンバー数も不明である．"12ステップ"と"12の伝統"に基づいて活動を行っている．

全日本断酒連盟（全断連）

全日本断酒連盟は，東京断酒新生会と高知断酒新生会が合流して1963年に発足した．現在は傘下に650団体を持つ会員制の公益社団法人である．

表　AAと全断連の概要

		AA	全断連（断酒会）
共通・類似点	運営主体	アルコール依存症者自身	
	参加資格	断酒希望者なら誰でも可	
	主な活動内容	ミーティングでの体験談	
	ミーティングルール	言いっ放しの聴きっ放し	
相違点	氏名の取り扱い	匿名（ニックネーム）	原則実名
	依存症者以外の参加	依存症者限定のミーティングあり（クローズド・ミーティング）	家族出席重視
	運営資金	献金制	会費制
	外部に対する働きかけ	外部の問題にAAとして関与せず	社会活動への積極的参加
参加者*	女性比率	25%（無回答7.9%）	9.4%
	高齢者割合**	27.8%（男性），17.9%（女性）	60.2%（男女合計）
	若年者割合**	9.7%（男性），20.1%（女性）	4.3%（男女合計）
	断酒1年未満割合	16.3%（無効回答9.4%）	15.4%（男女合計）

* AAはAAメンバーシップサーベイ（2013），断酒会は全断連調査データ（2016）。
** 上記出典での各年代別割合データ（十代単位）をもとに，筆者が若年者は10〜20代，高齢者は60代以上と定義して，それぞれの割合を推計。

通常"断酒会"という場合，傘下の地域断酒会のことを指し，"断酒新生指針""断酒会規範"を活動の基盤としている。

全断連は，その設立にあたってAAの影響を色濃く受けたこともあり，両団体の共通点も多いが，表に示すように相違点も多い。また同じAAや断酒会であっても，地域や会場によって参加者や雰囲気も異なるため，いくつか会場を回り，自分に合うところを見つけることが望ましい。

抗酒剤

抗酒剤は，アルコールの代謝過程を阻害することで，不快反応を引き起こし，飲酒を抑止する効果を持つ薬剤である。日本ではDisulfiram（ノックビン®）と，Cyanimide（シアナマイド®）が使用されている。約半世紀にわたり，アルコール依存症の唯一の薬剤であったが，近年は抗渇望薬が新規導入されたこともあり，治療上の位置づけが変わりつつある。詳細については別項（「アルコール依存症等のアディクションに対する薬物療法——抗酒剤と抗渇望薬」）をご参照いただきたい。

通院

通院の役割のひとつは再飲酒の予防である。断酒に専念する入院治療とは異なり，病院外の日常生活のなかではアルコール依存症であることを忘れがちになるが，通院することで依存症であることを再確認し，飲酒を防ぐことができる。2つ目は精神科疾患，内科疾患治療の継続である。一旦断酒したとしても合併する精神疾患が増悪し，それがきっかけで再飲酒に至るケースは多い。また身体疾患でも，食道静脈瘤や肝硬変，各種生活習慣病など，断酒後も定期的なフォローが必要な疾患も多いため，定期的な通院によるモニタリングと治療は健康管理の意味でも重要である。3つ目が再飲酒後のフォローである。断酒率3割と言われるようにアルコール依存症は再発が多く，かつ再飲酒すると一人では再断酒困難な疾患である。再飲酒後，早期に来院し早期に断酒再開することが，長期予後を改善するうえで重要である。その

ためには，医療者も普段から再飲酒時の対応（例：叱責しない）について説明し，依存症者が安心して来院できる治療関係を構築する必要がある。

考察

三本柱は，長年に亘ってアルコール依存症の治療の大原則であった。しかし全日本断酒連盟会員数も最盛期は1万2千人を超えていたのが現在は8千人を割っており，抗酒剤も以前のような治療上の義務から，薬物療法の選択肢のひとつになったように，三本柱の臨床上の位置づけも変わりつつある。しかし三本柱を全く行っていないアルコール依存症者での断酒率が21.8%であるのに対し，2つ以上実行している群では52.4%と有意に高いことが示されており（樋口（1997）による「アルコール依存症の実態把握および治療の有効性評価・標準化に関する研究」データに基づき，松下が解析を行った），今なお高い効果が期待できる治療手法でもある。今後も依存症者本人の意向を尊重したうえで積極的に活用していくことが望まれる。

◉ 文献

AA日本ゼネラルサービス（JSO）：http://aajapan.org/
樋口進（1997）アルコール依存症の実態把握および治療の有効性評価・標準化に関する研究——The Japan Collaborative Clinical Study on Alcohol Dependence (JCSA) 調査および結果の概要．薬物依存症・アルコール依存症・中毒性精神病治療の開発・有効性評価・標準化に関する研究総括研究報告書（厚生労働省精神・神経疾患研究委託主任研究費事業．主任研究者 和田清）．平成19年3月, pp.193-228.
全日本断酒連盟：http://www.dansyu-renmei.or.jp/

アルコール依存症等のアディクションに対する薬物療法

抗酒剤と抗渇望薬

独立行政法人 国立病院機構 久里浜医療センター
真栄里仁　松下幸生　樋口 進

依存症治療の本質は，伝統的に心理－社会的治療が中心である。しかし，アルコール依存症の治療では，抗酒剤の服用が断酒継続のための柱とされるように，薬物療法も重要な役割を担っている。本稿では主にアルコール依存症における薬物療法について述べる。

抗酒剤

抗酒剤は飲酒欲求を抑える薬剤ではなく，飲酒時の不快反応を引き起こすことで飲酒行動を抑制する薬剤である。作用機序としては，アルコール（エタノール）の代謝物であるアセトアルデヒドを代謝する酵素（アルデヒド脱水素酵素）の作用を阻害し，アセトアルデヒド濃度を上昇させることで，顔面紅潮，吐き気，拍動性頭痛，嘔吐，胸痛，眩暈，発汗，口渇，目のかすみ，脱力，低血圧などの不快反応を引き起こす。重篤な心疾患や肝障害（肝硬変など），腎疾患，呼吸器疾患を有する者や妊婦には禁忌である。日本で入手可能な抗酒剤としては，Disulfiram（ノックビン®）とCyanamide（シアナマイド®）がある。

Cyanamide

Cyanamideは，現在では日本でのみ使用されている薬剤である。服用後15分で血中濃度がピークに達し，半減期も短い即効性の薬剤である。副作用としては，皮膚炎，白血球増多症，白血球減少症などがあり，特に長期服用者には慢性肝炎が必発のため，その使用には否定的な意見も強いが，一方で薬理作用は後述のDisulfiramより強いこともあり，今でも幅広く使用されている。

Disulfiram

Disulfiramはアルコール依存症治療の中心的な薬物であり，アメリカ食品医薬品局（Food and Drug Administration：FDA）でもAcamprosateやNaltrexoneなどと並んで治療薬として認可されている。作用機序はCyanamideと同様であるが，効果は服用後6～14日間持続する。副作用として"ノックビン精神病"と称されるせん妄や，肝機能障害がみられることがある。Disulfiram服用後の飲酒により，呼吸抑制，心筋梗塞，不整脈，うっ血性心不全，痙攣発作，を引き起こすことがあり，腎炎や脳障害，甲状腺機能低下，糖尿病，肝疾患，脳波異常などを有する症例での使用には注意が必要である。また治療効果についても，プラセボなどと差がないとする報告もある。これに加え，最近ではNaltrexoneなどの普及もあり，海外ではDisulfiramの治療上の重要性は下がってきている。

抗渇望薬

Acamprosate

Acamprosateは，アルコール依存症の治療薬としてわが国でも認可されている飲酒欲求を抑制する薬剤である。アルデヒド脱水素酵素の阻害作用はなく，飲酒時の不快反応を生じさせず，また肝代謝の影響を受けないなど，比較的安全性は高い。海外での25以上の無作為試験や，日本での治験データでも断酒率が有意に高いことが示されている一方，自殺率を高める可能性や，DisulfiramやNaltrexoneより効果が劣るとする報告，国内の治験でも検定方法（log rank検定）によってはプラセボ群との有意差はみられていないなどの問題点や限界もあるなど，心理・社会的治療を置き換えるものではなく，それらを補完する薬剤である。

Naltrexone

Naltrexoneはオピオイド受容体の拮抗作用を有し，もともとはヘロインなどオピオイド依存症の治療薬として開発されたがアルコール依存症にも使われるようになった。報酬効果や，離脱に関連した渇望を抑える効果がある。日本では未発売だが，Acamprosate同様に断酒のエビデンスが示されている数少ない薬剤であり，FDAでも認可されている。一方で，肝毒性や悪心が多くみられ中断率が比較的高い（10～15％）欠点をもつ。

Nalmefene

NalmefeneはNaltrexone同様に，オピオイド受容体拮抗作用物質であるが，肝障害のリスクや，嘔気が比較的少なく，脱落率もプラセボと変わらない。他の治療薬と異なり，Nalmefeneの治療目標は飲酒量低減であり，飲酒欲求が出現した時に頓服的に服用する。日本では導入されていないが，臨床試験が進行中である。大量飲酒者を対象とした無作為プラセボコントロール研究ではプラセボ群に対して大量飲酒日数，ALT，γGTPの有意な減少が報告されている。また病的賭博に対しても効果がみられたとする報告もある。その一方，Naltrexoneに比べ研究が圧倒的に少なく，今後更なる研究が必要である。

他の領域の薬剤による依存症治療への応用

Topiramateは，元々てんかんの治療薬として開発されたが，過食や病的ギャンブリング，物質使用障害に対する効果も報告されている。Varenicline も同様に禁煙治療薬として用いられているが，大量飲酒やアルコール依存症への治療効果を示す報告もある。BaclofenはGABA作動薬であり，脳

血管障害などに対する筋弛緩薬として使われるが，アルコール依存症治療薬としての研究も進められている。

まとめ

依存症医療が始まって何十年と経つ現在でも，依存症治療が医療現場で敬遠される理由の一つが，薬物療法の選択肢と，そのエビデンスが乏しいことであり，依存症医療の閉塞感の一因ともなっていた。しかし近年，この領域でも新たな薬物療法導入の機運が高まっており，伝統的な依存症医療のあり方を大きく変えるきっかけになる可能性も秘めている。今後の発展に注目していきたい。

● 文献

真栄里仁, 松下幸生, 樋口進 (2015) アルコール関連障害群. 精神科治療学 30 ; 265-270.

Soyka M & Lieb M (2015) Recent development in pharmacotherapy of alcoholism. Pharmacopsychiatry 48 ; 123-135.

アディクション治療環境の選択
外来治療か，入院治療か，民間リハビリ施設か？

三重県立こころの医療センター
長 徹二

はじめに

表題の問いに対して，私は「安全性と周囲の人間」が重要であると答えるだろう。そして，その根底にある，決して忘れてはならない個人の主体性や集団のもつ治癒力を大切にしたい。刑の一部執行猶予制度が施行されると，少しでも早く刑務所から出たいがゆえに，刑務所から出て自宅に帰らずに施設入所を決めるケースはおそらく増えるであろう。そのため，表面的な行動だけで判断することなく，物質使用や生活についてどのように考えているかなど，その人その人を理解した上での支援が求められる。また，治療環境を選択するにあたり，断酒・断薬という治療目標に初めから挑めるかどうかや，渇望を誘発する刺激が少ない治療環境を整えることも大切である。

何よりも「安全第一」

興奮や暴力というものから，死にたい気持ちが切迫している場合まで，安全を確保しなければならないケースはさまざまある。緊急の場合には警察に連絡したり，人を集めたり，安全を確保する必要があるため，人の数が多い環境に越したことはない。しかも，その状態が一時的に収まるものでなければ，非自発的な入院治療の必要性について検討しなければならない。迷うことがあれば「安全第一」を心がけ，"生きていなければ回復どころではない"点を強調しておく。ただし，非自発的に治療する場合ほど，その人の自由を奪っているという認識をもってかかわる必要がある。

周囲にいる人たちが重要！

渇望・再飲酒・再使用につながる刺激が少ない環境に越したことはないが，本稿では，より人に焦点を当てる。環境により変化する周囲にいる人について簡略化して示したものを図に示す。

何よりも回復に必要なのは，正直に自分の胸の内を語れる時間・場所・人である。まず，自己評価が低く，自信がもてず，本音が言えずに，他人に気を遣ってきた，本人たちのこれまでの対人関係の程度を理解する必要がある。理想的には，困難や苦痛に直面した際には，友人など周囲の人に相談したり，愚痴を聞いてもらったりすることが望ましい。だが，「思っていることが話せない」「どうせ人は裏切る」などと考えている人にとっては至難の業であり，そんな時にこそ物質を使用することで困難や苦痛を一時的に緩和してきた人が少なくない。その結果，さらに孤立は深まり，「どうせ人なんて信用できない，信用できるのは物質だけ」と考え，使用量や頻度が増えるという悪循環を招き，やがてコントロールを失ってしまい，依存症に至る場合が少なくない。

さまざまな生きづらさを抱えているがゆえの物質使用傾向が強ければ強いほど，その生きづらさを一緒にわかちあって，ともに乗り越えていく人間が必要である。そのような人が多ければ多いほど，決して監視ではない，周囲の視線のおかげで使用を思い留まることも増えてくる。つまり，本人の思う安心・安全を感じられる人がなるべく多い環境が望ましい。

すぐにやめる決断ができるか？

即時・完全に物質使用をやめる覚悟があれば，本人が治療環境を選ぶことが可能になるが，この決断はなかなか困難である。それはこれまで習慣となってきた行動をやめる決断であり，今日からスマートホンやパソコンを使用しない決断に等しい。つまり，「コントロールできないから，ゼロにするしかない」という方針だけでなく，「物質で対処してきた生きづらさを少しずつ置換していく」という方針は，外来治療でしか成しえない。具体的には，周囲に思っていることが話せるようになるために，まずは医療者が安心・安全にその思いを受け取る役割を担い，再飲酒・再使用も経験しながら，徐々に話せるように支援していく。そして，物質使用に代わる対処について練習しながら，少しずつ勇気をもって手放していけるように工夫することが重要である。

仲間や集団の力

自分らしさが感じられるようになれば，次第に対人関係が安定してくる。「医療者の言葉より，同じ経験をした人の言葉のほうがすんなり体に入ってきた」と話す人は多く，この力はその後の人生の大きな支えになりうる。あなたは部活の顧問の先生の言葉と自分と同じ課題に取り組む先輩・仲間のどちらの言葉に突き動かされるであろうか？卑近な比喩であるが，医療・保健・福祉は助さん・角さんであり，自助グループ・リハビリ施設が黄門様であると考えている。

まとめ

飲みたい・使いたいと考えている自分のことをも大切な，貴重な1人の人間として認められる治療環境が何よりも重要である。

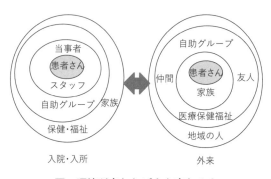

図　環境が変われば人も変わる！

民間リハビリ施設はなぜ「効く」のか？

治療共同体の力

国立精神・神経医療研究センター
引土絵未

民間リハビリ施設ダルクとは

　物質使用障害に対する専門治療機関の乏しい状況において，その役割を一手に担ってきたのが，薬物依存症当事者による民間リハビリ施設ダルク（DARC：Drug Addiction Rehabilitation Center）である．1985年の設立以来，現在では80余施設が展開されているダルクであるが，そのプログラムは各施設の独自性に委ねられており，実に多様である．その多様な80余施設を緩やかにまとめるのはひとつの理念であり，それはセルフヘルプグループであるNA（Narcotics Anonymous）に依拠した，依存症から回復した回復者スタッフが運営するセルフヘルプ・コミュニティという点である．

　ダルクの強みは，仲間の力である．ダルクでは，中長期的な当事者同士による共同生活（入所を基本に通所の形態もある）を基盤に，薬物などを使用しない生き方を獲得することを目的とした支援を提供しており，つねに仲間ということで，断薬後に生じる欲求に一緒に対処することができる．また，薬をやめつづけるなかで生じる多くの困難（対人関係・経済的問題などと，それらに伴う依存症的な行動・思考・感情）にしらふで対峙するとき，同じ依存症から回復している仲間の実体験に基づく率直かつ真摯な，手厳しくも愛情あふれる言葉は大きな指標となる．このような見守りやロールモデルとしての仲間の力に加え，何より，受容の場としての仲間の存在は大きい．それまで自身の依存症的言動により周囲から否定され，拒否されつづけた依存症者にとって，何があっても受け入れてくれる仲間の存在は，回復への大きな動機づけとなる．

ダルクの困難

　一方，ダルクの強みである仲間の存在が時に葛藤を孕むことは想像に難くない．何らかの依存やそれ以外の精神科疾患など，多くの生きづらさを抱えた当事者同士が共同生活を送るということは容易ではない．断薬当初や施設利用当初の当事者は，仲間としてのアイデンティティを確立するまでの不安定な時期を誰もが経験することとなる．また，当事者コミュニティゆえの困難も指摘されており，ダルク終了後に社会復帰する場の不足やスタッフの確保，利用者の精神病症状への対応などの課題が挙げられている（嶋根ほか，2006）．

　このようなダルクの抱える困難に対して，従来の経験的知識に依拠する伝統的な手法だけではなく，新たなプログラム導入を試みるダルクも増えている．ワークブックを用いた集団薬物再乱用防止プログラムSMARPP（Serigaya Methamphetamine Relapse Prevention Program）（小林ほか，2007；松本，2012）などの認知行動療法，SSTやアサーティブトレーニングなどのコミュニケーション訓練の導入を通して，断薬に必要な基礎的な知識の共有や，対人関係スキルの改善などが試みられている．さらに，これらの新たな動向のひとつとして，治療共同体モデルやその象徴的グループワークであるエンカウンター・グループの導入を試みるダルクが徐々に増加してきている．

治療共同体の力

現在,多様な治療共同体モデルが各国で展開されているが,アディクションからの回復を目的とした治療共同体の特徴は,「手法としての共同体」(De Leon, 2000) であるとされ,「入所者自身が治療共同体における社会化と治療過程の変化のための媒介者となる」(De Leon, 2000) という機能の重要性が指摘されている。このような治療共同体モデルの象徴であるエンカウンター・グループはすでにいくつかのダルクで導入されており,一定の効果が認められている(引土ほか,2015)。

エンカウンター・グループのなかで,自身の課題に向き合い,新たな視点に気づき,成長していく過程においては,心を動かす「仲間の一言」が存在する。「グループ・プロセスを理解する技術や能力は,治療共同体での入所者やスタッフとしてのファーストハンド(当事者)経験からの直感的なものである」(Perfas, 2003) とされており,この直感力に基づく「仲間の一言」が硬直した状況を動かしていくのである。このような変容こそが,エンカウンター・グループの,そして,治療共同体モデルの意義であり,仲間の力を強みとする当事者コミュニティにおいてその力を機能的に発揮する仕組みとして,治療共同体モデルが注目されている所以である。

◉文献

De Leon G (2000) The Therapeutic Community : Theory, Model, and Method. Springer.

引土絵未,岡崎重人,山崎明義,松本俊彦(2014)日本型治療共同体モデルの試行と効果について.日本アルコール・薬物医学会雑誌50-5 ; 206-221.

小林桜児,松本俊彦,大槻正樹ほか(2007)覚せい剤依存者に対する外来再発予防プログラムの開発――Serigaya Methamphetamine Relapse Prevention Program (SMARPP). 日本アルコール・薬物医学会雑誌42 ; 507-521.

松本俊彦(2012)薬物依存症に対する新たな治療プログラム「SMARPP」――司法・医療・地域における継続した支援体制の構築を目指して.精神医学54-11 ; 1103-1110.

Perfas F (2003) The Therapeutic Community a Practice Guide. iUniverse.

嶋根卓也,森田展彰,末次幸子,岡坂昌子(2006)薬物依存症者による自助グループのニーズは満たされているか――全国ダルク調査から.日本アルコール・薬物医学会雑誌41-2 ; 100-107.

自助グループはなぜ「効く」のか?

NPO法人 八王子ダルク
加藤 隆

1935年,2人のアルコール依存者の奇跡的な出会いによってAA(アルコール自助グループ)が誕生した。12ステップグループの始まりである。ここで回復した数名の薬物依存者が自分たちのためにミーティングを始めたのがNA(薬物自助グループ)である。1953年のことであった。以来,救いようがなく,回復の権利さえなかった薬物依存者にも回復の場所が与えられ,彼らは希望を取り戻し,国から国へとこのグループは広がっていった。日本では1981年に東京で初めてNAミーティングが行われ,その数年後に創設されたダルク(民間リハビリ施設)とともに回復の両輪としての働

きをし，薬物依存の回復に欠かせないものとして今日に至っている。

私の体験談──NAとの出会い

1997年に私は薬物の問題でダルクに入所した。プログラムでNAに行くことが義務付けられていたので，入所したその日に参加した。しかし，正直，訳がわからず「NAって何なの？」と思って会場に入るとたくさんのメンバーがいたので緊張した。タバコをふかす人，机に顔をつけて気だるそうな人，ただ天井の一点を見つめている人など，会場には不思議な妖気が漂っていた。思い切って「初めて来ました！」と告げると皆が私を見て，暖かく迎えてくれた。一人のメンバーが「ようこそNAへ！」と握手をしてくれ，席まで案内されてコーヒーまでいれてくれた。その日のミーティングは恐れと緊張で何が話されているのか理解できず，自分が話す番が来ても「よろしくお願いします」としか言えなかったが，このたった一言にも全員が拍手をしてくれ注目してくれた。不思議な一日だった。

それから毎日ミーティングに通って，私は自分の話は苦手であったが，仲間の話は少しずつ入ってくるようになった。特に共感できたのは底つきの話で，仲間が語る体験談はどれも私がずっと体験し感じてきたことそのものであった。"俺と同じだ"という思いが何度もこみ上げ，共感は次第に安心感に変わった。

"ここではウソをつかなくてもいい"。そうすると自分の話ができるようになり，ありのままを語ると少しすっきりした。しかし，過去のことには正直になれても，現在のことはそうなれなかった。なぜならまだ薬物を使いたかったからだ。この気持ちはずっと言えなかったし，言ってはいけないと思った。結果的に再使用し，またどん底をみて，しかし行くあてもなく，帰るところは仲間のいるミーティング場しかなかった。なりふり構わず，再使用したこと，もうどうにもならないことを話

したが，誰も私を責めなかった。またしても私は受け入れられたのだ。この日から私はクリーンになり薬物なしの人生を歩んでいる。

なぜNAに通いつづけるのか？

NAではクリーンが続くと役割を持つようになるが，私が初めに任されたのは会場係だった。早めにミーティング会場に行き，テーブルや椅子をセットし，仲間を迎え入れる準備をする。人の役に立てることがなんだか嬉しかった。初めてミーティングに来たメンバーがいれば声をかけ，席に案内し，コーヒーをいれる。再使用した仲間がいても，ミーティングに来たことを労い声をかける。これらはすべて私がメンバーにしてもらったことだ。初めて来た時の緊張感も再使用した時の絶望感も共感できるからこそ手助けできる。NAに通いつづけることで私は随分自分を取り戻せたと思う。ひとつだけ不安だったのは，ダルクを退寮して一人暮らしをすることだった。ダルクの仲間と離れる孤独が少し怖かった。

自助グループの役割

ダルク開設初期に出版された『なぜ私たちはここにいるのか』（ダルク出版編集委員会，1991）には，リハビリ施設に欠かせない条件のひとつとして「NAがなければダルクのプログラムは意味を持ちません」と記されている。ダルクの目的が来たばかりの薬物依存者を回復の道からこぼれないようにすることならば，NAの目的は自助グループのなかで一人ひとりが支え合い新しい生き方を実践しつづけていくことなのである。

ダルクを退寮した私は仕事をしながら毎日NAに出つづけた。薬物をやめつづけていくなかで起こるさまざまな問題はNAに行けば解決できるからだ。当事者同士が支え合うという価値はほかに比べるものがない。手助けすることで私も助かる，この原理こそ自助グループの真髄だと思う。NA

に居場所を見つけたことで不安も恐れも孤独感もいつの間にか消えていき，自尊心を取り戻しつつある。それが今の私だ。

おわりに

NAには薬物依存の本人以外でも参加できるオープンミーティングやセミナーがあるので，援助職の方にはぜひ参加していただきたい。私たちの生の姿を見ていただければ，きっと何か掴めるはずである。

● 文献
ダルク出版編集委員会 (1991) なぜ私たちはここにいるのか．

SMARPPとはどのような治療法か？

国立精神・神経医療研究センター病院
今村扶美

「SMARPP（スマープ）」とは，薬物やアルコール使用の問題を抱えた方のための回復支援プログラムである（松本・今村，2015）。このプログラムは，UCLAの関連機関で開発された「マトリックス・モデル」（Obert et al., 2000）を参考に作られたもので，参加しやすく，続けやすく，「つなぎ」を高めることをそのモットーとしている。SMARPPで目指していることは以下の2点である。すなわち，①たとえ治療途上で薬物やアルコールを使ってしまうことがあったとしても，治療の場につながりつづけ，薬物やアルコールなしで過ごす日々を増やしていくこと，そして，②ここからさらに自助グループのような地域の援助資源につながり，回復に役立つネットワークが広がっていくことである。それでは，プログラムの概要を紹介したい。

プログラムの構造

セッションは週に1回，約90分かけて行われる。現在使用されているワークブックは『SMARPP-24』であり，1クールは24回である。途中参加可のオープン・グループ形式をとっており，複数クールの参加も可能である。グループの運営は，医師や心理士などの医療スタッフと，自ら薬物依存症の経験を持つ当事者スタッフとで行うことを基本としている。

プログラムの概要

ワークブックでは，どのようなときに渇望が生じやすく，今後はどう対処すれば再使用を防止できるかといった対処スキルの習得に重点を置いている。自分にとっての「引き金」を同定すること，再発の注意サインが思考・感情・行動面でどのように表れるのか，自分自身のパターンを知ること，

具体的な対処方法と援助の求め方を考えることなどは，ワークブックのなかで繰り返し扱われるテーマである。

毎回のセッションは，薬物やアルコールの使用状況や渇望，生活上の出来事を共有することからスタートする。その後，ワークブックで学び，セッションの最後では，内容の理解度や薬物をやめていく自信を数値化しながら，次回までの懸念事項やその対策について共有する。終了後には尿検査を行い，使用状況の客観的なモニタリングを行っている。

プログラム実施に際しての工夫

実施にあたって心がけているのは次の3点である。まずは積極的に「報酬」を与えることである。SMARPPでは，望ましくない行動に罰を与えるのではなく，望ましい行動に報酬を与えることに多くの努力を払っている。最も基本的な「報酬」は，プログラムへの参加を歓迎する態度や積極的な褒め言葉である。居心地がよく，また参加したいと思える場を作ることは，治療へのつながりを高めるうえでも大切である。

次に，セッションを「安全な場」にすることである。セッションが過度に渇望を刺激する場となったり，薬物を入手する機会となったりしないように，参加者には最低限のルールを提示している。また，セッション後に行われる尿検査は，あくまでも治療的に用いており，通報などの司法的な対応には使わない。依存症からの回復には，正直に「使いたい」「使ってしまった」と言える場が必要であり，そうした失敗をもとに，その後の対策を一緒に検討していくというプロセスが欠かせない。正直に話すと不利益が生じるということにならないよう，情報管理には特に配慮している。

最後は，プログラム欠席者に対する積極的なコンタクトである。無断欠席時には，事前に教えてもらっているアドレスにメールを送ることにしている。返信があったり，翌週に苦笑しながら来院する場合も少なくなく，一定の意味はあるのではないかという感触を得ている。

SMARPPの効果と普及状況

平成28（2016）年5月現在，SMARPPをベースとしたプログラムは全国60カ所以上の保健医療機関やリハビリ施設で使われているほか，司法関連機関においても活用されている。これまでの効果研究により，SMARPPには，①参加者の断薬や薬物使用状況の改善に一定の成果があり，②参加者の治療継続性を高めるとともに，自助グループなどの他の支援資源の利用率を高める，③スタッフの依存症者に対する態度を肯定的なものに変化させる，といった効果があることが示されている（松本，2013；谷渕ほか，2016）。SMARPPに基づいたプログラムは，平成28（2016）年度の診療報酬改定により「依存症集団療法」として診療報酬加算も認められ，今後ますます広まっていくことが期待される。

◉文献

松本俊彦（2013）薬物使用障害に対する認知行動療法プログラムの開発と効果に関する研究．平成23年度厚生労働科学研究費補助金障害者対策総合研究事業「薬物使用障害に対する認知行動療法プログラムの開発と効果に関する研究（代表：松本俊彦）」総括・分担研究報告書，pp.1-10.

松本俊彦，今村扶美（2015）SMARPP-24 物質使用障害治療プログラム．金剛出版．

Obert JL, McCann MJ, Marinelli-Casey P, Weiner A, Minsky S, Brethen P & Rawson R (2000) The Matrix Model of outpatient stimulant abuse treatment : History and description. Journal of Psychoactive Drugs 32 ; 157-164.

谷渕由布子，松本俊彦，今村扶美ほか（2016）薬物使用障害患者に対するSMARPPの効果——終了1年後の転帰に影響する要因の検討．日本アルコール・薬物医学会雑誌51-1；38-54.

GTMACKとはどのような治療法か？

独立行政法人 国立病院機構 久里浜医療センター
中山秀紀

はじめに

　多種多様なアルコール依存症の心理・精神療法があるが，久里浜医療センターでは，2000年3月より小集団によるアルコール依存症の認知行動療法（Cognitive Behavioral Therapy：CBT）を導入した。導入から約10年余り経過したことから，改訂のための検討委員会を立ち上げ，従来のCBTを再検証し，他の治療モデルも参考にして，新しい認知行動療法（Group Treatment Model of Alcohol dependence based on Cognitive-behavioral Therapy, Kurihama Version：GTMACK）を作成し，2012年より導入した。本稿ではGTMACKの概要を紹介する。

GTMACKの実際

基礎編

　基礎編では主にアルコール依存症特有の認知の偏りの自己洞察，修正を目的とする。

　「1日の生活を振り返る」のセッションでは，1週間のうちの飲酒日数，「最もお酒を飲んでいた日」と，「最もお酒の量が少なかった日（あるいは飲まなかった日）」について，典型的な1日のそれぞれのタイムスケジュールを振り返り，最も飲酒していた日と最も少ない日の特徴を比較する。最後に自らの飲酒タイプ（連続飲酒タイプ，短期集中タイプ，山型飲酒サイクルタイプ，その他のタイプ）を振り返る。

　「飲酒問題の整理」のセッションでは，自分の飲酒問題をからだの問題，仕事・お金の問題，人づきあいの問題，こころの問題，その他の別に振り返り，該当するものにチェックする。その後年齢別の飲酒結果歴（若いころからの年齢別に，当時の状況，飲み方・量，飲酒の理由，良い影響，悪い影響）を振り返る。最後に今までに使ったおおよその酒代（1本の代金×1日の本数×飲酒日数×年数＝合計金額）を計算する。

　「飲酒と断酒の良い点・悪い点」のセッションでは，飲酒・断酒・節酒の良い点と悪い点を身体面，精神面，社会面，生活面などで振り返る。これまで試みた節酒について振り返り，退院後の節酒をしようとした場合を想定する。最後に飲酒と断酒の良い点と悪い点のどちらが重要か比較する。

実践編

　実践編では飲酒につながりやすい行動の分析・修正を，社会生活編では飲酒の誘因となりうるストレスの上手な解消法や，飲酒につながりにくい活動を考えることを主な目的としている。

　「引き金といのち綱」のセッションでは，飲酒の引き金となりうる人，場所，物，状況，感情，その他の別にチェックする。よく会う人，よく行く場所，身の回りにある物，状況，感情の状態について，飲酒に関係している度合いに応じて，「飲むことはない」，「ときどき飲んでしまう」，「たいてい飲んでしまう」に分類して，飲酒リスクを評価する。最後に再飲酒の引き金となる行動と，再飲酒を防いでくれるいのち綱となる行動を数個ずつ書き出し，外泊・外出中，そして退院後にそれらの行動をできたかどうかチェックする。

　「飲酒欲求への対処と「思考ストップ法」」のセッ

ションでは，それぞれの飲酒欲求・飲酒を引き起こす「引き金」「考え・気持ち」を挙げて，その「対処方法」を検証する。また強い飲酒欲求が起きてしまったときに，他のことに意識を向けることでこの流れを断ち切り，強い飲酒欲求を止める対処方法である思考ストップ法（スマートフォンを見る，ガムを食べるなど）を検証する。

「アルコールへの誘惑」のセッションでは，実際の飲酒への社会的プレッシャー（友人に飲みに誘われる，自分が飲まないと周囲の人に悪いと思うなど）の例を，「全く気にならない」，「少し気になる」，「とても気になる」に分類し，それぞれの対処方法を検証する。

「もしもの時に備える」のセッションでは，再飲酒時の「良い」，「悪い」，「私の」対処方法をそれぞれ検証する。そして再飲酒したときの計画書（酒から逃れる方法，受診，家族・支援者への連絡，自助グループへの参加，その他）を立てる。

「将来を考える～まとめ」のセッションでは，「自らの飲酒問題」，「これからのアルコールとの付き合い方・その理由」，「もし断酒していたら――私の3年後」，「自らの生活をどのように変えていくか」をまとめる。

社会生活編

社会生活編では，飲酒欲求や飲酒リスクの増大につながりうる社会生活でのストレスを減らす（上手に付き合う）ことを目的としている。

「ストレスに対処する」のセッションでは，ストレスに気づく方法，ストレスを減らす方法（リラックスできること，自分の周りの環境を居心地の良いものにする方法，自信を高める方法，他者とうまく折り合う方法，怒りを鎮める方法）を検証する。

「楽しい活動を増やす」のセッションでは，以前行っていた趣味や活動を検証し，今後できそうな楽しい活動を挙げる。それらをすぐにできるものと準備が必要なものに分類する。

その他

上記は全て集団精神療法を想定したセッションであるが，個人精神療法を想定した「アルコール依存症の自己診断」（AUDIT，DSM-IVによるアルコール依存症の診断，身体・精神的問題，依存症的行動など），「いよいよ初回外泊・外出です！」（外泊のスケジュールを立てる，外泊での飲酒リスクの対策など），「退院後の生活設計」（退院後の生活スケジュールの作成）のセッションも用意されている。

GTMACKの活用

アルコール依存症者に小集団療法を行うと，個人療法では得られない依存症者同志の本音を聞くことができたり，動機づけを得られることも多い。2016年6月現在GTMACKは販売中である（久里浜医療センターホームページ内の「介入ツール・教材・パンフレット」のページ［http://www.kurihama-med.jp/kaijyo_tool/index.html]）。ぜひ一度手に取って治療の参考にしていただきたい。

HAPPYとはどのような治療法か？

国立病院機構肥前精神医療センター
杠 岳文

HAPPYの開発に至る背景

　HAPPYは，Hizen Alcoholism Prevention Program by Yuzurihaの頭文字を組み合わせた略称である。初版を2001年に作成し，現在第16版まで改訂されている。初版開発当時は「健康日本21」が発表されて間もなくの頃で，このなかで「1日に平均純アルコールで約60gを越え多量に飲酒する人の減少」という多量飲酒者削減対策が打ち出されており，これに呼応する形で発表した。また筆者は，東京都監察医務院の勤務経験を有し，飲酒関連死の調査を行った結果から，アルコール依存症になって死亡する者より，むしろその前段階で酩酊しての転落事故や飲酒後の脳出血などで死亡する者の方が多いことを明らかにしていた（杠ほか，1993）。

　2013年に行われた疫学調査（樋口，2013）によると，わが国のアルコール依存症患者の推計値は109万人であるが，実際に治療を受けている者の数は，患者調査では約4万人に過ぎない。わが国のアルコール医療は，主に精神科で断酒を唯一の治療目標としてきたこともあり，アルコール依存症のなかでも重症の依存症を治療の対象としてきたと言える。このため，治療後の転帰調査を見ても2年間断酒できている者はおおむね2割と少ない（鈴木，1982）。

　アルコール関連障害の早期介入の取り組みがわが国でこれまで少なかった一因に，アルコール依存症治療の臨床経験と知識を有する少数の医師や保健師しか早期介入を行えなかったことがある。医療機関や職域，さらには地域で，アルコール依存症治療の経験のない保健師，薬剤師，看護師，栄養士などさまざまな職種のコメディカルスタッフが，医師がいない場面でも比較的容易に介入できるようパッケージ化したものがHAPPYである。

　患者が重症化する前に，未だ失くしているもの（仕事，家庭，健康など）が少なく，回復率の高い段階で早期に介入するという意義はもちろん，重症の多問題を抱えるアルコール依存症者の支援で疲れている医療従事者，あるいは低い治療成功率で自信を失いつつある医療従事者に自己効力感を回復させ，治療者の健康を保つという意図も多分にある。すなわち，治療プログラムとしてのHAPPYには患者はもちろん，支援者もHAPPYにできるようにしたいという願いが込められている。

HAPPYの構成

　ブリーフ・インターベンション（Brief Intervention，以下BIと略す）とは，通常は1つのセッションが10〜30分程度の短時間で，2〜3回の複数回のセッションで動機付け面接などのカウンセリング技法を用いる，生活習慣の行動カウンセリングを指す。1980年以後，多量飲酒者への飲酒量低減を目的にしたBIの有効性を示す論文は海外では数多く出されており，すでにプライマリケアなどでのBIの有用性は確立されている（U.S. Preventive Services Task Force, 2004）と言える。BIを中心とする飲酒問題の早期介入の潮流のなかで，HAPPYは危険な飲酒者あるいは有害な使用者には飲酒量低減を，アルコール依存症が疑われるものには専門医療機関受診という，2つの行動変容を目的と

するBIパッケージと位置付けられる。

HAPPYでは，アルコール関連障害の評価にはAUDIT（Alcohol Use Disorders Identification Test）を用いる（Babor et al., 2001）。われわれは，これまでの調査結果を基に，AUDIT 10点未満を「比較的危険の少ない飲酒」，10〜19点を「健康被害の可能性の高い危険な飲酒」，20点以上を「アルコール依存症疑い」と判定している。さらに，AUDIT 10〜19点については，肝障害や糖尿病などの生活習慣病を有する群と無い群に分け，カテゴリーごとにビデオとテキスト形式の教材を作り，教材のなかには医師が指導すべき医学的専門知識と指導内容を盛り込んでいる。このため，医師のいない環境下での飲酒指導にHAPPYが有用と考えられる。

HAPPYをさらにグループ療法に応用したプログラムが，「HAPPYプログラム福岡市方式」と「集団節酒指導プログラム」である。前者は他の機会にスクリーニングを終え，飲酒問題を有する疑いのある者が参加するプログラムで，後者はプログラムのなかに飲酒問題の評価（AUDIT）とアルコールおよびその健康障害に関する情報提供を含み，全ての者が対象となる。

HAPPYの基本要素「KISSME」

BIの構成要素としてFRAMESという略称（Bien et al., 1993）が広く知られているが，筆者はHAPPYを効果的に行うための飲酒行動カウンセリングの基本構成要素としてKISSMEを提唱している。

①知識（Knowledge）：このままの飲酒を続けると心身の健康と家庭・社会生活にどのような影響が生じる恐れがあるのか，あるいは酒量を減らす・酒を止めることでどのような危険が回避でき，何が改善するのか，また最終的に何（健康，長寿など）を手にすることができるかを伝える。
②情報提供（Information）：クライエントの飲酒問題の程度がどの程度であるのか，スクリーニングテストや飲酒量のランキング表などを用いて客観的に評価し，結果を淡々と伝える。具体的かつ客観的で，しかも自らの問題としてクライアントの心に響く情報提供が有用である。
③自己効力感（Self-efficacy）：自分にも飲酒の行動変容ができるかもしれない，すなわち節酒・断酒ができそうだというクライアントの自信を高める。激励・称賛の温かい言葉かけ，集団指導の場面では他の参加者の成功談を代理経験とすること，他の生活習慣での類似の成功体験（禁煙体験など）を語ってもらうことなどが有用である。
④戦略（Strategy）：クライアントがどのような策を講じると目標達成にとって効果的か，その内容を具体的に伝える。有効とされる方法は，目標設定（Goal setting），対処法の選択（Choice of coping methods），セルフモニタリング（Self-monitoring）の3つである。目標設定は，次回のセッションまでにほぼ間違いなくできそうな目標を測定可能なように，できるだけ数字を入れてクライアント自身に設定してもらう。対処法の選択では，節酒・断酒のために自分でもできそうな具体策（コップを小さくする，お湯割りのお湯の量を増やすなど）を例示から選んでもらう。セルフモニタリングは，飲酒日記の記入を指し，毎日の飲酒量をできればその日の出来事とともにドリンク数に換算して記録を付けてもらう。
⑤動機付け（Motivation）：クライアントの「変化を願い，行動に移す気持」でもある動機付けをいかに高められるかが，目標達成成否の鍵を握る。その主な要素には，飲酒問題の重要性の自覚，節酒・断酒の実現可能性や自己効力感の高まり，節酒・断酒がもたらす検査値の改善や体重減少などの短期効果と，健康，さらには長寿など長期効果への期待などが挙げられる。
⑥共感（Empathy）：カウンセラーとしての基本姿勢でもあり，クライアントの話を傾聴しクライアントが抱く葛藤や困難に寄り添う受容的態度

を指す。共感により，カウンセラーの助言がクライアントの心に響き，クライアントに素直に受け入れられ，同じ目標に向かう両者の信頼関係，一体感が築かれる。

●文献

Babor TF et al. (2001) AUDIT. The Alcohol Use Disorders Identification Test : Guidelines for Use in Primary Care. Second Edition. Geneva : World Health Organization.

Bien TH, Miller WR & Tonigan JS (1993) Brief intervention for alcohol problems : A review. Addiction 88 ; 315-336.

樋口進 (2014) 平成25年度厚生労働科学研究費補助金循環器疾患・糖尿病等生活習慣病対策総合研究事業「WHO世界戦略を踏まえたアルコールの有害使用対策に関する総合的研究」平成25年度総括研究報告書.

鈴木康夫 (1982) アルコール症者の予後に関する多面的研究. 精神経誌84-4 ; 243-261.

U.S. Preventive Services Task Force (2004) Screening and behavioral counseling interventions in primary care to reduce alcohol misuse : Recommendation statement. Ann Intern Med 140-7 ; 554-556.

杠岳文, 中村俊彦, 庄司宗介ほか (1993) 飲酒と急死——東京都監察医院における飲酒関連急死者の調査より. アルコールと薬物依存28-3 ; 95-119.

12ステップとリカバリー・ダイナミクス

ジャパンマックRDデイケアセンター
中山 進

12ステップ

12ステップとは，アルコホリズム（アルコール依存症）の当事者団体であるAA（アルコホーリクス・アノニマス）で使われている依存症からの回復のプログラムである。

AAは1935年にアメリカのオハイオ州アクロンで始まった。その始まりについては，次のように語られることが多い。つまり，創始メンバーであるビル・W（Bill W）とドクター・ボブ（Dr. Bob）の二人が出会い，それぞれの飲酒体験を語り合うことで，両者とも断酒を続けることができたというものだ。ただし，この説明は間違いではないが，不正確である。ビルは，二人の出会いより先に，12ステップ（の原型）によってすでに酒をやめていた。彼はその方法をほかのアルコーリクにも伝えようとして試行錯誤を繰り返し，ようやく7人目のドクター・ボブでそれに成功した。ボブが

ビルと同じ方法を使って酒をやめた日がAAの創立日とされている。つまり12ステップこそが断酒の手段であり，飲酒体験の共有はその最初の一歩を踏み出すきっかけに過ぎないのだ。

たった二人から始まったAAは，80年後の現在には世界で推計204万人のメンバーを抱えるにいたった（AA World Service Inc., 2015）。そのメンバー数の増加は12ステップに効果があればこそと言えるだろう。そして，これをアルコール以外の依存症にも適用しようと，NA・GAなど多くのグループが誕生した。

では，12ステップとはどのようなものか。その内容は，AAの『アルコホーリクス・アノニマス』（通称ビッグブック）と呼ばれる書籍（AA日本ゼネラルサービス, 2001）に詳しく説明されている。短くまとめられた文言を別表に紹介する。AAにはほかに『12のステップと12の伝統』（通称12＆12）という書籍もあり，その書名ゆえに多くの人

表　AAの12のステップ

1. 私たちはアルコールに対し無力であり，思い通りに生きていけなくなっていたことを認めた。
2. 自分を超えた大きな力が，私たちを健康な心に戻してくれると信じるようになった。
3. 私たちの意志と生き方を，**自分なりに理解した神**の配慮にゆだねる決心をした。
4. 恐れずに，徹底して，自分自身の棚卸しを行ない，それを表に作った。
5. 神に対し，自分に対し，そしてもう一人の人に対して，自分の過ちの本質をありのままに認めた。
6. こうした性格上の欠点全部を，神に取り除いてもらう準備がすべて整った。
7. 私たちの短所を取り除いて下さいと，謙虚に神に求めた。
8. 私たちが傷つけたすべての人の表を作り，その人たち全員に進んで埋め合わせをしようとする気持ちになった。
9. その人たちやほかの人を傷つけない限り，機会あるたびに，その人たちに直接埋め合わせをした。
10. 自分自身の棚卸しを続け，間違ったときは直ちにそれを認めた。
11. 祈りと黙想を通して，**自分なりに理解した神**との意識的な触れ合いを深め，神の意志を知ることと，それを実践する力だけを求めた。
12. これらのステップを経た結果，私たちは霊的に目覚め，このメッセージをアルコホーリクに伝え，そして私たちのすべてのことにこの原理を実行しようと努力した。

（AAワールドサービス社の許可のもとに再録）

が「こちらが12ステップの解説書だ」と思ってしまうのだが，実はこちらには補足的な事柄しか書かれていない。そのため，12＆12を読んだ人たちは，そこから無理に12ステップの内容を読み取ろうとして，12ステップがなんだか謎めいた神秘的な手段だと誤解してしまうのである。

ビッグブックには，「私たちがどのように回復したかを，まさにそれがあったとおりにほかのアルコホーリクに伝えることが，本書の目的である」とある。また「私たちがどのように回復したかを示すやり方をはっきりと述べた」ともある。ビッグブックこそが，依存症者が何をしたら断酒を続け回復できるのか，具体的手順を説明してくれる「教科書」なのだ。

しかし，実際にビッグブックを手に取って，そのページを開いて見た人は，1つのことに気づかれるはずだ。そう，この本は12ステップの基本テキストだと言いながら，まったく教科書らしくない本なのだ。昨今のできの良いテキストと，古風なビッグブックを比べてみると，その違いがよくわかる。ビッグブックには図版の類は一切なく，文章ばかりで，おまけに開いたページが12個ある

ステップの何番目の説明なのかひどくわかりにくい。おまけに80年前に書かれたビル・Wの文章は美文調だ。もちろん，世界中のAAメンバーが，このわかりにくい教科書を使って今日も12ステップを新しいメンバーに伝え続けているのだ。

リカバリー・ダイナミクス

私たちの運営しているような依存症の回復施設においても，12ステップが回復プログラムとして使われている。リカバリー・ダイナミクス（RD）は，12ステップを施設という環境下でクライアントに効率よく伝えるために作られたプログラムである。40年ほど前に，アメリカのアーカンソー州でジョー・マキュー（Joe McQ）というアルコホーリクが，自分の施設のために作ったプログラムだ。その効果が評価され，いまでは欧米を中心に多くの施設で採用されている。ビックブックをメインのテキストに据えながらも，サブテキストを使ってクライアントの取り組む課題を明確にし，構造化と視覚化によって12ステップをわかりやすく伝え，着実な回復をもたらす仕組みになっている。

日本では2011年に導入が始まり，採用する施設が増えつつある。筆者の所属施設は，RDの旗艦施設的な存在だと勝手に自負している。少し古いデータになるが，2013年の自己調査では，RDプログラム修了後1年経過時の断酒維持率は約7割となっていた。RD採用施設にとって7割は目安になる数字であり，それを達成できてほっとしたものだ。

アルコールや薬物の依存症者を治療に乗せ，初期回復を維持するために，動機付け面接法やCRAFT，SMARPPなどの手法が開発されて成果を上げている。だが「その先がない」という心ない批判も時折耳にする。しかし，その先のためには古くから12ステップという手段があり，施設においてはRDという洗練された手段もある。その名前だけでもぜひ記憶にとどめておいていただきたい。

◉文献

AA日本ゼネラルサービス (2001) アルコホーリクス・アノニマス. AA日本ゼネラルサービス.
AA World Service Inc. (2015) Estimates of groups and members as of January 1, 2015. Box. 4-5-9, 61-2 ; 3.

重複障害（併存性障害）事例への介入ポイント

昭和大学附属烏山病院
池田朋広

はじめに

物質使用障害と精神疾患との関連については，米国ドラッグアディクション国立研究所（National Institute of Drug Abuse：NIDA）を中心に，診断のみならず，治療法，支援方法などさまざまな観点からの検討が行われている。一方，我が国では，覚せい剤乱用者を中心に，依存症の問題以外に，使用をやめた後にも遷延する精神病症状により社会生活が困難となっている者を多く見受けるが，その対応困難さから，本人にとって適切な介入がなされているとは言えない。カナダでは，病院併設の研究機関であるCentre for Addiction and Mental Health（CAMH）を中心に，こうした依存症治療のみでは回復困難な者について，物質使用障害（Substance Use Disorder）と精神健康障害（Mental Health Disorder）の双方を併せ持つ者という意味から併存性障害（Concurrent Disorder）という呼称が用いられている。併存性障害の概念は，それぞれが同時期に影響したもののいくつかの組み合わせであるという考えにもとづいている。実例を挙げると，「大麻使用と双極性障害」「アルコール使用とうつ病」「睡眠薬使用とパニック障害」「覚せい剤使用と統合失調症」「危険ドラッグ使用と注意欠陥多動性障害」などである。「concurrent」「co-occurring」「dual」という呼称も耳なじみがあるかもしれないが，本稿では，併存性障害（Concurrent Disorder）という用語を使うこととした。

本稿では，併存性障害のなかでも，特に物質使用障害と幻覚・妄想などの精神病性障害を併せ持つ精神病性併存性障害（Psychotic Concurrent Disorder）

回数	講義	内容
1	SMARPP①③より	・なぜアルコールや薬物をやめなきゃいけないの？ ・精神障害とアルコール・薬物乱用
2	SMARPP⑤⑥より	・あなたのまわりにある引き金について ・あなたのなかにある引き金について
3	服薬の必要性 処方薬の自己管理	・精神障害に対する服薬の必要性について ・処方された薬の自己管理の方法について
4	薬物依存回復施設からのメッセージ	・併存性障害を踏まえたメッセージ ・メッセージ形式で利用者からの体験談
5	アルコールリハビリ施設からのメッセージ	・併存性障害を踏まえたメッセージ ・メッセージ形式で利用者からの体験談
6	スモールグループミーティング（SGM）	・1～5までの振り返りを中心としたディスカッション ・自己のアルコール・薬物問題についてなど
7	ソーシャルスキルトレーニング（SST）	・〈テーマ〉アルコール・薬物を使っていたときの仲間に夕方道端で会ったときに、誘いをどう断るか？
8	地域生活シミュレーション SMARPP⑦より	・社会資源の活用法について ・これから先の生活スケジュールを立ててみよ

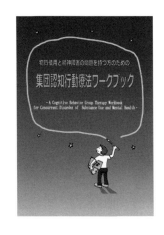

図　併存性障害認知行動療法プログラム

事例を中心に、適切で包括的な支援の提供を行うためのポイントを述べたい。

なお、併存性障害の概念は、厳密な診断とは違い、支援の観点から重複した問題を抱えた事例の治療・支援を考える上での枠組みとして用いられている。そのため、精神病性障害に加え摂食障害、発達障害、パーソナリティ障害などがさらに併存する場合もあるが、そうした事例も排除せずに重複する問題をどのように支援プランに反映させるかを検討することとした。

併存性障害集団認知行動療法プログラム

本プログラムは、国立精神・神経医療研究センターにて開発されたSerigaya Methamphetamine Relapse Prevention Program（SMARPP）を部分的に用いることで、物質の再使用防止を図るとともに、「服薬の必要性と処方薬の自己管理」「地域生活シミュレーション」の回を設け、統合失調症の再発防止の視点も取り入れたオリジナルワークブックを活用したものである。このワークブックでは、ワークによる介入だけではなく、チーム医療と地域関係機関との連携を意識し、外部機関の「依存症回復支援施設からのメッセージ」を「ボランティア」という形式で導入している。さらに、Small Group Meeting（SGM）、Social Skills Training（SST）を含めた計4パターンの種目をワンパッケージとし、全8回の集団認知行動療法プログラムとして提供している（図）。乱用・依存のみではなく、併存する精神疾患への疾病教育も並行して行っており、各回の参加ごとにスタッフが参加印をワークブックに押し、全8回に参加したものには院長印の入った賞状が贈られるなど、患者のモチベーションを上げるための工夫もされている。

介入ポイント

1. アセスメント：診断を可能な限り確定していくことは、臨床においてとても重要である。

しかし，本人を取り巻く環境がめまぐるしく変化する状況にあって，診断のみに振り回されると，本来介入すべきポイントが抜け落ちることになるので，注意が必要である。物質使用障害以外の診断がついていても，違法薬物乱用歴や大量飲酒をしている生活状況が見過ごされていることは多い。幅広い視野を持ってアセスメントを行うことが求められる。

2. インターベンション：簡易な集団プログラムを用いることで，物質使用と精神疾患の双方に対する心理教育的な介入を行うことが望ましい。あまりあれこれ考えず，多職種と協働して，とりあえずはじめてみることをお勧めしたい。作業療法士とチームを組むとコストパフォーマンスが高いプログラムを作ることも可能である。

3. 介入ポイント①：精神病症状がある併存性障害の患者は，自己肯定感が低いという指摘がなされている。そのため，集団による介入のみで終わるのではなく，定期的な個別の面接を設け，集団や地域になじめるよう，肯定的に本人の話を聞いていき，丁寧にサポートする必要がある。

4. 介入ポイント②：併存性障害の地域生活支援にあたっては，処方薬による内因性精神病状への治療を基本とし，統合失調症のリハビリテーションに準じて精神的な安定を図った後に，精神保健福祉サービスの積極的な活用による生活支援を行うことを，依存症治療より優先するほうが望ましい。

5. 介入ポイント③：併存性障害の場合，精神症状が安定し，地域生活が安定してくると，急に物質乱用の問題が顕在化してくることも稀ではない。そのため，地域支援の安定化を図るとともに，あわせて負荷のかからない方法で，内省を図る必要がある。自助グループにつながるまで専門家が一緒に同行して参加するのも悪い方法ではないが，併存性障害の方のみの小集団の内性プログラムを実施するほうが，コストパフォーマンス的には優れているかもしれない。

● 文献

Health Canada (2002) Best Practices Concurrent Mental Health and Substance Use Disorders. Health Canada.

池田朋広, 森田展彰, 梅野充ほか (2010) 精神病性障害と物質使用障害の併存障害について——精神病性併存性障害3症例への考察. 精神科治療学25-5 ; 573-581.

池田朋広, 常岡俊昭, 稲本淳子ほか (2013) 重複診断症例の臨床的特徴と治療①——統合失調症. 精神科治療学28 (増刊号) ; 357-363.

National Institute of Drug Abuse (NIDA) http://www.drugabuse.gov/PODAT/PODATI.html

クロスアディクション事例とどうかかわるか？

国立精神・神経医療研究センター精神保健研究所
松本俊彦

クロスアディクションとは何か

　クロスアディクションとは日本語で複合嗜癖，もしくは多重嗜癖などと訳され，依存症の対象が複数にわたっている病態を意味する用語だ。通常，物質依存症に罹患する者に，同時もしくは交代性に，ギャンブル，買い物，窃盗癖，性的行動，恋愛，自傷行為，摂食障害などの依存症的な様態を呈する問題行動（嗜癖行動）が伴っている場合に，われわれは「あの事例はクロスアディクションだね」などという。

　臨床現場ではクロスアディクションと頻繁に遭遇する。男性であれば，アルコール依存症と病的なギャンブルや，いわゆる「ワーカホリック」，覚せい剤依存症と性的な逸脱行動という組み合わせが多く，女性の場合には，アルコールや薬物の依存症に摂食障害や，いわゆる「買い物依存」という組み合わせが多い。

　女性のクロスアディクション事例では，1986年にLaceyとEvansによって提唱された，「多衝動性過食症」に一致する者も少なくない（Lacey & Evans, 1986）。これは，摂食障害，とりわけ神経性過食症の事例の一部に，アルコール・薬物乱用，習慣性自傷行為，繰り返される自殺企図，衝動的な暴力，性的逸脱行動，病的な買い物，窃盗癖などを伴う病態を指しており，これらが経過中に交代性に出没するのが特徴だ。たとえば，アルコール依存症の女性患者が入院して断酒すると拒食や過食・嘔吐が始まり，それが治ると今度は自傷行為を繰り返し……と，その病態はあたかも「モグラ叩き」の様相を呈する。クロスアディクションのなかでも特に重篤な臨床類型といえるだろう。

クロスアディクションのパターン

　この病態は，一見，無軌道かつ衝動的，自己破壊的にさまざまな問題が出没しているように見える。援助者はその激しさに圧倒され，思考が停止してしまうが，そこは気を確かに持って冷静に各問題行動の関係や機能を評価する必要がある。

　まず注目すべきなのは，物質乱用と嗜癖行動との関係だ。嗜癖行動は物質乱用による酩酊下で生じていることが多い場合には，酩酊による脱抑制がさまざまな嗜癖的ないしは衝動的行動を誘発している可能性がある（例：アルコールやベンゾジアゼピンの酩酊下での過食行動や自傷行為，性的逸脱行動）。その一方で，嗜癖行動が物質に対する渇望を刺激している場合もある（例：「ワーカホリック」状態の人が疲れた身体に鞭打つために覚せい剤を使いたくなる）。

　一見すると，物質乱用と嗜癖行動との関係が明確ではなく，「1つの問題が治まると別の問題が飛び出す」といった具合で，単に自己破壊的衝動に突き動かされているだけにしか見えない事例もある。しかし，そのなかでも抑うつ気分を改善，もしくは食欲を抑制するために精神刺激作用のある成分を含んだ市販感冒薬を乱用していたり，激しい怒りの爆発を回避するためにベンゾジアゼピンの大量摂取をしたり，外傷体験のフラッシュバックから意識を逸らすために自傷行為や過食・嘔吐がもたらす強烈な身体知覚を用いていたりと，何らかの目的に沿った物質や行動を選択している場

合もある。

このように問題行動相互の関係性や，それぞれの問題行動に期待されている機能を評価することは，治療戦略を立てるのに役立つ。

かかわりに際しての注意点

クロスアディクション事例の援助では，さまざまな嗜癖問題のすべてを一度に手放すべきか，それとも1つずつ手放すべきかの判断が悩ましい。一般にすべての問題を同時に解決しようとすると，治療中断や精神状態の悪化を招きやすい。その意味では，さしあたって物質乱用を解決することからはじめるのが無難だ。自傷行為や食行動異常に比べると，物質乱用はコントロールがしやすいし（例：入院させる，余分な金を持たせない），もしも嗜癖行動が物質によって誘発されている場合には，嗜癖行動が自然治癒することもある。

もちろん，多衝動性過食症のように，物質使用停止後に交代性に嗜癖行動が悪化する事例もある。その場合，その嗜癖行動が続くことが物質使用の渇望を刺激することがあきらかであったり，その行動によるダメージが深刻であったりした場合には，次のその嗜癖行動をコントロールすることを検討すべきだ。だが，渇望との因果関係が不明瞭，もしくは，ダメージがさほど深刻でなければ，嗜癖行動を無理にコントロールしない，したとしても「きわめて緩いコントロール」とすることもある。というのも，自傷行為や過食・嘔吐のような嗜癖行動は，「止めよう」と意識すればするほど，内的な衝動が強まりやすく，また，失敗時の罪悪感からさらなる嗜癖行動が誘発されてしまいやすいからだ。

重要なのは，自殺の危機を回避するための危機介入的な入院をさせながら，援助関係の継続を心がけることだ。意外なことに，クロスアディクション事例を見ていると，さまざまな物質乱用や嗜癖行動が交代しながら出没・消長しつつ，たとえば，「覚せい剤⇒アルコール⇒自傷行為⇒過食・嘔吐⇒市販感冒薬の軽い乱用⇒爪噛み……」と，徐々に健康被害や社会的損失が少ない嗜癖対象へとシフトしている者も少なくない。その意味では，クロスアディクションは，彼らなりの生き延びるための戦略と捉えることができるのかもしれない。

◉文献

Lacey JH & Evans C (1986) The Impulsivist : A multi-impulsive personality disorder. British Journal of Addiction 81 ; 641-649.

アディクション治療が先か，トラウマ治療が先か？

筑波大学医学医療系
森田展彰

アディクションと被害体験や PTSDの重複について

　アディクションは，トラウマ体験やPTSD（Post-traumatic Stress Disorder）と合併することが多いことが指摘されている。例えば，Kangら（1999）は171人の物質乱用女性で，児童虐待の被害体験（性的虐待24%，身体的虐待45%）を報告した。日本の研究でも，梅野ら（2009）が全国ダルクの薬物乱用者の調査で，男の67.5%，女72.7%が中学時までに虐待を受けた体験を持っていたことを報告している。

　Kesslerら（2005）によれば，米国の合併症に関する疫学研究の分析結果ではPTSDは一般人口で生涯有病率が6.8%であったのに対して，物質乱用者中では14.6%になることが示されている。逆にPTSDを持つ者には物質使用障害の発生率が高いことも指摘され，Kesslerらは，PTSDを持つ者は，それがない者に比べて，2～4倍物質乱用を持つ可能性が高まることを指摘している。

トラウマがアディクションに結びつく メカニズム

　トラウマがアディクションに結びつくメカニズムについては，以下のようなモデルから説明されている。

　①トラウマによる急性の痛みの自己治療としてのアディクション——トラウマやストレス等の精神的苦痛に対処するために，アルコールや薬物やギャンブルを使うようになるという「自己治療モデル」が指摘されている。

　②複雑性トラウマによる認知・行動の問題としてのアディクション——複雑性PTSDの一症状として物質使用障害をみる見方がある。複雑性PTSDとは，生育期などに長期・反復的にトラウマ体験に暴露される結果，再体験，回避，過覚醒などの狭義のトラウマ症状のみでなく，感情や対人関係に関する調節能力の障害が定着してしまい，それが広範な症状・問題行動を生じる病態である。児童虐待やDVを受けてきたアディクション事例，特に女性事例では，こうした複雑性PTSDの問題の現れとしてアディクション行動をとらえることが有用である。

物質使用障害と PTSDの合併事例の治療の困難性

　ラウマ症状が重篤な場合には，通常のアディクション治療では十分な効果がでないことが指摘されている。その理由については，以下の点が指摘されている。

　①トラウマ記憶がクレービング（渇望）の引き金になる。

　②トラウマ症状を持つ者では，回避症状，自尊心の低下，他者への信頼感を持ちにくい傾向があるために，援助を求めたり，安定

した治療関係を維持することが困難である。
③トラウマの問題を持つ者では，トラウマを再演するようなリスクテーキングな行動を取り続けることが多く，物質使用を助長するような危険な人間関係へのしがみつきにつながりがちである。
④両問題の援助機関や体制は分離しており，社会的リソースが限られる。

物質使用障害とトラウマへの統合的な働きかけ

薬物問題とトラウマ問題の重複事例における問題の関連性を図に示した。必要な働きかけとしては，トラウマ関連刺激に対する敏感性と薬物関連刺激への敏感性に対する働きかけと，この2つに共通する認知や対人関係の問題がある。このうちトラウマへの働きかけ，特にトラウマ記憶の語りによるエクスポージャー療法を行うことは，大きな改善をもたらす可能性がある一方で，薬物使用につながる危険性もある。そこで以下のように3つの方針に基づくプログラムが提案されている。

(A) 薬物問題への認知行動療法を行った後にトラウマ記憶へのエクポジャー療法を行う。その実例である Substance Dependency Posttraumatic Stress Disorder Therapy（SDPT）(Triffleman et al., 1999) においては，物質依存に対するCBT（12w）を終えてから，トラウマをあつかう持続エクスポージャー療法（8w）を行う。

(B) トラウマ関連刺激と薬物関連刺激へのエクスポージャーとその対処を同時に行う。この具体例としてはCTPCD（Concurrent treatment of PTSD and cocaine dependence）(Back et al., 2001) がある。

(C) トラウマ記憶へのエクポジャーを行わず，

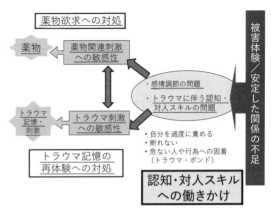

図 薬物問題とトラウマ問題の重複事例の関連図

トラウマに関連する認知・対人関係のスキルを扱う。Najavits (2002) の作成した Seeking Safety がこれにあたるが，このプログラムでは3領域（対人，認知，行動）に関する25のトピックスを扱っている。

(A) (B) (C) とも，物質使用とトラウマ症状の改善に効果があることが確かめられている。日本でのアディクション治療でも，トラウマ問題について見逃さずに取り上げていくことが重要であり，少なくとも Seeking Safety が取り上げているような共通する認知・行動のスキルを教えることは有用である。ただし，トラウマに対するエクスポージャー療法の導入の有無やタイミングは，事例の状況によって決める必要があるといえる。

◉文献

Back S, Dansky BS, Carroll K, Foa EB & Brady KT (2001) Concurrent treatment of PTSD and cocaine dependence. J Subst Abuse Treat 21 ; 35-45.

Kang S, Magura S, Laudit A & Whitney S (1999) Adverse effect of child abuse victimization among substance-using women intreatment. Journal of Interpersonal Violence 14 ; 657-670.

Kessler R, Burglund P, Demler O, Jin R, Merikangas KR & Walters EE (2005) Life time prevalence and age-of-onset distributions of DSM-IV disorder in the National Comorbidity Survey Replication. Archives of General Psychiatry 62 ; 593-602.

森田展彰(2013)暴力などのトラウマ問題を抱えた薬物依存症者に対する治療. In：和田清 編：精神科臨床エキスパート 依存と嗜癖——どう理解し，どう対処するか. 医学書院, pp.102-114.
Najavits LM (2002) Seeking Safety : A Treatment Manual for PTSD and Substance Abuse. New York : Guilford Press.
Triffleman E, Carrol K & Kellog S (1999) Substance dependence posttraumatic stress disorder therapy. J Subst Abuse Treatment 17-1, 2 ; 3-14.
梅野充, 森田展彰, 池田朋広, 幸田実, 阿部幸枝, 遠藤恵子, 谷部陽子, 平井秀幸, 高橋康二, 合川勇三, 妹尾栄一, 中谷陽二 (2009) 薬物依存症回復支援施設利用者からみた薬物乱用と心的外傷との関連. 日本アルコール・薬物医学会雑誌44-6 ; 623-635.

女性とアディクション
ジェンダーの視点から現象をみる

特定非営利活動法人リカバリー
大嶋栄子

女性とアディクション

　気分を変える化学物質から，誰もが日常的に行なう買い物や食べることまで，私たちの社会には多くの依存物質や反復性ゆえに依存してしまう行動，あるいは関係が溢れている。現代社会では女性が飲酒することへのハードルが下がり，国税庁が実施した「酒類に関する世論調査」(2008)では，初めて20～24歳の男性（83.5%）よりも女性の飲酒者（90.4%）が多いという結果になった（厚労省e-ヘルスネット［https://www.e-healthnet.mhlw.go.jp/information/alcohol/a-04-003.html］）。また平成25年版「犯罪白書」では，女子入所受刑者の状況が特集されており，窃盗と覚せい剤取締法違反による受刑が全体の8割を占めると報告されている（平成25年版「犯罪白書」［http://hakusyo1.moj.go.jp/jp/60/nfm/mokuji.html］。この第6編では，女子の犯罪・非行を取り上げている。窃盗とはその大半が万引き行為であり，内容としては食品や日用品などが多い。また平成25年には「女子刑務所のあり方検討研究委員会」が女性特有の問題に着目した処遇を行なうよう提言したが，そのなかには摂食障害を抱える受刑者（罪状は窃盗であることが多い）への専門的処遇の必要性なども述べられている。

　私たちの誰もが，気分を変えるためにスポーツに興じ，友人たちとケーキバイキングに出かけるなど，何かに少しずつ依存している。むしろ依存先を分散し多様化させることで何かにのめり込むことを上手に回避すると言ってもよい。私たちはそうやって，この社会で出会う多くのストレスと向き合い，やり過ごす。だからこそ，誰かが気分転換の域を超えてのめり込み，コントロールを失った状態でいることに，ある種の嫌悪や蔑みなどを感じやすい。「あなただけが大変なわけじゃないのよ」という言葉こそ直接的にはないが，とりわけ女性のアディクション問題に向けられる眼差しは厳しい。

困難さの掛け合わせ

　ところで女性がアディクションを発症する経過について，欧米では虐待体験によってもたらされた心的外傷を自己治療する目的で，アルコールを

はじめとする精神作用物質の乱用および依存が起こることが数多く報告されている。研究では，物質使用を止めることは援助過程の副産物であり，それ自体を目的とせず生活の質を変化させる重要性について指摘している（Call & Nelsen, 2007 ; Najavits et al., 2004 ; Taylor, 2008）。筆者は精神科病院でのAL・薬物専門治療での経験を経て，2002年からコミュニティにおける女性のアディクトたちに対するリハビリテーションと生活支援を行なっているが，彼女達の多くが人生の早い時期からいくつもの困難を重ねてきたことに驚かされる。しかも共通していることは，周囲に助けを求められる環境がなかったか，たとえあったとしても「助けて」と言ってよいとは思っていなかったことである。この点から，彼女たちの気分転換はかなり差し迫って選ばれ，しかも選択の幅が限られていたことがわかる。

彼女たちの多くは子ども時代に，アルコールや覚せい剤ではなく，爪噛みや抜毛，軽い自傷などを使っていた。誰かが気づいてくれ，「どうしたの」と聞いてくれ，話せるまで待っていてくれたら，もう少し別の気分転換やもっといい解決の仕方が見つかったかもしれない。しかしある日，住む場所を与え，食事できるお金を与え，すぐに車でどこにでも連れて行ってくれるような人たちが現れる。彼らはすぐに彼女たちの身体を，心を，「支配（コントロール）」する人になるが，彼女たちは「支配（コントロール）」をしばしば「愛情」と勘違いする。どこかで疑いながらも，自分に寄せられる関心を嬉しく感じずにはいられない。

学校に居場所を見つけようとする女性は，精一杯「普通以上」でいようと努力している。勉強も部活も，友人関係も完璧にこなそうと頑張る。家のなかには緊張と冷たい空気が充満しており，バイト先から寝るためだけに家に帰る。自分の部屋で静かに過食を始める。嘔吐はコンビニの袋に行ない，しっかりと縛ってゴミの日に自分で捨てる。大学受験をなんとかこなしたと思ったら，今度は就活が待っている。女子は優秀なだけではだめで

容姿も重要だから，息が抜けない。いつもどこか苦しい感じがして，心の底からほっとできない。自分だけうまくいかないような気がしてしまう。

このように女性のアディクションの物語には，もっとも親密であるはずの人から負わされる多くの暴力だけでなく，ジェンダー不平等（働く場所や賃金の不平等，機会の不平等，子育て役割の不平等など）によってもたらされる困難が多い。しかし，私たちの社会はこうした不平等をずっと容認してきたので，「あなただけが大変なわけじゃないのよ」という眼差しで女性のアディクションを見ている。

個人的なことは政治的なこと

メンタルヘルスの領域で仕事をしていたら，女性のアディクションに出会わないでいるのは難しい。それくらい現象は溢れているのに，援助者の多くはそれを「個人的なこと」と認識しているために，出会っていたとしても認識しない。子どもの貧困には誰もが涙し憤りを見せるが，それが女性の貧困でもあることに対しては多くを語らない。貧困にあえぐ母親がパチンコに溺れれば，母親が非難されるだろう。子どもは児童相談所を経由し一緒には暮らせなくなるかもしれない。だが，この母親にとってギャンブルという行為は何を意味しているのだろうか。誰かが気づいてくれて「どうしたの」と声をかけ，話せるまで待っていてくれたら，別の展開にならなかっただろうか。実はアディクションの問題は「政治的なこと」であり，私たちがアディクトにならなかったのは，たまたま運良くそうならなかっただけに過ぎない。

アディクションの問題を抱える女性たちと付き合うときに，個人的な物語から社会の仕組みに根を張ったジェンダー不平等についても，きちんと目を向けてほしい。そうでないと，目の前の人に対して厳しい目でしか接することができない。私たちの仕事は，彼女たちが何度でもやり直しする気持ちになれるよう，それを支えることである。

一人で回復することは難しいから，人のなかにいて，人とともに変化し成長していくようにと促す。援助者として彼女をある時期しっかりとhold（抱える）したら，今度は援助の二者関係からゆっくりと当事者たちのなかへ送り出す。アディクションからの回復には，この「横並び」の関係性が大変重要だ。しかし女性のなかには同性への恐怖や不信から，援助者との治療関係しかもたずに過ごそうとする人もいる。彼女が「彼女たち」の世界のつながりへと踏み出す勇気は，援助者自身が多くの女性たちとの関係で，安心や，心地よさ，そして支え合いを体験していることを通じて得たありように，大きく影響されるように思う。

◉文献
Call CR & Nelsen JC (2007) Partner abuse and women's substance problems. Journal of Women and Social Work 22-4 ; 334-346.
Najavits LM, Sullivan TP & Schmitz MS et al. (2004) Treatment utilization by women with PTSD and substance dependence. The American Journal on Addictions 13 ; 215-224.
Taylor A (2008) Substance Use and Abuse. Journal of Women and Social Work 23-2 ; 167-178.

性的マイノリティーとアディクション

アパリクリニック
中山雅博

　僕は依存症当事者として，依存症の回復を支援する新宿のクリニックで職員をしております。「性的マイノリティーとアディクション」というテーマで文章を書く機会をいただいて，このテーマについて情報を集めたり，研究を深めたりという経験はまったくない僕が心理学を勉強されている方に何かお伝えできることが果たしてあるのかどうかと大いに悩むところですが，自分自身と，性的マイノリティーでアディクションの問題をかかえておられる方々との関わりを通して学んだことを，せっかくいただいた機会ですからまとめてみようと思います。

生い立ち

　僕は1960年に横浜の郊外に生まれ，喧嘩の絶えない両親に育てられました。母は父との関係の悪さからか仏教系の宗教に熱心になり，僕は母の言われるままその宗教に熱心に取り組みました。宗教に係れば係るほど父からの迫害が強くなりましたが，それに耐える形で母との関係はより密接になっていきました。その宗教の影響もあり僕は常に母に対して「いい子」でした。母に気に入られるため，その宗教の共同体のなかでもいつも「エリート」でした。

　自分のセクシュアリティーについて自認したのは高校3年生のときでした。しかしながら，そのことはとても親に打ち明けられる事柄ではありませんでした。なぜならばそれを打ち明けることが

母を傷つけてしまうことになると思いましたし，父には怖くて伝えられない。おおよそそんなところだったと思います。

ゲイとして

　セクシュアリティーを自認してから，僕は家族に対して常に正直になれない秘密を抱えて生きていくことになります。それは大学生のとき，仕事を持ったとき，常にゲイである自分とそうでないと装う自分の帽子を被り分ける必要がありました。ゲイである自分を否定すればするほど男同士の性交渉にのめりこんでいきました。出会いを求めて，新宿2丁目の飲み屋や，「発展場」と言われる男同士の性交渉相手との出会いを提供する場所に入り浸るようになっていきます。両親の仲が悪かったせいもあるかもしれません。僕は男同士の恋愛を育むことが苦手でした。幸せなパートナーシップをイメージできなかったのです。だからいつもレジャーとして性交渉の相手を探していました。

依存症と底つき

　僕が気分を変える薬物と出会ったのは大学生の頃で，「ラッシュ」と呼ばれる薬物でした。今は違法薬物として所持が厳しく取り締まられていますが，当時は街中のポルノショップや若い人の集まる雑貨屋等に行けば千円程度で売られていました。特にゲイの間で人気が高く，ゲイのポルノショップには必ず置いてありました。性交渉の相手から勧められて気軽に使用した僕はいっぺんで気に入ってしまい，ラッシュがない性交渉はやる気が起こらない，ラッシュを使わない人とは関係を持たないというくらいハマってしまいました。そこが入り口になり，32歳のときに大麻と覚せい剤に出会いました。もともと「いい子」だった僕ですが32歳ともなるといらぬ知識が身につきました。「大麻は合法の国もある，タバコよりも安全だ」と。先に大麻と出会うのですが，使用するに当たっては

ほとんど罪悪感がありませんでした。そこからすぐに強い刺激が欲しくなり，覚せい剤を使ってしまうようになりました。覚せい剤は僕にとって「武器」でした。もともと同性間の性交渉に少なからず罪悪感を感じていた僕にとって，覚せい剤によって得られる「何でもオッケー」という感覚は今までに感じたことのない開放感でした。何年か覚せい剤を使い続けること約8年，開放感は感じることはあってもいいところ15分で，残りの時間は被害妄想と得体の知れない不安感，使っても何もいいことがないのに使い続ける日々が続きました。2000年頃には部屋から一歩も出られずペットボトルにオシッコをするような状態でした。

回復とセクシュアリティー

　2000年10月，僕は精神病院に入院しました。もう一人ではどうにもならなくなっていたのです。主治医の勧めでダルクに入寮。そこから僕のクリーン（クスリを使わずに生きる）がスタートします。入院に際してセクシュアリティーは主治医に打ち明けました。主治医いわく「入院は構いませんが問題を起こさないでくださいね」。僕は悔しくて先生にけんか腰に。でも退院するときには先生も謝ってくださりうれしかったですね。その後ダルクでの入寮期間中は，自分が同性愛者であることには正直になれませんでした。話せばきっと気持ち悪がられるという思い込みがあったのです。ほとんど止める気もなく入寮した僕の使用欲求は高いほうでした。それでも止めつづけることができたのは，ぶつかり合いながらも支えてくれた同じ依存症者の仲間がいてくれたからです。クリーンが4年ほど続いた頃，NAの12ステップの4, 5番目のステップ（生き方のたな卸しを表に書き，告白する）に取り組みました。自分のなかにある怒り，罪悪感，コンプレックスなどを紙に書き出し，それを同じセクシュアリティーの聖職者に聞いてもらいました。このときから，僕は自分のセクシュアリティーについて向き合うようになりま

した。その後12ステップを使って生きるなかで得た気づきは――

　僕は男性同性愛者であることが嫌なこと（ここを感じないようにして生きてきた）。
　過去から続く社会的制約のなかで男性同性愛者として生かされていること。

　この2点に尽きると思います。僕の職場には同じセクシュアリティーの依存症者で回復を目指している仲間が何人かいます。僕の経験と気づきがその人たちの助けになれば――そう思い続ける毎日です。

回復途上の恋愛にはどんな危険があるのか？
ステップ13

ジャパンマック RDデイケアセンター
中山 進

13番目のステップ

　依存症者がある時点で酒や薬物をやめると、そこから回復が始まっていく。やめつづけている期間が長くなるほど精神的に安定し、再発（スリップ）する危険性が減っていく、という経験則がある。だからこそ、再発のリスクの高い回復初期をどう乗り切っていくかが課題となる。

　AAやNAなどの12ステップを用いる回復のコミュニティでは、回復初期の恋愛を「13番目のステップ」と呼んでいる。ステップは12個しかないのだから、13番目とはつまり余分なこと、避けるべきことという意味であり、スポンサーや支援者がくっついたばかりの恋人同士を別れさせることまでする。なぜそこまで恋愛が忌避されるのか。また、逆の見方をすれば、回復途上の依存症者はたいていが「いい年の大人」であり、回復という重大事を優先させて、恋愛感情を1年か2年封印したとて、長い人生からすれば短い期間でしかないはずだ。なのに彼らはなぜティーンエイジャーのように、周囲の反対を押して異性とくっつきたがるのだろうか。本稿の依頼が私に来た理由をいぶかしく思いつつ、私自身の経験と周囲の意見をあわせて、これらの疑問にできるだけ答えてみたい。

　昨今、同性愛者も決して珍しくないが、そこまで配慮して本稿を書こうとすると表現が回りくどくなってしまうので、すべて異性愛として描写させていただく。必要に応じて読み替えていただきたい。

恋愛と依存症からの回復

　恋愛は人に多くの幸福感をもたらす。愛の告白が相手に受け入れられたとき、デートが実現したとき、相手が自分とのセックスに満足していることを知ったとき、人は深い充足を味わう。単なる性の喜び以上のものがそこにある。おそらくは、承認欲求や自尊感情が関係しているのだろう。また、相手の確かな存在感が、自分の抱えるどうし

ようもない不安やイライラをぬぐい去り，安堵を与えてくれることもある。そのように，恋愛に幸福感と安心感を求めるのは，健康な人も依存症者も同じだろう。だが依存症者の場合，それはその人がアルコールや薬物のなかに求めていた「癒やし」と重なってくる。

　AAのテキストには，断酒中のアルコホーリクは「ふっと楽になる感覚（sense of ease）」を求めて最初の一杯に手を出し，飲んだくれに戻っていくと描写されている。Khantzianらの自己治療仮説にもあるように，依存症者は感情的苦痛に対処しようと酒や薬を使い，それがかえって有害な結果をもたらしている。回復の手段はほぼ例外なくどれもが，酒や薬よりも健康的で制御可能な手段で感情的苦痛に対処できるように，そのスキルを依存症者に与えようとしている。酒や薬という物質が使えなくなった依存症者が，その代わりに恋愛という手段を用いようとすればするほど，彼らの恋愛に対する執着の強さが説明できるのではないだろうか。

　問題なのは，恋愛は（アルコールや薬と同様に）制御不能だということだ。なにせ，相手は物質ではなく感情を持った人間だ。幸福と安心ではなく，不安と失望を与えることもある（むしろそのほうが多いのではないか？）。期待した結果が得られなかったとき，そんな相手よりも，酒や薬という物質に癒やしを求める行動パターンに戻ってしまうのもありがちなことだ。

　回復途上の依存症者は多くの精神的サポートを必要としている。AAやNAなどの回復のコミュニティには「仲間」がたくさんいて，多くの人からサポートを得ることができる。しかし，恋愛関係が生じると，精神的なサポートを主に恋愛相手から得ようとするようになってしまう。その偏りによって行動選択の優先順位が変わり，AAやNAで仲間と過ごすのではなく，恋人と一緒に過ごすことを選ぶようになっていく。また，回復仲間や支援者に対して恋愛を秘匿し，オープンに話すことを避けてしまうと，行動の修正はますます困難になってしまう。

　では，回復初期に恋愛を避けるべきだとするならば，いつ頃になったら恋愛が可になるのだろうか。サンドラ・ブロック主演の「28DAYS」という依存症の回復施設を描いた映画がある。少々ネタバレを承知で，そのなかのエピソードを1つ紹介したい。施設の利用者の「いつになったらデートして良いのか？」という質問に対して，劇中の施設長がこう答えている。「鉢植えの植物を一鉢買いなさい。1年経ったら，ペットを飼う。さらに1年後に，植物もペットも生きていたら，誰かと関係を持っても大丈夫だろう」。もちろんこれを金科玉条のように守ることをお薦めしているわけではない。だが，それぐらいの慎重さがあっても良いように思う。

自助グループへの参加を渋るクライエントへの促し方

NPO法人 川崎ダルク支援会 常務理事／川崎ダルク 施設長
岡崎重人

はじめに

　治療を行う場面には、さまざまな動機で依存症者が現れる。家族からの懇願で、裁判所からの命令で、病院から退院するのに止むを得ずなど、さまざまな背景をもって私たちの前に姿を見せる。筆者もそのなかの一人であり、多くの関わりによって回復し、現在は民間リハビリ施設ダルクの施設長である。

　筆者も回復過程で参加してきた自助グループとは問題を抱えた当事者の会であり、対象は薬物、アルコール、ギャンブル、摂食、家族関係など多岐にわたる。形式や指針はさまざまだが、ここでは12ステップをベースに行動している当事者の会を例示したい。依存症者は否認をもとに自助グループへの参加を渋るクライエントも多く存在する。本稿では、自助グループへの参加を渋るクライエントに対して、行動の変容のなかでどのように参加を促すか、自身の経験を通して説明したい。

出会いの一歩

　医師やカウンセラー、行政職員、ソーシャルワーカーのなどの援助職は、私たち施設職員や自助グループよりも早い段階で依存症者に出会うことが多い。出会った時に施設やグループに即座につながる確率はとても少ない。支援者や援助者は、紆余曲折を経てきたその人が人生を生き直していく途中の交差点のような存在である。私たちが交差点のなかで行き交う人々の持ち物やその町並みからインスピレーションを受けて暮らしているのと同じように、アディクトは相談機関や病院、施設、自助グループのなかで多種多様な感銘や共鳴を受けている。クライアントが回復への希望を手にするためには、クライアントに応じた回復プロセスが十人十色であることを熟慮しなければならない。

私の物語

　私自身、家族が施設に相談に行ったことをきっかけに施設につながり、その後、自助グループのことを施設職員から聞いた。一人で行けない私に、自助グループのメンバーが駅で待ち合わせをし、一緒に会場まで歩んでくれ、初めての参加をした。当時の私は、自分の力では依存症をどうすることもできない状況で、人として生きている実感を持っていなかった。その当時は、吹けば飛んでしまうようなやる気と、もう一度うまく使用できるのではないかと思う狂気との狭間で苦しみながら、鬱々とした日々を過ごしていた。その時、私を支えてくれた家族、施設職員、友人たちは、叱責や説教をするのではなく、受容してくれた。家族は、受け入れ難い現状を目の当たりにしながらも、施設職員との対話を通して私への対応が変わっていった。その後、施設に入所を決め、2カ月もたたずに施設から飛び出して再飲酒を経験し、再度施設への入所を決意した。私にとってこの再飲酒の経験は、自分の物質使用に対する諦めを与えてくれた。そのアディクションの再発によって死に至らなかったことに感謝したいと思う。私の経験を共感してくれる自助グループの仲間に出会ううちに、自然と自分の過去の話や今抱えている問題につい

て言語表現ができるようになっていった。

今ここにいる存在

　目の前に現れる依存症者が次のネットワークにつながっていくには、"今ここに"いる人との関係性がとても大切であると考える。しかし、援助者だけがアディクトを変容する力を持っているわけではない。グループに力があるように、コミュニティにもその人を支える力が存在する。生きることを継続し、その道すがらの出会いがクライアントの財産になることもあると考える。治療中のクライアントが「仕事をしたい」と言った時には、自助グループに参加する意欲はなくとも、自分を変えたいという意欲を持っているのである。その意欲をどのように育みながら、アディクションの治療へとベクトルを変化させていくかは治療者の手腕とも言える。やろうと思ったことに失敗してしまったと話せる安全な場所で、心を開くことができる出来事にする後押しも必要である。今その言葉を私たちの目の前で正直に話せていることに敬意をもって接したい。嫌々ながら現れた自助グループでも変化をもたらすことはあるし、一方で、自分が思っていたところとは全然違ったと感じるクライアントも多くいる。無理強いをすることで二度と治療の場に現れなくなるクライアントもいることには、注意が必要である。

自助グループを知ること

　施設や自助グループの情報や雰囲気は、援助者自身が肌で確かめている必要が多分にある。知識や情報だけではない、リカバリーしているアディクトの存在に触れていることが、同じアディクションに苦しんでいるクライアントを引っ張り上げるのには必要不可欠な要素と思われる。
　施設や自助グループのなかではさまざまなイベントが行われており、それに興味を持つクライアントも少なくはない。そんな時にはイベントから誘ってみるのも一つの方法である。また、治療グループなどが存在する場合には、その場所に施設や自助グループからリカバリーのメッセージを運んでもらう時間を設定することもできるだろう。今までと違うこと（回復という生き方）をするには、依存症者本人にとって勇気が必要である。しかし、その後押しは援助者からの働きかけにより生まれ、依存症者同士の力のなかでより強いものへと変わっていくのである。私は依存症からの回復はどこにでもあると信じている。

幸せは自分の内側にある

　回復の道を歩んでいると、自分に不利益なことも起こり得る。今までの自分に頼る生き方から、変化に勇気を持って取り組んでいくには私一人の力ではできない。自助グループの中にはスポンサーシップという12ステップを導いてくれる相談相手が存在する。自分の内側にある問題に目を向け、生活に取り組んでいくことで私は内なる幸せを感じられるようになった。外側から得られるものではなく、幸せは内面から現れるものだと行きながら感じられている。そのことに今日一日感謝したい。

お金がないと訴えるクライエントをどう援助するか？

治療・援助の実際

国立精神・神経医療研究センター病院
若林朝子

地域生活に必要な3要素

青木聖久によれば，精神障害者の地域生活に必要な3要素とは「経済的基盤，居場所，地域生活支援体制」であるという（青木，2015）。筆者は精神科医療機関でソーシャルワーカーとして勤務し，患者の生活全般に係る医療福祉相談を受けているが，この3つの要素はどれも不可欠の重要な要素であることを常々実感している。治療と併せて生活保護や障害年金の受給が開始され，支援者の繋がりが構築されることによって，生活ばかりか病状まで安定する精神障害者の例は枚挙にいとまがない。クライエントの経済的基盤を整える上で欠かせない主要な制度を次項で見てみよう。

生活保護制度・障害年金制度・自立支援医療

○生活保護制度：基本的な生活を保障する制度で，申請窓口は居住地を所管する福祉事務所。日本国憲法第25条により「健康で文化的な最低限度の生活」を営むことのできる水準が保障されている。他方優先の仕組みがあり，本人の預貯金や労働能力，扶養義務者による経済的支援，年金制度など，あらゆる手段を講じても困窮状態にある人が申請により受給開始となる。

○障害年金制度：障害年金は公的年金のひとつで，初診日（初めて精神科に受診した日）から1年6カ月を経過した日，もしくは症状が固定した日に一定の障害状態に該当した場合に受給開始となる。窓口は全国の年金事務所もしくは年金相談センター。「依存症」の病名では受給できないケースが多いが，うつ病や双極性障害，統合

表　生活保護の扶助の種類（カッコ内は支給内容）

扶助の種類	必要な費用・支給内容
生活扶助	日常生活に必要な費用——食費・被服費・光熱費等（食費等の個人的費用と世帯共通費用を合算，母子加算等の加算あり）
住宅扶助	アパート等の家賃（定められた範囲内で実費支給）
医療扶助	医療サービスの費用（本人負担なし，直接医療機関へ支払）
教育扶助	義務教育を受けるために必要な学用品費（基準額を支給）
介護扶助	介護サービスの費用（本人負担なし，直接介護事業者へ支払）
出産扶助	出産費用（定められた範囲内で実費支給）
生業扶助	就労に必要な技能の修得等にかかる費用（定められた範囲内で実費支給）
葬祭扶助	葬祭費用（定められた範囲内で実費支給）

失調症などを併存している重複障害の場合，受給が可能となりやすい。使途の限定されない現金収入として，治療費や生活費に充当できるほか，就労と組み合わせることにより，自立した生活を目指すことが期待できる制度である。

○自立支援医療（精神通院医療）：医療費の自己負担額を軽減する公費負担医療制度で，対象は統合失調症，気分障害などのほかに「精神作用物質による急性中毒またはその依存症」も含まれている。申請窓口は市区町村の担当課。診察のほかに，精神科デイケア，ナイトケア，ショートケア，訪問看護等も対象となる。原則として医療費の1割負担で，世帯の所得に応じて月額の負担上限額が設けられている。医療費の軽減は比較的長期にわたる受診の継続に繋がり，ひいては自立した社会生活の一助となると考えられる。

このほかにも，傷病手当金や生活福祉資金制度，精神障害者保健福祉手帳など，経済基盤を支える制度があり，申請窓口は各制度によって異なる。クライアント各自の状況に合わせて活用できるよう，情報提供・支援することが望ましい。

支援が機能するために

「お金がない」と相談に来たクライアントに，すぐさま金銭的援助を行うことが，はたして依存症者の支援となり得るのだろうか。アディクション問題を抱えるクライアントに直接的に金銭的援助の手段を講じる場合，窮迫している場合は迅速さを要する一方で，慎重さも要する。

依存症者は物事の最優先が「まず使うこと」になっている場合が少なくない。部分的な援助ではかえって共依存に陥ったりして，当人の抱える根本的な問題に近づけないことがある。収入源の確保は必要だが，アルコール・薬物の購入やギャンブルの費用が公的機関から引き出されてしまう構図にならないよう，金銭の使途などにも配慮が必要である。本人への聴き取りや，場合によっては自宅訪問や家族面談なども適宜行い，福祉事務所や保健所，地域生活支援センターや社会福祉協議会などの金銭管理サービス実施機関，利用施設（入所・通所施設）などと連携しながら，その人のトータルな生活援助を進める視点を持つ必要があると考えられる。

本人が問題を問題と捉える力を付けて，対処法や生活環境を整える方法を考えることができるよう支援するためにも，疾病教育，家族支援，環境調整，支援ネットワークの構築などが同時並行で進んでゆくことが望ましい。

◉文献
青木聖久 編 (2015) 精神障害者の経済的支援ガイドブック．中央法規出版．

住む場所のないクライエントはどうしたらよいか？

国立精神・神経医療研究センター病院
小河原大輔

はじめに

筆者は，これまで主にアディクションを問題として抱えるクライエントを精神科病院という場で支援することを専門としてきた。経験上，実際に「住む場所がない」という状況のクライエントと出会うことは少なく，多くの場合は，「アディクションに伴う問題によって生活が崩れかけた」という状況で出会う。しかし，後者の場合にも，物理的には「住む場所がない」という状況ではないが，「安全で健康的な生活を送るためのもの」という意味合いでの「住む場所」についていえば，すでに「住む場所がない」状況であるといえる。

筆者は，アディクションを問題として抱えるクライエントへの支援では，単なる「目の前の問題解決」ではなく，「アディクションからの回復」に関連付けて考える姿勢が，有効な支援につながると考えている。ここでは，これまでの経験に基づいて，援助の考え方や留意点について提示する。

基本的な援助の考え方

「住む場所」の有無にかかわらず，図に示したプロセスを辿って，クライエント自身が問題解決に取り組むことを支援する。以下に，図について説明する。

問題についての知識を得る

「住む場所がない」状況に陥ったことには理由がある。何の知識も対応策も得ていないクライエントに対して，支援者が「住む場所がない」という問題だけを解決しようとする支援は，イネイブリングとして機能してしまう可能性が高い。まずはクライエント自身がアディクションについての知識を得ることを支援する。

知識に基づいて方法を考える

将来的に，「住む場所」を獲得したあとに，再び「住む場所がない」という状況にならないためにも，アディクションについて得た知識を基に，対処法や生活環境をクライエント自身が考えることを支援する。

支援者は，基本的にはクライエントの考えを尊重するが，意見を求められた際には方法を提案することもある。あくまでも一般論や経験に基づく提案であり，それを採用するかどうかはクライエント自身の判断に委ねる。

方法を実現するために行動する

クライエントは自身が考えた方法を実現するために，主体的に行動することになる。入所施設の利用を考えた場合はその施設に，部屋を借りる場合には不動産屋に相談するなど，現実的な課題に取り組むことになる。支援者は，専門知識以外にも一般的な生活の知識を求められることもあるが，可能な範囲で相談にのる役割を担う。

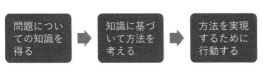

図　クライエントの辿るプロセス

結果としてクライエントの考えていた形にはならないこともあるが，得られた選択肢のなかで，クライエントが回復につながる行動をとれるように支援する。

「住む場所」の選択肢と留意点

単身生活もしくはそれに準ずる環境

生活能力の問題として単身生活が可能かという点には注意が必要だが，選択は基本的に本人の判断にまかせることになる。その生活設計にはアディクションからの回復につながる行動が含まれるように留意する。

回復支援施設への入所

アディクションからの回復を支援する施設には，入所による支援を行っているものもあるが，アディクションの対象は幅広いため，専門の入所施設がないことも多い。入所施設を利用する場合には，クライエント自身が選び，「入れられる」ではなく，回復のために「入る」場所となるように支援する。

家族との同居

同居の前提として，クライエントの家族が家族自身の相談先を持っていることが望ましい。そうでない場合でも，ほかに有効な選択肢が得られない場合には，クライエントが現在の家族との関係も含めて，回復を意図した生活を組み立てられるように支援する。

おわりに

「住む場所がない」という問題が解決しても，アディクションについての問題が解決したわけではない。生活のなかで紆余曲折しながら回復へ至るということが一般的なので，回復に向かう長期的なプロセスとして，提供した支援が機能するように意識して関わることが重要である。

アディクションの家族支援

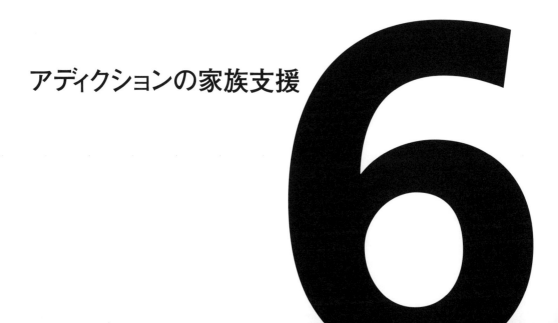

アディクション支援における債務処理

司法書士
稲村 厚

はじめに

　アディクションによって引き起こされる社会的なリスクのひとつに「経済的な破綻」がある。ギャンブリングやショッピングなどのプロセス依存に関しては，その結果として，支払いきれない債務を負ってしまうケースがほとんどである。また薬物やアルコールなどの物質依存においても，失職などで収入が減少しても，依存物を手に入れるために，多額の債務を負うことは珍しくない。

　筆者はこれまで15年以上にわたり，アディクション問題を持つクライアントに対し，筆者なりの効果的な債務処理の方法を模索実践してきた。この稿は，筆者の経験に基づいたアディクション支援のなかの効果的な債務処理を提示することを目的とするものである。

アディクションと債務処理の問題点

　アディクションを原因とする債務処理については，次のような問題が存在する。

①法律家の債務処理の提案が一律的で，本人や家族が手続の決断ができない

　一般的に法律家は，債務の背景であるアディクションについての理解が乏しく，債務者の現状に合った提案がなされないため，依頼する側が混乱する。

②家族が債務処理の相談を行うが，本人は一向に問題に直面化しない

　アディクションの家庭においては，よくありがちな状況である。本人は金銭問題が起こると家族に対して，懇願あるいは脅迫など方法はさまざまであるが，借金の肩代わりを依頼する。その後しばらくすると，同様の金銭問題が繰り返される。家族はほとほと困り果てるが，本人は外部機関への相談を拒否し続ける。

③債務処理を行っても，短期間で新たな債務が生じて問題が繰り返され，しばしば深刻化する

　法律家による債務整理を依頼したがアディクションは沈静化せず，新たな債務が発生する。信用情報において事故情報が共有化され，一般の金融機関からの借り入れができなくなるため，ヤミ金からの借り入れや親族への詐欺・脅迫，あるいは勤務先での横領・窃盗などの犯罪に至る。

④債務処理を行い，債務の返済期間あるいは法的手続き期間中は安定しているものの，その後何らかのきっかけで新たな債務が発生する

　自己破産手続き中や分割払いの支払い期間中は，問題が発生しないが，なぜかその期間が無事経過したのちに新たな債務が発生する。

債務整理の手順とアディクション支援との連携

　法的債務整理は，次のような手順で進む。相談⇒受託⇒債権者へ受任通知の送達⇒債権者からの

資料送付⇒整理方針決定⇒①任意整理（債権者への返済案の提示→交渉・和解→支払開始→返済金管理），②自己破産（必要書類の収集・作成→裁判所への申立→破産審尋・免責審尋→免責決定）。

この手続きのなかで，筆者が最も大事だと考えているのが「受任通知の送達」で，これによって債権者は，以後債務者への督促はおろか直接接触することができなくなる（貸金業法第21条）。法律家が役割を終えるまでは，債務者は債権者からの連絡を受けることがなくなり，返済地獄から解放されるのである。本人や家族は，借金に目が行きがちで，その原因であるアディクションへのアプローチを怠りがちになっている。そこで，「受任通知」を活用することにより，法律家と他機関の効果的な連携が可能になる。

前記①のケースでは，法律家が早期に整理方針を決定することなく，受任通知後連携先と充分情報交換をしながら，本人の意向を尊重しながら方針を決定していくべきであり，それは可能なことである。また，方針決定の段階で十分な時間をかけることによって，あらゆるアディクション支援を試すことができる。本人の生活が安定した段階で債務整理の方針を決定することができれば，前記③のような早期の再発は防げる可能性が高くなる。

前記②のケースでは，家族が本人へ働きかけをするタイミングを理解してほしい。本人が家族の助言に従うのは，「本人から助けを求めるとき」である。例えば，本人からお金の無心があった時がそれに当たる。その時に，「お金は渡せないが，相談できるところがある」と支援者へつなげてほしい。本人が助けを求めていない時に無理に支援につなげても，本人と支援者との信頼関係が築けない場合が多いので，タイミングは極めて大事なポイントである。

前記④のケースの多くは，家族と本人との関係性が影響している。家族がアディクションを持つ本人の「支援者」として，コミュニケーションの取り方などを学ぶことによって，再発はあってもおおごとにはならずにすむ場合が多い。家族が支援を学ぶことが大切である。

おわりに

アディクション支援における債務処理は，本人と家族を取り巻く社会資源が大きく影響するため，個別的に工夫することが必要である。支援者は柔軟に，そして粘り強く付き合ってほしい。

● 文献

稲村厚（2012）借金にはどう対処すればいいのか——家族が知っておきたい重要なポイント．In：認定NPO法人ワンデーポート 編：ギャンブル依存との向き合い方——一人ひとりにあわせた支援で平穏な暮らしを取り戻す．明石書店，pp.230-263．

アディクション臨床ではなぜ家族支援が大切なのか？

国立精神・神経医療研究センター精神保健研究所 薬物依存研究部
近藤あゆみ

依存症者のための家族支援

　アディクション領域において家族支援が重要と考えられている理由は主に2つある。まず1つめは，家族支援が依存症者本人の回復に良い影響を及ぼすからである。依存症は，「否認の病」とも言われているように，本人はなかなか自分自身の薬物アルコール問題を認めようとしない。そのため，どうしても自発的に治療や支援を求める時期が遅れてしまう傾向にある。このような本人を少しでも早く治療につなげるためのひとつの方法として家族支援が注目されている。たとえ治療を拒否していたとしても，多くの場合，依存症者本人の心のなかには「このままではいけない」「いずれはお酒やクスリをやめなければ」という気持ちもある。「飲みたい，使いたい」と「やめたい」との矛盾する気持ちの間で身動きがとれなくなっている本人の背中を，家族がやさしくそっと「やめたい」の方向に後押しすることができれば，その均衡が崩れる可能性はぐっと高まるので，そのように本人に働きかけることができるよう家族を支援することは重要である。欧米では，本人を治療につなげるための様々な家族支援方法が開発され，高い効果をあげている（Landau et al., 2004）。また，家族支援は本人を治療につなげるのに役立つだけでなく，治療予後にも良い影響を与えることがわかっている（Moos & Finney, 1983）。家族が支援を受けるなかで家族関係が変化したり，よりポジティブな方法で本人に関われるようになったりすることによって，本人の再発のリスクが減ると考えられる。このように，本人の回復という観点から家族支援は重要であると言える。

家族のための家族支援

　2つめの理由は，依存症者をもつ家族の生活が大変な困難に満ちており，多くの場合心身の健康が著しく低下しているからである（Caetano et al., 2001）。家族支援というと，どうしても上述の本人の回復に与える影響が注目されがちであるが，筆者はむしろこの2つめの理由を強調したい。依存症はお酒や薬物の問題だけでなく，貧困や暴力，子ども不適切な養育とも密接なつながりがあり，多方面からの手厚い支援が必要であるにもかかわらず，長期間家庭のなかで問題を抱え込み続けた挙句に，ようやく勇気を振り絞って支援機関に登場する家族も多い。そこには，家庭のなかで起きている問題に対する羞恥心や，本来家族が解決しなくてはならない問題であるという責任感があると思われる。本人の依存物質が覚せい剤などの違法薬物である場合はなおさらであろう。家族がこのような羞恥心や過度な責任感を手放し，生活の安定化をはかり，心身の健康を取り戻していくことが，家族支援の真の目標であることを忘れてはならない。

ファーストクライエントとしての家族

　以上のようにさまざまな意味で重要な家族支援であるが，残念ながらわが国ではまだその重要性が十分に理解されているとは言えない。お酒や薬物の問題が認識された後，支援を得られないまま

家族だけの力でなんとか解決しようとするとうまくいかないことが多い。試行錯誤の期間が長引くと，家族の疲弊は進んで冷静な判断力や問題対処力が低下し，状況を改善するための適切な行動がますます難しくなる。その結果，本人はいつまでも治療につながらず，依存症は徐々に進行し悪化していく。そして，深刻化する依存症と関連して起きてくる多くのトラブルが，ますます家族の心身の健康を低下させ追い詰めていく。このような悲劇の悪循環に陥らないためにも，多くの場合ファースト・クライエントとなる家族との出会いは大切にしたい。

◉文献

Caetano R, Nelson S & Cunradi C (2001) Intimate partner violence, dependence symptoms and social consequences from drinking among white, black and Hispanic couples in the United States. Am J Addict 10 ; 60-69.

Landau J, Stanton MD, Brinkman-Sull D, Ikle D, McCormick D, Garrett J, Baciewicz G, Shea RR, Browning A & Wamboldt F (2004) Outcomes with the ARISE approach to engaging reluctant drug-and alcohol-dependent individuals in treatment. Am J Drug Alcohol Abuse 30-4 ; 711-748.

Moos RH & Finney JW (1983) The expanding scope of alcoholism treatment evaluation. American Psychologist 38 ; 1036-1044.

家族の説教や叱責は効果があるの？

東京都立多摩総合精神保健福祉センター
谷合知子

依存症サイクルと「説教・叱責」

依存とは物質乱用などの結果，自己コントロールできず止められない状態を指す。そこには「依存症サイクル」と呼ばれる悪循環が働いている。例えば薬物を例にとると，①薬物の使用による快感・すっきり感・高揚感を得る，②そのうち快感が減り体調不良とトラブルに見舞われるようになり「もうやめよう」と後悔・自己嫌悪を味わう，③退屈で刺激が欲しくなり，気分の落ち込みから薬物の良いところだけ思い出す，④薬物への渇望・再使用，といった①〜④の繰り返しである。

家族は，なんとか本人の依存にブレーキをかけようとして「反省し，強い意志をもってやめなさい」といった説教・叱責による関与を行う。すると一時的には止まることもあるので，家族は期待するが，本人の「やめたい」と「やりたい」のサイクルにより，その時々で発言が変わり，長続きしない。結局，家族は嘘をつかれ裏切られた気持ちになって不信感が募り，関係は悪化する。家族はさらに説教・叱責し，報われない努力に疲弊し，家族自身が心身の健康を損なっていく。一方で本人も「やめて当然」という「正論」を前に，やめられない自分への自信をなくし，自暴自棄になってさらに依存にはまり込んでしまうこともある。

このように「説教・叱責」は，この悪循環を回す「再発促進燃料」のひとつとして作用し，家族・本人の双方にとって悪い結果につながってしまうことがある。

相談者の体験から

筆者の勤務する精神保健福祉センターでは，本人自身が相談してくれたらと願いつつ，その手前で格闘している家族が多く相談に訪れる。実感として，依存に関する相談に来所される家族100人いたとして，ほぼ全員が，なんとか状況を良くしたい思いで，説教や叱責をした経験をもっている。

「家族の説教や叱責は効果があるの？」と，表題通りの質問を，そうしたご家族に投げかけ，振り返ってみたとしよう。「家族の約束は何度も破られ，督促状らしき不審な手紙が何通も届き，仕事でもトラブったのか様子が明らかにおかしい……」，そんな場合，「説教や叱責は効果がありましたか？」と。

すると「泣いて謝ってくれたけど，すぐに裏切られましたよ」「たいしたことしてないのに，おまえがうるさく言うから薬を使いたくなる，と逆ギレされた」など，逆効果だったという体験が続々と語られるだろう。

近い距離感，生計を一にする家族関係において，アディクションに限らず問題が起きたとき，説得・説教・叱責・懇願……といった対応で収めようとするのは，一般的行為ともいえる。特に違法行為が絡むとき，社会の一単位としての家族の責任に傾斜する風潮もある。だからこそ，家族が自責感から「私が何とかしなくては」「愛情で立ち直らせる」と叱責・説教をすることで対立し，さらに関係がこじれてしまい，家族自身も自信喪失し孤立を深めてしまった体験もよく聞かれる。

説教や叱責のかわりに

では，どうしたらよいのか？

正そうとして叱れば叱るほど，正論で説教するほど，依存症は悪化する。その基本構造を理解した上で，説教や叱責のかわりに，家族が自身の思いや願いを，境界線を守った安全なコミュニケーションのひとつ，アイメッセージにのせて伝えていく練習も必要だろう。

ただ，唯一絶対の正解があるわけではない。試し見直し，うまくいったことを続ける。この作業は家族が一人きりでやらず，同じ問題で悩む仲間や支援者と共に取り組んでほしい。「説教はダメ」などのハウツーを表面的に取り入れたとしても，家族が納得できないまま一方的に思いを抑制している状態では，感情と行動とのズレから煮詰まり，また本人への叱責・説教を再開し，状況が悪化してしまうことも起こるからである。

家族自身が安心して話せる相談の場をもつことで冷静さを取り戻し，「家族だから当然本人を正すべき」という自動思考から少し自由になる。叱責・説教の裏にある思いを吟味すると，家族自身が自分を衝き動かしている「不安」「焦り」「怒り」「悲しみ」に気づかされる場合もある。こうした感情に名前がつくことで，本人をむやみに否定して叱るか無視するかの極端な対応にならず，家族が自身の「解決・望み」にむけて主体的に「『私』はどうするか」を選択していく。

支援者は，勇気をもって相談に訪れた家族の今までの苦労をねぎらい，取り組もうとしている姿勢に敬意を表し，一緒に考え試行錯誤しながらサポートすることが，重要な役割であり，必要なプロセスと考える。

こうして家族が自身と本人を尊重した関係を築く好循環の波及効果として，本人も正直な弱音を表出しやすくなり，自ら依存の問題に取り組みやすくなる場合もあるのだ。

境界線を引くこと，イネイブリングをやめること

国立精神・神経医療研究センター精神保健研究所 薬物依存研究部
近藤あゆみ

「境界線」とは何か？

　家族療法家のMinuchinによると，「境界線」とは，家族の相互作用の過程で，その構成員の誰が，どのような仕方で参加できるかについての規約である。境界線には，「あいまいなもの」「明瞭なもの」「固いもの」の3つがあり，明瞭な境界線をもつ家族構造は，構成員がそれぞれの機能を明確に理解し，また，状況に応じて柔軟に転換できることから，機能的で望ましいとされている。あいまいな場合は，家族システムへの参加に関するルールが不明瞭で，問題解決をするにあたって，誰がどのような機能，役割をとるかが不明確であり，互いに相手を巻き込み，振り回すという状態に陥るので好ましくない。逆に，固すぎると，家族構成員は相互の支持関係を持たず，ばらばらの状態になってしまうので，こちらも好ましくない（遊佐，1984）。依存症者がいる家庭内の境界線はあいまいであったり，固すぎたりすることが多いといわれているので，支援にあたっては，このような視点で一度家族関係を見直してみることが重要である。

「イネイブリング」とは何か？

　「イネイブリング」とは，家族や周囲の人間が，依存症者本人の問題解決を助けようと思ってやっているのに，結果的に本人の問題を進行させてしまうような一連の行動の総称である。代表的な行動として，依存症者が酔って壊したものを片づけたり，迷惑をかけた相手に代理であやまったり，借金の肩代わりをしたりすることがあげられる（吉田・ASK，2014［pp.69-70］）。家族がイネイブリングを行うのは，なんとかして依存症者本人を助け，立ち直らせたいという必死の気持ちの表れであり，家族として当然の行為とみることもできるし，実際に，依存症者を抱える家族のほとんどが，程度の差こそあれイネイブリングの経験を持っている。困ったことは，そのイネイブリングが結果的に依存症者の病気を支えてしまっている点にある。家族の思いとは逆に，依存症者が自らの問題に直面化する機会を先延ばしにし，薬物やアルコールを使う口実を与えてしまっているのである。そのからくりに気づいた賢明な家族が行動を変えようとしても，一度習慣化したその方法を完全に変えることは難しい。

境界線を引く／イネイブリングをやめる

　このように，家族が境界線を明瞭なものにし，イネイブリングをやめることは，依存症者の問題認識を促し回復を早めるだけでなく，依存症者と家族の関係性を良好にしたり，家族の消耗を防ぎ生活を楽にしたりすることにもつながるので，家族支援において重要な部分である。心理教育の一環として依存症者と家族が陥りやすい関係性を示し，洞察を促すことも有効であると思われるが，それだけで家族が実際の行動を変えていくことは難しい。より具体的に，日々家族と依存症者との関係性のなかで起きている出来事やコミュニケーションを取り上げ，「これ（例えば，本人がつくった借金）は誰の問題で，責任の所在はどこにある

のか」「この問題の責任を家族が負うことにより生じる利点と弊害は何か」などについて，家族と援助者がともに見直していく作業も必要であろう。その際には，家族の言動のどれがイネイブリング行動にあたるか援助者が逐一指摘して修正するのではなく，家族自身が考え判断し，行動を変えていくことを支援することが望ましい。また，境界線を引き直す作業のなかには，境界線を意識したコミュニケーションの実践も含まれる。相手と良好なコミュニケーションをはかろうとする際，一般的によく用いられる「アイ・メッセージ」（英語の「I（わたしは）……」で始まるコミュニケーションを主にし，「You（あなたは）……」で始まるコミュニケーションを控える方法）は，境界線の内側にある自分の感情や考えを中心に話し，境界線の外側にある相手の考えや行動をあれこれ指図しないことを勧めており，まさに境界線を明瞭にする練習といえるであろう（吉田・ASK，2014［pp.48-50］）。

最後に，家族が境界線を引くこと，イネイブリングをやめることは，依存症者に対する愛情を差し控えたり，見捨てたりすることでは決してなく，これまで境界線の侵害やイネイブリングという行為で示されてきた家族の愛情と関心を，より本人の回復に結び付きやすい別の方法に置き換えていく作業であることを強調したい。

◉文献
吉田精次, ASK（アルコール薬物問題全国市民協会）（2014）アルコール・薬物・ギャンブルで悩む家族のための7つの対処法——CRAFT（クラフト）．アスク・ヒューマン・ケア．
遊佐安一郎（1984）家族療法入門——システムズ・アプローチの理論と実際．星和書店, pp.112-116.

家族は本人を24時間監視すべきなのか？

国立精神・神経医療研究センター精神保健研究所 薬物依存研究部
近藤あゆみ

監視で問題は解決しない

家族が依存症者本人を監視すべきかどうかと聞かれれば，「すべきでない」と即答する。依存症の解決に必要なのは監視でなく治療や回復支援であるし，依存症者がお酒を飲むか飲まないか，薬物を使うか使わないかは本人の問題であり，家族がその責任を負わされるのは理にかなっていないと考えるからだ。依存症者が未成年の場合には保護者としての責任を考慮しなければならないが，監視によって問題が解決することはほとんど期待できないので良い方法とはいえない。そもそも，いくら家族だからといって，誰かを24時間監視し，その行動をコントロールすることなど不可能であろう。不可能なことに多大な時間とエネルギーを費やすのはもったいない。それに，監視やコントロールは，家族間の信頼関係を破壊し，緊張や対立関係を招く。それがもとで，大きな事故や傷害事件を招くこともある。客観的にみると，良いことは何ひとつないように思える。

家族が監視してしまう理由

しかし，実際には，ほとんどの家族が本人を監視した経験を持っている。必死で監視したり干渉したりするだけでなく，本人の部屋に無断で立ち入り，机の引き出しや財布，携帯電話を勝手に覗いたりするなどのルール違反をしてしまっている場合も多い。その結果，互いに疑心暗鬼になり，言い争いが増え，心身ともに疲れ果てても，なかなかその行動をやめることができないのである。そのような家族に対して監視の無意味さを指摘し，行動を変えるよう説得しても，うまくいかないことが多い。それだけでなく，「この人はわたしたちのどうしようもない気持ちをわかってくれない」「あなたは家族でないからそんな悠長なことが言えるんだ」と信頼関係の構築を妨げることにもなりかねない。

家族がそこまでするからには，監視によって家族は大きな利益を得ていると考えるのが自然であり，その点を共感的に理解することが必要である。多くの家族にとって，監視することの最大の利点は，監視している間，本人がお酒を飲んだり，薬物を使用したりしにくいので，物質使用の頻度や量が減るということがあろう。また，物質使用以外の問題行動（例えば，借金，悪い仲間との付き合い，自傷など）に関しても，家族が絶えず目を光らせていれば，未然に防ぐことができたり，事態が悪化する前に対処したりすることが可能になる。つまり，監視は，本人の物質使用や問題行動による被害を最小限に食い止めようとする家族の必死の努力であり，少なくとも短期的にみれば，その努力は一定の効果をもたらしていることが多いのである。その意味で，家族の行動は理にかなっている。

そして，家族の外にも大きな理由がある。それは，家族の誰かが問題行動や犯罪をしていたら，その個人だけの責任ではなく，家族全体の連帯責任であるという日本社会の暗黙のルールである。例えば，子どもが薬物事犯で逮捕されたら，その親は，子どもの年齢にかかわらず育て方に問題があったのではないか，放任しすぎで監視監督が足りなかったのではないかと，世間の厳しい目にさらされる。また，再犯防止のためにできる限りの努力をしなければ，家族として無責任だと非難されるのである。このような日本の風土文化が，家族の監視や問題の抱え込みを強化する一因となっていると思われる。

家族が監視をやめる（または，手放す）ための支援

このようにして家族の思いに寄り添っていくと，「本人を監視しても意味がないのでやめたほうがよい」などの言葉はなかなか出てこないであろう。まずは，なんとしてでもこれ以上事態を悪化させたくないという家族の切実な気持ちや，世間に対する肩身の狭い思いをしっかりと受け止め，共感し，本人に対する愛情，家族としての責任感，これまでの努力に敬意を払うところから始めたい。

その上で，家族と共に状況をもう一度見直し，より良い選択肢を検討していくことが必要になる。多くの場合，家族は困難な毎日のなかで冷静さを見失い，視野が狭くなっているので，行動の短期的な結果や家族としての期待にばかり目を奪われ，長期的な結果を見越したり，現実的な予測をしたりすることが難しくなっている。それを補い，広い視野で現実検討できるよう支援していくことにより，家族はおのずと，監視やコントロールの努力が招く長期的な不利益の大きさに徐々に気づき，現在の行動が最終的に良い結果をもたらす可能性は極めて低いことを悟っていくであろう。このような作業のなかで，家族は監視に代わる新しい行動を模索し，実行に移すようになっていくが，一度ついた習慣はそう簡単に抜けず，油断するとすぐに後戻りしてしまうので，定期的なモニタリングも行えるとよい。また，家族が世間に対する怖れや孤立感を乗り越えるには，援助者の情緒的な支えだけでは十分でなく，同じ経験をもつ当事者

家族同士の交流や支え合いが非常に重要となってくることから、タイミングをみながら、自助グループや家族教室などにつなげていくとよい。

本人の暴力にどう対応するか？

原宿カウンセリングセンター
高橋郁絵

暴力についての理解

　家族の暴力はバラエティに富んでいる。借金を抱える夫から妻へのDV、酔った父親による児童虐待、高齢のアルコール本人へのネグレクト、昼間から飲酒する妻を殴る夫などさまざまである。家族支援の文脈で「暴力への対応」を考えるとすれば、最も想定されるのは思春期から青年期のアディクションの当事者から親への身体的暴力である。虐待の被害児が親からの暴力に「対応」することがありえないのは、力関係で圧倒的に弱者であるからである。力関係において優位に立つ親はケアや保護を与えるべき子どもからの暴力に「対応」せざるを得ない。さらに、その相談に「対応する」支援者がいる。本稿ではこのような状況を取り上げたい。

親からの相談への対応

　相手の行動に恐怖を感じ、相手の望むようにしなければならないという圧力を感じたら、それこそが暴力である。しかし、子どもからの暴力の被害者として自分を認めることはつらい作業である。恐怖と同時に親子関係のパワーが逆転していることに対しての恥や無力感、怒りなどの感情が沸き起こる。アディクションと暴力の同時進行がさらに混乱を高める。それらを他者に開示する勇気をねぎらうことから暴力の相談はスタートする。暴力の被害者として親の安全を図ることは最も重要であるが、それだけでは親は満足できない。本人の回復につながる支援ができてこそ、親として機能している実感を得ることができる。この親のもつ二重性をどのように両立させられるかが相談のポイントになるだろう。

暴力のリスクへの対応

　薬物やアルコールが直接的に暴力を引き起こすわけではないが、さまざまな暴力のリスクアセスメントツールにおいて、アディクションは重要なリスク因子である。アディクションの評価とともに、まずは以下のコラムの項目について、チェックし、安全のための計画を立てるのはどうだろうか？　このようなアセスメントのプロセス自体が、親にとって子どもからの暴力の経験を可視化し、その経験を相対化することにつながると思われる。

```
A：これまでの暴力の種類・形態・対象
B：緊急性
C：暴力の深刻さと頻度，慢性性，エスカレートの有無
D：暴力が生じる特定の状況
E：暴力によって本人が得られる利益とそれを強める
   要因，本人が暴力によるマイナスの結果に気づき
   にくくなる要因，本人の思考や合理的判断を不安
   定にさせる要因．
F：家族の脆弱性（障害・病気・言語など）と強み，
   社会的リソース
```

　当面の安全確保の方法，期間などはコラム中のB，C，Fによって決めていくことになるが，D，Eを丁寧に分析すると，暴力の意味と機能を想像しやすくなる．薬物などへの渇望との関係，金銭との関係，本人が親に訴えたいことなど，その家族に特有の暴力のパターンや展開がイメージできるだろうか？　最終的に今後の見通しを立てるためには，今後起こりうる暴力のシナリオを作成してみると良い．特に①繰り返されるパターン，②どのように暴力の程度がエスカレートするか？③今までなかったが起こりうること，を念頭に置く．例えば，「息子は10日に1回程度自営の店にやってくる．時間帯は客がいる時である．母親が店の奥で息子の話を聞いているうちに，声が大きくなる．父親が売り上げから現金を渡す．その後母親を小突き，物を壊し始める．そこで，母親がさらに現金を渡す」というシナリオに対し，母親への暴力はさらに悪化する可能性があるか？父親が現金を用意し始めるきっかけは何か？　このことを知っているのは誰か？　など，詳しく具体的イメージを作り上げることにより，リスクが高い状況の避け方，安全度の高い暴力の結果の息子へのフィードバック方法，警察への相談など必要な支援，その他の工夫が見出せるだろう．

　これらの作業は状況が変わるたびに更新し，支援者と家族とで共有する．また，親が暴力的な手段で子どもに対抗する方法は解決にならないことも伝えるべきである．

暴力をきっかけとした本人への介入

　親が安全のための距離を取ったタイミングで支援者が当事者に働きかけること，幻覚妄想などの精神症状があれば，保健所などの精神保健システムの利用を検討すること，これらはアディクションへの介入の定石である．こうしたケースワークも重要であるが，上記のプロセスから抽出された対応方法は，暴力を避けるためだけではなく，関係修復や本人をアディクションの回復支援につなげるためにも有効なはずである．また，この経過で，両親間のDV，親から本人への虐待，学校や若者グループの中で暴力を受けた経験などが見えてくることもある．これらが本人にもたらす意味を探り，視野を広げておくことも，今後の変化につながる．

　ピンチはチャンスになりうる．支援者にとっては，積極的に状況に切り込み，暴力の再発防止を図り，それを通じてアディクションに介入できる力が求められているのではないだろうか．

◉文献

Kropp PR & Hart SD (2015) SARA-V3 Manual. Proactive Resolution.

家族は治療を拒む本人にどうかかわったらよいのか？

藍里病院
吉田精次

本人と家族が陥る関係

　アディクションは家族を深く巻き込んでいく。アディクションが進行していくにつれて，本人は現実に合わない考え方にとらわれるようになり，その結果さまざまな問題行動が生じる。家族は本人に対して問題行動を止めさせようとするが，そのために取る手段が小言，泣き言，懇願，怒り，（実行しない）脅しなどになっていくことが多い。家族はこれらのほとんど効果がない行動の悪循環に陥っていく。そして，「起きている問題の原因はアディクションにあるのだから，その行動を止めるべきだ」という正論で本人に接することが多くなる。しかし，問題行動を止めさせようとすればするほど，家族と本人の間のコントロール合戦は泥沼化し，関係は悪化していく。そのなかで家族は疲弊し，絶望感や諦めが深まっていく。まず，この構図を理解することが重要である。

なぜ治療を拒むのか？

　アディクションを抱えた本人は周囲から問題を指摘され，叱責され，厳しく行動を変えるように強いられた経験しかない場合が多い。力や正論で行動を変えるように強いられると人は反発するものである。アディクションの有害性は一側面にすぎない。もうひとつの重要な側面はその行為によって救われる・助けられるということである。だからこそ，その行動を手放せないでいる。手放した時に上手く自分を安定させられないから，あるいは手放したときの苦しさが強いから一時だけ楽になりたいとその行動に戻っていく。そういった手放せない理由に理解が示されず，止めることだけを強いられてきたことが，治療を拒む大きな理由のひとつである。

　アディクションが進行すると，ネガティブな結果を伴うからといってその行動を修正することはなかなか難しい。「〜しなければ…になってしまう。だから止めるのが当然だ」というアプローチではこの問題に十分な対処はできない。「人はなぜ変わるのか？」という根本的な設問に立ち返ることが必要である。変わろうとするのはその人の意志である。その意志を外から変えることはできないが，影響を与えることはできる。では，どのような影響が有効なのか？　それは自分が誰かにとって重要な他者であるということをまず知ってもらうことである。小言や説教を止め，本人への懸念と心配を伝えることで本人が受診につながったケースをこれまで多く見てきた。ごまをすることでもない，おだてることでもない，あなたが私にとって大切な存在なのだと言葉にして表明することが重要である。その上で，受診してほしいという希望を伝え続けるのだ。

どうかかわればよいのか？

　キーワードは「理解」と「愛」である。アディクションに陥った人にまずなによりも必要なのは誰かに理解されようとすることである。好意的な関心を持たれることである。それを表明されることである。しかし，それを家族だけに求めることは酷である。なぜなら，家族も混乱し，疲弊して

いるからである。まず，援助者が家族の良き理解者・相談者となることが必要である。援助者にサポートされながら家族が自分に可能な範囲でこのキーワードを顕現していくことが，治療を拒む本人との硬直化した関係を超えていく方法である。これをプログラム化したものがCRAFTである（詳細は本誌別項で述べる）。

わかったようなことを書いてきたが，専門家といえども本人と家族の苦痛や心の奥底まではわかりえない。わかりえないからこそ，どこまでも知ろうとする，相手に教わろうとする姿勢が専門家には不可欠である。家族が本人とどうかかわったらよいかの起点は，援助者の側にある。

別居や世帯分離をすべきなのはどんなときか？

東京都立多摩総合精神保健福祉センター
谷合知子

家族にとって，別居や世帯分離は生活の変化を伴うため，大きな決断が必要なことであろう。その判断に際して最重要なのは，家族の安全と希望である。

安全が第一

まずは相談者（家族）の安全が第一優先である。「家族は安全を確保し，セルフケアのできる状態でいることで，本人に対する良い支援者になりうる」ことを伝えていく。

暴力のある場合は，緊急性や地域の機関や警察などとの関わりを確認しながら，想定される危険に対し，どのように距離をとり安全を守るかといった文脈のなかで，別居や世帯分離について検討していくことになる。家族は近い人間関係だからこそ，家族自身が暴力に麻痺し認識できなくなっている場合もあるので留意する。安全が脅かされている場合，一旦離れることは見捨てることでもなく，自身を責めなくてよいことも伝える必要がある。

依存問題より，DV・虐待を優先した結果，避難の意味で別居・世帯分離の対応が必要になる場合があることに注意したい。

希望とのすり合わせ

家族は目の前の本人への対応に追われると，自分自身がどうなりたいかといった希望に焦点をあてて考える余裕を失ってしまうこともある。先を見通すことが困難な安定しない土台の上で，複数の家族の思いが一致せず対立したり，矛盾する思いを抱えて揺れることも少なくない。「本人が依存から抜けてくれさえしたら，すべて解決するのに」「別居するといったら，やめてくれるんじゃないか」と家族が空回りし，本気でないのに別居を切り札に依存行動をやめさせようとしている場合もありえる。このように関係のこじれた状況から，家族自身の希望を確認しながら，暴力のないシンプルな社会のルールを取り戻し，率直に思いや考えを伝えていくことが目指される。家族自身の希

望をもとに，安全に照らし合わせながら，見直し・修正していく。

別居を考える要素を含む架空事例

40代息子Aさんの母Bさんの相談とする。

「息子には若い頃に覚せい剤の使用歴があります。その後自立し，薬と縁を切り，頑張っていると聞いてました。ところが昨年，腰を痛め，仕事ができなくなったから帰りたいと，うちに戻ってきたんです。経済的には私の年金頼りです。最近様子がおかしく，昼間寝ていると思ったら，落ち着かずイライラして。煙草の吸い殻をちゃんと捨てなさいとか，早く働きなさいと言うとキレます。きっと近所中に怒鳴り声が聞こえています。包丁を向けられたりもするけど，刺されたことはないし暴力はないんですけど……。おかしな状態で私の車を乗り回すので事故でも起こしたらといつも不安で……。Aとは離れたいけど，私が家をでたらご近所に迷惑かかるかも。親の責任感じますし」。

「安全」については，具体的に聞いて判断することが求められる。「暴力はないです」という家族に，実はBさんのような「経済的な問題」「包丁を向けられるような脅し」「怒鳴るなどの暴言」といった暴力が日常的に起きていたり，「火の不始末」「危険運転」といった社会安全を脅かすような問題が起きていることは少なくない。

その上で，Bさんの思いや希望が「息子の体が心配」で「元気になって穏やかに暮らしたい」というものであるならば，そのために今できることは何か考え，Aさんと距離をとっていくことも検討することになろう。

離れる方法もさまざまである。「この状況では一緒に暮らせません」と家族が伝えて居場所を明らかにして短期間離れる場合から，深刻に切迫している状況で居場所を知らせず一切の連絡を絶って転居する世帯分離までがあるだろう。経済面のことも含めて現実的に可能な，より安全な方法を検討していく。

本人支援として

さて一方で，家族が離れることが，本人が支援につながるきっかけとしての意味をもつこともある。例えば先ほどの事例で，Bさんが，Aさんと距離をとる行動を起こす。Aさんは，つらい体の不調，お金の問題，対人関係の孤立などの深刻な状況にいよいよ追いつめられる。「薬をやめたい」と「このまま使い続けたい」のせめぎ合いのなかで，ふと相談につながるタイミングが生まれる可能性もある。そのようにして依存症のケアとリハビリを経て，1年以上かけて就労の準備訓練に進むような例もある。

家族が本人と距離をとる時，本人と支援者がつながる契機に備え，元々の自立生活能力，事故・自殺のリスクの高さのアセスメントをしつつ，本人に必要なサポートを予め推測していくことが支援者には求められる。

家族が別居に踏み切るほどの覚悟で行動を起こしても報われず，家族の苦渋の選択としてとった行動をねぎらうことしかできないと感じることもある。それでも，家族の安全に留意し，慎重に検討し，時に物理的な距離をとることが，本人の回復につながることは多い。

CRAFTとは何か？

藍里病院
吉田精次

CRAFTの理念

　CRAFT は Community Reinforcement And Family Training（コミュニティ強化と家族トレーニング）の略で，治療を拒む当事者に苦慮している家族への援助プログラムである。CRAFTには次の3つの目標がある。(1) 患者が治療につながる，(2) 患者の依存行動が軽減する，(3) 家族自身が感情・身体・対人関係面で楽になる。この目標を達成するために1回1時間程度のセッションを個人あるいはグループで行う。

　従来の家族支援では「相手を変えようとしないこと」「イネーブリングを止めること」などが家族に語られてきたが，「～しないこと」という提案ばかりで，家族がどうすればよいのかについての具体的なアイデアに乏しかった。CRAFTでは，これまで家族がやってきたがうまくいかなかった方法に代わる効果的な方法を提案する。家族はこの問題についての正しい考え方と効果的な対応法を学んでいくが，CRAFTで重要視しているのは，練習と実践を繰り返しながら習得していくところまで援助することである。いきなり高いハードルを飛ぼうとするのではなく，今飛べるハードルからクリアしていき，最終的に目標の高さを飛べるようになると考える。その意味では行動のプログラムである。

　CRAFTを家族に提供する上で欠かすことのできない哲学がいくつかある。

- 家族自身の動機づけを大切にする（これならやれるかもしれないという意欲）
- 本当は何を望んでいるのかを見失わないこと（真の願い）
- 今，ここにいる家族が実現可能な課題と目標を発見し，設定する
- どんなに良いと思われる方法でも実践できなければ「良い方法」ではない
- できることを提案し，できないことは提案しない
- できていることに目を向ける
- 小さい成功体験を積み重ねる
- 徹底して家族をポジティブに支える
- 人が変わろうとするのは，そうしたいという気持ちが強化されたときである
- 相手を変えようとすることをやめ，相手との関係性を変える努力をする
- 相手との関係性を変える起点は自分である
- 自分が変わることで相手に良い影響を与えることができる

CRAFTの8つのメニュー

　CRAFTは次の8つのメニューで構成されている。(1) 家族の動機づけ，(2) 問題行動の機能分析，(3) 暴力への対応，(4) 効果的なコミュニケーション，(5) 望ましい行動の強化，(6) 望ましくない行動を強化しない，(7) 家族自身が楽になる，(8) 患者に治療を提案する。(4)～(8)の具体的なスキルの習得を通して，相手との関係性を修正していく。プログラムの進め方に定型はなく，その家族が最も必要としているメニューから開始する。そして，今日から始められることを発見し，

練習し，実践する，やってみて問題があれば修正する，これを繰り返すことで家族は着実に力をつけていく。相手との関係性を変えるために最も効果的で重要なスキルがコミュニケーション・スキルである。人間関係は「意味」で成り立っている。意味は言葉である。相手にどのような言葉で接するかを見直して修正していくことは，実現可能性から言っても，最も取り組みやすい。そして，効果が現れやすい。現れた効果は動機をさらに高めてくれる。

アメリカで行われた患者の治療導入率比較研究では，家族に自助グループへの参加を勧めるやり方の成功率が10%，直面化介入技法（Johnsonモデル）の成功率が30%であったが，CRAFTの成功率は64%であった。CRAFTプログラムを通して家族は支援者にポジティブに受け入れられる。それをベースにして家族には自分自身の行き詰まった考え方や生き方を再検討する良い機会が生まれる。家族自身のメンタルケアにも有効であり，支援者自身にとっても支援の質や考え方を変えてくれる良い機会になる。

アディクション問題の与える子どもへの影響

筑波大学医学医療系
森田展彰

アディクション問題が子どもに与える影響には，アルコールや薬物が胎児に与える生物学的な影響，使用障害がもたらす子育ての影響がある。

アルコールや薬物が胎児に与える生物学的な影響

Behnke & Smith (2013) がまとめた各薬物種の子どもへの影響を表にまとめた。奇形や胎児の成長の障害ということでは，薬物種のなかでもアルコールが最も明確である。しかし，他の薬物もアルコールほどではないにしても胎児の成長や離脱や出産後の行動に与える短期的な影響があることが報告されている。長期的な影響の場合も，アルコールが最も明確だが，他の薬物種も行動，認知，言葉，成績に影響がある。米国国立薬物乱用研究所（National Institute on Drug Abuse : NIDA）のResearch Report Seriesをもとに各薬物の影響を示す。

アルコールの胎児への影響は，胎児性アルコール症候群（Fetal Alcohol Syndrome : FAS）としてまとめられ，その特徴には以下の3つがある。

- 中枢神経系の障害（学習，記憶，注意力の持続，コミュニケーション，視覚・聴覚の障害など）
- 精神発達遅滞，特有な顔貌（短い眼瞼亀裂，上唇が薄い，縦溝がない，小頭症など）の奇形
- 発育の遅れ

このFASの概念は近年広げられ，上記の兆候を

表　精神活性物質が妊娠に与える影響（Behnke & Smith（2013）より）

		ニコチン	アルコール	マリファナ	オピエート	コカイン	メトアンフェタミン
短期効果／誕生に与える影響	胎児の成長	影響あり	強い影響	影響なし	影響あり	影響あり	影響あり
	奇形	影響の同意なし	強い影響	影響なし	影響なし	影響なし	影響なし
	離脱	影響なし	影響なし	強い影響	強い影響	影響あり	データ不十分
	神経行動	影響あり	影響あり	影響あり	影響あり	影響あり	影響あり
長期効果	成長	影響の同意なし	強い影響	影響なし	影響なし	影響の同意なし	データ不十分
	行動	影響あり	強い影響	影響あり	影響あり	影響あり	データ不十分
	認知	影響あり	強い影響	影響あり	影響の同意なし	影響あり	データ不十分
	言葉	影響あり	影響あり	影響なし	データ不十分	影響あり	データ不十分
	成績	影響あり	強い影響	影響あり	データ不十分	影響の同意なし	データ不十分

満たさなくても注意欠陥障害や不適応などの行動的な問題を含め，胎児性アルコール・スペクトラム障害（Fetal Alcohol Spectrum Disorders：FASD）と呼ばれる。FASDの場合は生物学的ダメージ以外に，生後の育て方の影響も含まれる。

物質使用障害がもたらす子育ての影響

アルコール・薬物依存症は，養育困難や児童虐待の危険因子になることが指摘されている（オフィスサーブ，2009；森田，2013）——全米のChild Protective Servicesにおける85％の機関が，不適切な養育の最大のリスク要因として，物質乱用と貧困を挙げたという。親がアルコール乱用を生じている場合，そうでない場合に比べて，子ども時代の感情的虐待，身体的虐待，性的虐待，DVの目撃を含む9種類の有害体験を持つ場合が多かったことが示されている。

物質乱用の薬理効果や依存が親の養育行動を阻害する——アルコールや薬物の薬理効果として脱抑制，判断力の低下，その他の精神症状（幻覚妄想など）が，子どもに対する乱暴な態度や言葉あるいは暴力につながる。依存症者はアルコールや薬物に夢中になってしまうために，必要な養育を行わないパターンもある。

慢性的な物質使用やそれに関わる要因の影響——養育している最中のアルコールや薬物摂取のみでなく，過去の使用歴や長期的なアルコール薬物摂取との児童虐待が関係することが報告されている。長期の乱用者では，薬理的効果以外に生物－心理－社会における慢性の問題を生じ，これが虐待やネグレクトを起こす要因になる。具体的には以下の通りである。

- 人格的な問題：感情調節機能の低さ，衝動性，自己中心性，自尊心の低下。
- 社会的な問題：依存症による人間関係の破綻が就労や経済的状態の悪化を招く。
- 家族関係・養育機能の問題：子どものニーズを受け止める能力の問題。
- 合併する精神障害：うつ病や薬物誘発性精神病などを合併して養育が難しくなる。

物質乱用している親では，感受性や応答性の低い養育を生じる場合が多くなる結果，不安定型やD型のアタッチメントの割合が高くなる。アルコール依存症者のいる家庭で育った成人（Adult Children of Alcoholic：ACOA）に，アルコール問題を生じやすいという傾向が臨床的にも指摘されてきた。依存症者のいる家庭では機能不全を生じやすく，そこで育つ子どもに対人的な境界線や情緒的な発達に混乱を生じ，それを解消しようとして物質に耽溺するようになるという機序が想定されている。近年の研究で，依存者のいる家庭で育った子どもが青年期や成人になった場合には，アルコールや薬物の問題のみでなく，気分障害や人格障害，摂食障害などの精神障害，健康上の問題，学校不適応，犯罪，自殺，自尊心の低下など広範囲の問題が多いことが示されている（Christoffersen & Soothill, 2003）。

以上，依存症と子育ての問題・虐待が関連していることが多いことを示してきた。虐待や依存症の世代間連鎖を防ぐ意味で，依存症を持つ養育者に対する子育て支援を行う必要がある。

◉文献

Behnke M & Smith VC (2013) Prenatal substance abuse : Short- and long-term effects on the exposed fetus. Pediatrics 131-3 ; e1009-1024.

Christoffersen MN & Soothill K (2003) The long-term consequences of parental alcohol abuse : A cohort study of children in Denmark. Journal of Substance Abuse Treatment 25 ; 107-116.

オフィスサーブ（2009）親になるって，どういうこと──シラフで子どもと向き合うために．ダルク女性ハウス．

森田展彰（2013）アルコール・薬物依存症と子育て支援・児童虐待防止．精神科治療学 28；407-411．

さまざまなアディクション

ギャンブル障害の理解と援助

久里浜医療センター
河本泰信

ギャンブル障害とは何か

ギャンブル障害とはギャンブル（本稿では賭け事一般を意味する）の頻度や使用金額の増加に対して，その抑止力が低下した状態である。その中心的症状は「続けたい欲求」と「止めたい欲求」という2つの欲求の並存である。そのため言動の一貫性が失われ，自己効力感と信頼性が低下する。また「深追い」（ギャンブルの損失をギャンブルで取り戻す試み）という確率を軽視した戦略に陥る。これは「レクレーショナル・ギャンブラー」（対価を支払って確率という波を楽しむ人）あるいは「職業ギャンブラー」（確率を利用して他者の金を得る人）の戦略とは異なる非合理な戦略である。その結果，返済不能な借金，解雇，家庭崩壊から，最悪の場合，自殺をもたらす。通常DSM-5の診断基準が利用されている（APA, 2013）。内容は，「興奮を得るための掛け金の増加」，「中断による不安」，「減らす試みの失敗」，「ギャンブル計画や予想への没頭」，「苦痛な気分の解消手段」，「深追い」，「ギャンブル関連の嘘」，「大切な人間関係の危機」，「ギャンブルを原因とした借金」の9項目である。

ギャンブル障害の成因

上述の欲望の並存，すなわち「やめたくてもやめられない」という自己矛盾こそがギャンブル障害の中核的病理である。自己矛盾の成因についてはいくつかの説明モデルが想定できる。まず医療モデルとしては，「疾患（医学）モデル」（条件反射系あるいは神経伝達物質等の関与），「ギャンブル認知モデル」（ギャンブル，特に確率に関する認知の歪み），「欲望認知モデル」（自己の欲望に関する認知の歪み），「行動モデル」（遅延報酬の価値割引など），「力動モデル」（過剰な自罰衝動など）がある。一方，非医療モデルとしては「環境モデル」（安易な借金システム，社会的重圧など）と「倫理道徳モデル」（自己中心的な人格など）がある。それぞれのモデルごとに適切な対処法が提起されているものの，いずれも決定的な優位性はない。したがって当事者と治療者の嗜好や技量を踏まえ，両者の合意によるモデル選択を行う。そしてもし効果がなければ，適宜変更する。このとき原則として複数のモデルの併用を避けることが重要である。このような多元主義的治療戦略によって（ガミー，2007），従来の折衷的対応法（例えば「病気と診断」（疾患モデル）した上で，「自助グループへの参加」（非医療モデル）を勧めるなど）による矛盾と混乱を避けることができる。

ギャンブル障害への対処法

もしうつ病や物質依存症等の併存精神疾患や重篤な葛藤があれば，その対処を優先する。また多重債務があれば並行して法的処理を行う。しかる後に，ギャンブル問題に取り組む。まずは「続けたい理由」（ギャンブルの魅力）と「やめたい理由」（家族・仕事等ギャンブル以外の魅力）の両者（特に前者）を繰り返し問う。これによって「ギャンブルに対して両価的な状態にあること」の自覚を深める。その後，両価性の軽減を目的に，モデ

ルごとに個別の対処法を行う。

　私が繁用している「欲望認知モデル」（河本・佐藤，2014）では，2つの欲求は生来の欲望（煩悩）に基づくと考える。具体的には金銭欲（損失回避），名誉欲（達成感，的中した瞬間の興奮），現実逃避欲（ギャンブル場の有する非現実感），被虐欲（緊迫感と解放感の反復）などである。レジャーギャンブラーの多くは「楽しんで勝つ（体験を味わう）」などの金銭欲以外の随意の欲望充足を目的にしているが，同時に複数の欲望充足を求めることはない。一方，障害ギャンブラーの多くは，ギャンブルの目的を「楽しみながら金を増やすこと」と述べる。これは名誉欲と金銭欲との同時の充足を目的としたギャンブルである。結果として，充足感（名誉欲）と不充足感（金銭欲）が共存することとなる。この欲望充足に関する両価的状態は抑止力の低下をもたらす。以上のようにギャンブル障害を「複数の欲望を同時に求めたことによる破綻」と捉えた場合，主たる欲望の同定とその欲望を直接充足する手段を探す援助が介入の眼目となる。

　具体的には「スポーツ参加や作品投稿」（名誉欲），「オフラインゲーム」（名誉欲・現実逃避欲），「B級グルメ食べ歩きと報告」（食欲・名誉欲），「ブログなどを利用した自慢」（名誉欲），「リスク行動（ロッククライミングなど）」（被虐欲・現実逃避欲），「独りカラオケ」，「ネットカフェ」，「お香」（現実逃避欲）などがある。これらの方法は否認抵抗を生じにくいので，有用性が高い。

◉文献

American Psychiatric Association (APA) (2013) Gambling disorder. In : DSM-5. Washington DC : American Psychiatric Publishing, pp.585-589.
河本泰信, 佐藤拓 (2014) 病的ギャンブリングに対する治療目標は「断ギャンブル」しかないのか？――「嗜癖モデル」から「欲動モデル」へ. 精神医学56-7 ; 625-635.
ナシア・ガミー［村井俊哉 訳］(2007) 現代精神医学原論. みすず書房.

摂食障害に対するアディクション・アプローチ

NPO法人のびの会
武田 綾

アディクションとしての摂食障害

　摂食障害とは，物理的，心理的，社会的な要因によってもたらされるストレスが，食行動への異常とそれに伴う身体面でのさまざまな症状という形をとって表面化する心身症であり，精神疾患である。そして，アディクションの疾患でもある。

　アディクションの筆頭格として挙がるのは「肝臓がやられて黄疸が出ているアルコール依存症」や「あれだけ何度逮捕されても懲りない薬物依存症」である。しかしあえて誤解を恐れずに言えば，「昔から手のかからなかったいい子」という模範生の称号を代名詞とする本症が，最も対極にあるような印象の強いアディクションへカテゴライズされることに，きっと疑問や抵抗を感じる人もいるだろう。それは，厳しい食事制限と激しい運動で

一気に体重を落とす，最も古典的でシンプルな拒食制限型を連想するからである。

実はハードな（？）アディクション・アプローチ

　本症の10代から20代前半の若年者の発症初期段階では，身体の改善の優先と精神科へのハードルの高さが，内科や小児科，心療内科受診が多く，そこで行動制限療法が行われやすい。1960年代に本症が精神医学領域で報告されて以降，数々の治療法が開発されているが，今でもこの治療法は王道として考えられている。もちろん彼女らの発症にもさまざまな背景があるので個別治療は必要である。ただ，心に深くは触れずとも，根本的には食欲という本能にしたがって食べ物を摂取するだけで，健康的な思考と体力は取り戻せることをこの治療法は証明していると言える。これは表面的には食行動の矯正と体重増加という，彼女らにとっては横暴で半ば強制的な治療と受け取られるかもしれない。それでも，さまざまな葛藤に晒されるにはまだ幼い彼女らの心理的負荷や侵襲が最小限に抑えられる，初期ケースには安全な治療法なのであろう。最も病理性の少ないケースはここで終わる。

　終われなかったケースには，それまでの強力な抑圧状態に対する，生物学的心理的反動としての爆発的な食欲と「反動食い」が待ち受ける。実はこの抑圧的思考もある種のアディクションである。この爆発的な食欲と，その結果として当然生じる体重の増加という事態と，しかも過去に体験したことのない感情に翻弄される不安に対して「無条件降伏」できれば，治療はここで終わる。ところが「無条件降伏」できない一群がいる。彼女らは「食べてもやせる」という生物学的にあり得ない事象の両立を本気で目指す。そのために自己誘発嘔吐や下剤，利尿剤の乱用，食べ物を咀嚼して吐き出すチューイングといった排出という禁じ手にも手を染める。「痩せたい！　でも食べたい！」とい

う強い渇望感，コントロール喪失状態，衝動性や自己破壊性が，安全で適応的な生き方の方向性を見失わせている。この「悪い習慣に耽って，やめようとしてもやめられず，それに日常生活が支配されている状態」は，まさにアルコールや薬物のそれである。たとえ精神的心理的に生き残るためとはいえ，身体本体を犠牲にするという矛盾に彼女らの病理の深刻さは，実際に本症が自殺や自傷のハイリスク因子として挙げられている事実を裏付ける。

　それでも苦悩が症状にある以上は，本症へのアディクション・アプローチでも，とりあえず断つことを目指す。ただし最大の相違点として，アルコールや薬物は精神作用物質で，それ自体に依存を触発する要素があるのに対して，カフェインを含むコーヒーなどのある一部を除けば，食べ物自体に依存性はない。しかし生き物が生存するために摂取する必然性という点においては，逆にアルコールや薬物は必要ではないが食べ物は必要で，これを治療的に断つことはできない。本症への理想的なアディクションアプローチとしては，①患者自身が現実的に苦痛や苦悩を感じている異常食行動の軽減を目標として，さまざまな具体的なスキルを模索・体験する，②症状を誘発するに至る心理構造に気付く，③自身にとって望ましい状態で居られるようにスキルを駆使する，④その成功体験を積んで，少しずつ自己効力感の獲得を目指した認知行動療法を目指すとなるが，断つことができない以上，それに加えて，常に刺激にも曝される環境に彼女らがおかれていることを理解しておく必要がある。

　一見すると本技法は対象の主体性が重んじられ，それに委ねる治療者の側も無理強いをしないぶん，双方の目標設定が一致していて負担が少ない治療法のように思える。しかし実際は異なる。なぜならなぜそれを目標にするのか，それ以外に方法はないのか，目標達成のためにどのような対策を立てるのか。彼女らは心に問い続け，スキルを探る作業が延々と続く。症状が減った何人もの患者か

ら「いつまでもこうして考え続けて生きるのか」と言われたことがある。アディクションアプローチとはいちばん脆い心を抱えた彼女らに，意外にもハードな治療かもしれない。もし初期治療で終われていたら，もし「無条件降伏」できていたら……。しかし，アルコール依存症患者が「我慢の酒からゆとりの断酒へ」とも」言う。その残念な現実を一緒に見据え我慢からゆとりへの変化の願いを共有できた時に，彼女らが前に一歩踏み出せる。それを体験できることが治療者にとってのこの治療の醍醐味であり我々の「アディクション」になるのである。

インターネット依存
その理解と援助

独立行政法人国立病院機構久里浜医療センター
三原聡子

インターネット依存の現状

ネットの過剰使用は，いまや各国において大きな問題になってきている。各国の有病率は調査対象者の属性や調査方法によって非常に大きな差があるものの，青少年を対象とした調査では，中国で0.6～26.7%，韓国で1.6～38.9%，ヨーロッパで2.0～15.2%というデータがある（Kuss et al., 2014；Moreno et al., 2011；Spada, 2014）。

わが国におけるインターネット依存（以下，ネット依存とする）の実態を把握するために，我々は厚生労働科学研究の一環として3つの調査を行った。

第1の調査は2012年に行った中高生約10万人を対象としたものである（Mihara et al., in press）。この調査では，全国の中学校約1万校，高等学校約5千校から無作為に中学校140校，高等学校124校を抽出し調査を行った。ネット依存の推定にはYoungにより作成されたDQ（Diagnostic Questionnaire）（Young, 1998）の邦訳版を使用した。この結果，全国の中高生のうちネット依存の強く疑われる者が，51万8千人にのぼることが明らかになった。

他の2つの研究は，2008年と2013年にほぼ同じ方法で行った成人を対象とした調査である（樋口, 2009, 2014）。対象は，層化2段無作為抽出方法により抽出した20歳以上の男女7,500名（2008年調査）と7,052名（2013年調査）であった。自宅訪問による調査の結果，それぞれ，4,123名（回答率55%），4,153名（59%）から回答を得た。ネット依存の推定には，Youngにより作成されたInternet Addiction Test（IAT）（Young, 1998）の邦訳を用いた。この調査で，わが国成人人口におけるネット依存傾向にある人（IAT得点40点以上の者）が，2008年では合計275万人であったものが，2013年においては合計421万人と，5年間で約1.5倍に増加していることが明らかになった。

ネット依存になるとどのような問題が起こるのか。久里浜医療センターは2011年7月より，ネット依存専門治療外来を開設し，診療に取り組んできた。2016年現在までに700例以上の患者が受診されている。彼らが日常生活で引き起こしている問題を表に示す。

表　ネット依存に伴う問題

身体	体力低下，運動不足，骨密度低下，栄養の偏り，低栄養状態，肥満，視力低下，腰痛，エコノミークラス症候群など
精神	睡眠障害，昼夜逆転，ひきこもり，意欲低下，うつ状態，希死念慮，自殺企図など
学業・仕事	遅刻，欠席，授業／勤務中の居眠り，成績低下，留年，退学，勤務中の過剰なネット使用，解雇など
経済	浪費，多額の借金など
家族・対人関係	家庭内の暴言・暴力，親子の関係悪化，浮気，離婚，育児放棄，子どもへの悪影響，友人関係の悪化，友人の喪失など

2014年5月，DSM-5のSection3に「インターネットゲーム障害」の診断基準が掲載された。もちろん，まだ正式収載ではないので，インターネット（以下，ネットとする）嗜癖に関する診断ガイドライン（基準）は，現在のところ存在しない。そのため，ネットの過剰使用者に対する診断は，ICD-10では「その他の習慣および衝動の障害（F63.8）」，DSM-5では「他の特定される秩序破壊的，衝動制御，素行症（312.89）」ということになる。つまり，ネットの過剰使用については，他の多くの行動嗜癖と同じように，いまだ依存として認められていない状況にある。

2017年にICD-11がリリースされる予定であるが，ネット嗜癖の診断ガイドライン収載が切望されている。久里浜医療センターは，WHOと緊密に連携し，この実現に努力してきている。

日本におけるネット嗜癖対策

この問題の深刻化を受け，日本においてもいくつかの取り組みが始まっている。例えば予防教育では，文部科学省が，「情報化社会の新たな問題を考えるための教材」として，学校での予防教育に使用できる教材を作成しネット上で公開している。また，各自治体でネット依存を予防するため，ネット使用に関する条例を策定するなどの取り組みを始めている。さらに文科省委託事業として2014年よりネット嗜癖治療キャンプが実施されている。この合宿形式のプログラムは，今後，全国で行われる模様である。

ネット依存問題に対し今後心理職に期待されること

ITテクノロジーの発展に伴い，その負の側面であるネット依存関連問題は，今後さらに大きくなっていくものと思われる。また，他の依存問題と同様，このネット依存の問題も，さまざまに形を変えて，我々臨床心理士の前に現れてくることが予想される。このような時，ネット依存という形で表れている様相の背景に，どんな心の問題が存在しているのか，クライエントに寄り添い，耳を傾け，問題解決にむけてクライエントとともに歩むことは我々心理職の専門とするところではないだろうか。我々心理職が，この問題に対する正しい知識をもち，予防教育や，早期介入，家族支援，回復支援に至る，さまざまな場面において力を発揮できるようになることが急務である。

◉文献

樋口 進（2009）成人の飲酒実態と生活習慣に関する実態調査研究．厚生労働科学研究「わが国における飲酒の実態ならびに飲酒に関連する生活習慣病，公衆衛生上の諸問題とその対策に関する統合的研究」平成20年度報告書．

樋口 進（2014）厚生労働科学研究「WHO世界戦略を踏まえたアルコールの有害使用対策に関する統合的研究」平成25年度報告書．

Mihara S et al. (in press) Internet use and Internet use disorder among adolescents in Japan : A nationwide representative survey. Addict Behav Rep.

Young K. (1998) Caugnt in the Net. New York : John Wiley & Sons, Inc.

クレプトマニア（窃盗症）の理解と援助

特定医療法人群馬会 赤城高原ホスピタル
竹村道夫

はじめに

　精神障害としての常習窃盗，クレプトマニア（Kleptomania）は，古くからある概念であるが，DSM-5（2013年）の翻訳に当たって，邦訳名として「窃盗症」が採用された。

　特定医療法人群馬会赤城高原ホスピタル（群馬県渋川市）とその関連医療施設で，筆者らが診療し，あるいは相談に関わった常習窃盗症例は，2016年5月末時点で1,440例に達した。この分野の治療者は少ないので，これは貴重な臨床体験である。

　後述するように，窃盗症の診断基準には問題があるので，本稿では，診断にこだわらず，精神科臨床で遭遇することが多い常習窃盗患者全般への治療的対応について概要を紹介する。

クレプトマニア（窃盗症）の概念

　窃盗症の研究は，精神医学のなかでも遅れており，その診断基準には混乱が見られる。たとえば，ICD-10（2003年）とDSM-5のクレプトマニア診断基準には，うつ状態に合併した常習窃盗を，窃盗症からの除外診断とする（ICD-10）か，窃盗症とうつ病の合併とする（DSM-5）かなど，重要な点で食い違いがある。

　DSM-5による窃盗症の診断基準は，以下の5項目から成る（表）。

　上記の診断基準Aを狭義に解釈して適用すると，窃盗症患者は，自分自身が使用しない物品を，節約意識を持たずに盗むことになるが，かなり想像困難な人物像であり，臨床的にもほとんど存在しない。ところが，DSM-5には，万引で逮捕されたことがある人の4〜24％に窃盗症がみられ，一般人口中の窃盗症有病率が，0.3〜0.6％であると記載してあり，これはギャンブル障害（Gambling Disorder）の生涯有病率，0.4〜1.0％にも匹敵するほどの高率である。窃盗症の高い有病率から考えても，狭義解釈説は現実に合わない。

　筆者らは，診断基準Aの許容範囲を広く解釈し，「窃盗の主たる動機が，その物品の用途や経済的価値でなく，衝動制御の問題にある」という意味に理解すべきである，と主張している。診断基準Aが存在する理由は，例えば，貧困で飢餓状態にあ

表　DSM-5による窃盗症の診断基準

A.	個人的に用いるためでもなく，またはその金銭的価値のためでもなく，物を盗もうとする衝動に抵抗できなくなることが繰り返される。
B.	窃盗に及ぶ直前の緊張の高まり。
C.	窃盗に及ぶときの快感，満足，または解放感。
D.	その盗みは，怒りまたは報復を表現するためのものではなく，妄想または幻覚への反応でもない。
E.	その盗みは，素行症，躁病エピソード，または反社会性パーソナリティ障害ではうまく説明されない。

る人の食品の盗み，職業的窃盗犯や犯罪集団による盗み，貴重品収集家の特殊な盗み，単発や散発の窃盗行為などを除くためである。

実際には，精神科で診療する常習窃盗者の9割以上が万引常習者であり，ほぼその全例で，万引した商品を使用し，使用するものを万引する。

常習窃盗への対応と治療

基本的方針

常習窃盗は，行動嗜癖のひとつとみなされるが，犯罪行為でもあるので，医療と司法が協力して対応すべき問題である。筆者らは，原則的には，窃盗症患者の心神耗弱を認めず，責任能力を認める立場である。治療的には，窃盗症を精神障害として扱う一方で，病気を犯罪行為の免罪符とはさせない。患者の犯罪歴を責めず，問題から目を背けず回復しようとする努力を評価する。そして，患者の自助努力と自浄作用を最大限に利用する。仲間，とくに回復（途上）者との健康な人間関係を大量に埋め込み，患者の適切な自己評価を導く。個別患者に合った認知行動療法を心がける。治療資源を見つけ出し，使えるものは何でも使う。

常習窃盗の治療

常習窃盗への対応に当たって，筆者らは，アディクション・アプローチを基本方針とし，治療としては，個人精神療法のほか，教育的治療，自助グループ，家族療法，認知行動療法，対人関係療法，SST（ソーシャル・スキルズ・トレーニング），サイコドラマなどの原理を応用している。治療に当たって，注意すべき点を以下に列挙した。

①臨床的には，摂食障害者の窃盗症が多く，治療上重要である。
②一般臨床では，摂食障害も窃盗症も，見逃されていることが多い。
③摂食障害者の窃盗症は，窃盗症を理解する上でのモデルとなりうる。
④薬物療法には限界があり，筆者らはほとんど期待していない。
⑤合併するアルコール・向精神薬依存症の治療を要することが多い。
⑥発達障害や前頭側頭型認知症の合併に留意すべきである。
⑦治療開始後の窃盗行為に，報告と弁償を義務付けるべきである。
⑧しばしば，司法関係者との密接な協力が必要である。

おわりに

窃盗症の治療は可能で，治療指示に従う患者の回復率は，他の嗜癖問題と同等である。筆者らの窃盗症治療の発展と展開，常習窃盗患者の臨床的特徴，治療の実際などに関しては，他の文献（竹村，2014，2015）で検討した。

◉文献

竹村道夫（2014）窃盗癖臨床と弁護活動，その協力の実態. In：日本弁護士連合会 編：現代法律実務の諸問題——平成25年度研修版. 第一法規, pp.943-968.
竹村道夫（2015）常習窃盗の治療. 精神療法41-1；57-61.

買い物依存の理解と援助

フィナンシャルカウンセラー／一般社団法人ウーマンフィナンシャルカウンセリング協会 代表理事
西村優里

　日常的な行為である「買い物」。本来は何かが必要であるから，それが欲しいから買い物をするが，買い物すること自体が目的となるのが買い物依存である。

　こころの平安が手に入る。それが繰り返され，強化されることで習慣化していく。ついにはお店を見たら買わずにはいられないという状態にまでなってしまうのである。

買い物依存の主な症状

- 頭の中が常に買い物のことでいっぱいになる
- 買い物したいという気持ちを止めることができない
- 借金してでも買い物をしてしまう
- 買ったものにはほとんど興味がない
- 借金があっても見ないふり（見たくない，見るのが怖い）

　では，なぜ買い物依存になるのか。
　端的に言えば，自己評価の低さが起因していると考えられる。
　私自身はアルコール依存の父を持ち，幼少期の頃から絶えず暴力や罵声が響く家庭に育った。生きるために感情を抑圧することを覚えたが，常に「人から認められたい」という渇望があり，たくさんの洋服を手に入れ身にまとうことで，周りからの賞賛を手に入れようとした。
　これは買い物だけに限った話ではない。自助グループに参加し，他の依存症の仲間の話を聞いているうちに，どの依存症も根幹は同じであるという確信に至った。
　依存症とは，耐え難い状況における自分を守るための回避行動である。私の場合はその回避行動が買い物であった。買い物をすることで一時的な

こころの問題と債務問題を切り離す

　日々相談を受けるなかで気づくのは，依存症にまでは至らない相談者においても，共通しているのは自己評価の低さである。相談者たちは「周りはちゃんとお金の管理ができているのに，自分はできていない。自分はダメな人間だ。自分が情けない」と涙を流す。
　私のもとにくる相談者は「もう自分の力ではどうにもならない」と実感し，誰かに助けを求めたい状況，いわゆる「底付き」を経験している人がほとんどである。そして一様に，どうしていいかわからず，混乱している。
　そのような状況下でまず最初に行うことは，こころの問題と債務問題を切り離すことである。
　債務問題については，時間が経てば経つほど（金利が増え）借金が増えていくため，一刻も早い対応が必要である。相談時には問題が大きくなっていることが多く，弁護士などの専門家や債務整理の相談機関に相談するのが望ましいが，敷居が高いと感じるためか，いきなり弁護士などに相談できる人は少ない。信頼できる専門家や相談機関を紹介するなどの対応も必要となる。
　行政の相談窓口としては各都道府県の消費生活センターや法テラスなどがあるが，なかには買い物依存に対する理解が乏しくぞんざいに扱う職員・

弁護士もいるようで,「あなたが悪いんでしょう」などと酷い言葉を受けて嫌になり,相談しなくなる人もいる。私のもとに相談にくる方のなかにも「二度と行きたくない」という方が少なからず存在する。具体的な対応を示す際にも留意したい。

また,借金の整理方法として,借金を肩代わりしてくれる人(両親など)の介入や,いわゆる「おまとめローン」で少しでも返済を軽くしようと考える方もいるが,経験上どちらもおすすめしない。

前者においては,自分が努力しなくても問題は解決されると誤解してしまい,問題の繰り返しを助長してしまう。

後者については,自力でなんとかしたいという本人の意思を尊重した,一見有効な方法に思えるかもしれないが,返済期間が長くなる(=支払い金利が多くなる)ばかりか,借入枠が多くなるため,さらに借金が増えてしまうケースが多い。

緊急性のある足元の債務問題を整理した後は,本人の経済的習慣を確認し,変えていくための方法を検討していくが,その前に必要なのがこころの問題についての整理である。債務問題が片付いても,こころの問題が整理できないと,また同じことを繰り返すことになってしまう。

まずは,「なぜ買い物をしてしまうのか」「なぜこのようなことになってしまったのか」という原因を探す。今の問題を早く解決したいと思うと同時に,なぜこうなってしまったのか,自分自身で考えたいと思う相談者も多い。

私が出会う相談者の多くは,誰にも相談できず一人で抱えこんでしまうケースがほとんどであり,自分のこころの声を見つめる機会もないまま問題だけが大きくなってしまった状況にある。

問題の原因を確認するうえでは,過去を振返ることが有効であると考えている。私自身も出版という経験を通して自分の人生を振り返る機会を得た。「なぜこのような人生になったのか」を考え,腑落ちする回答を得られたことは本当に幸運であったと思う。自分の過去を受け入れることができ,そこからやっと前を向くことができたからだ。

すぐには回答が得られず時間を要するかもしれないが,大事なのは考え続けることである。自分の生い立ちから紐解いていき,どこでどのような経験をし,どのように感じていたのか,正直な自分の気持ちを確認することが重要である。そのなかで,買い物はその時の自分を守るために必要な行動であったことをお伝えしている。

自身の自助グループでの経験を通じても,過去を振り返ることの大切さ,過去の自分を受け入れることが回復を助けることを実感している。

自助グループについては,おすすめはしているが無理にはすすめない。なかには合わない人もいるからだ。地方にいればそもそも参加もできない。

とはいえ,自身のことをアウトプットする場や機会を逃してしまうのは非常にもったいないことである。自助グループでなくとも,ブログやチャットサイトなど他の手段の活用も考えたい。ブログについては,買い物依存に限らず自身の借金返済状況をブログで匿名で公開している方も多い。そのような方の存在を知り,刺激を受けて,自分の買い物依存に関する状況をブログで発信している方も存在する。チャットサイトについては,英語が話せる方であれば24時間オープンの海外サイトがあるので,(時差の関係はあるが)場所を選ばず参加することができる。

あたらしい習慣と目標をつくる

最後に,本人の経済的習慣を確認し,変えていくための方法を検討していく。債務整理が短期的な対策とすれば,こちらは恒久的対策である。

具体的には,家計簿などで記録をつける,計画を立てる(行動面,経済面)ことなどを提案している。お金のかからないリフレッシュ方法を探してもらうことも有効である。

そして何より大事なのが,目標を持つということである。行動を変えることはたやすいことではない。辛くなったときや挫折しそうになったとき,こころの支えとなるのが目標である。最初は漠然

としたものでもよいが，できるだけ明確なほうがよい。「いつまでに」「どのようになっていたいのか」が具体的であると行動に移しやすい。

これは視点を変えることでもある。これまで「今この瞬間の欲望を満たしたい」という近視眼的視点で買い物をしていたが，そこから「将来の欲望を満たしたい」という将来視点に変えることこそ，行動を変える原動力になると考えている。考え方（視点）が変われば行動が変わり，習慣も変わる。そして人生も変わっていくと，自身の経験からも確信している。

本論の内容が，困難を抱えながらも目標をもって新しい人生を歩もうとする方々のお役に立てば幸いである。

ドメスティックバイオレンス（DV）の理解と援助

原宿カウンセリングセンター
高橋郁絵

DVとアディクション

「DVはアディクションなのか？」この問いに対して，1990年代まで，日本の多くのアディクション専門家はイエスと答えていたと思う。

DVへの介入は各国のフェミニストによる草の根的な被害者支援から始まり，男女における力関係の不均衡がDV理解の軸となった。また，1990年代以降，DVは司法の場において扱われるようになった。司法モデルにおいて，加害と被害は相対する二極である。暴力は相手に自分の意思を押し付けるために選択的に発動されるものであり，「コントロール不能」状態ではない。したがって，被害者にその責任はなく，加害者が責任を負う。

このような先進国における暴力の理解が日本に広がり始めたのは，DV防止法や児童虐待防止法が成立した2000年代に入ってからである。しかし，日本におけるDV被害者支援は「加害者は変わらない」という前提に立ち，長きにわたり，被害者の保護と母子の支援に焦点づけられてきた。

一方，アディクションの理解と援助は，脱医療モデルの援助をめざす「アディクションアプローチ」と，医療モデルによる疾病概念とが共存してきた。アディクションアプローチは，システム家族論の系譜による問題維持機能への注目，ケア・援助の有害性の強調を柱とし，医療モデルに立脚したアディクション理解によれば，アディクションは病気であるからその行為の結果は免責される。

このように出自も背景理論も全く異なるアディクションと暴力（DV）が，日本のアディクションの現場において，しばしば混乱して語られるのはなぜだろうか？

アディクション領域における被害と加害

日本において，アディクションが表面化してきた1970年代から，すでに暴力とアディクションのオーバーラップはありふれていたと思われる。しかしまだDVという言葉も存在しておらず，家庭のなかに法は入らなかったため，暴力としてとらえ

られることはなかったのだろう。1980年代以降，アディクションへの援助が盛んとなることで，今でいうDV加害，被害双方の問題を取り込む形で支援がなされた。暴力をアディクションの症状や状態像の一部とみなすほか，暴力自体を嗜癖する対象として扱い，同時に暴力から逃げないパートナーを「共依存」と名付ける事態も生まれた。「暴力を受けた人が逃げて我が身を守るべき」という発想は，逃げないパートナーの責任を問うことになった。このように，アディクション領域においては被害の輪郭が不明瞭であったため，加害の存在は浮かび上がらず，その責任も曖昧なままとなった。

2000年代以降の新たな潮流は，トラウマ(PTSD)治療の広がりと被害への関心の高まりであり，それとアディクションとの連結である。被害という言葉には，それが生じた社会的関係や歴史性，抵抗やレジリエンスといったプロセスが含まれるため，トラウマは被害の一側面でしかない。しかし近年，トラウマは被害を象徴するものとして，被害と同義に用いられることさえある。極端かもしれないが，暴力を受けた女性たちに共通する社会的経験を名指すための「DV被害」という言葉は，個人的心理的体験がもたらす苦痛＝トラウマと読み替えられることで，医療モデルへと包摂されたとはいえないだろうか。アディクションの苦痛緩和機能の強調は，依存症者の過去のトラウマを浮かび上がらせることになった。また，被害への注目は，多くの暴力加害者の背景にも被害の歴史とトラウマが存在することを明らかにする。

このように，本来なら加害，被害，アディクションのオーバーラップとしてとらえるべきところを，被害を中心として再構築するとらえ方が浸透しつつあるように思われる。女性の依存症者の場合，援助者がこの立ち位置をとることは，アディクションと被害という二重の免責による治療的雰囲気を形成しやすく，その意義は大きい。

加害についての認識と
アプローチの必要性

しかしながら，加害の責任とアディクションについては，1980年代からずっと曖昧なままである。日本においては，DVコートやピースボンド，DV加害者プログラム受講命令のような地域内司法システムは不備のままであり，DV加害に対する社会的な責任意識は薄い。そのような社会において，援助者のスタンスが，加害から距離をとり，被害中心に傾いていくことは，全体のバランスを欠くことになりかねないだろう。

加害主体の責任の問題は，アディクションと暴力を識別しつつ，それが併存する現実をどのように扱えるかにかかっている。援助者にとって，DVの加害について正面から話しあうことは，快適な会話の域を一歩踏み出す勇気を必要とする。援助者自身も自分の加害性に触れざるを得ないからだ。しかし，援助者による対話への招き入れと変化するためのプロセスは，DV加害者自身が，実は，深いところで希求しているものである（Jenkins, A. 2009）。今後のアディクション領域における責任ある実践のためには，被害やトラウマに加え，司法モデルの観点から加害をとらえる視座を備え，加害についての対話を始めることが重要ではないだろうか？

●文献
Jenkins A (2009) Becoming Ethical. Russell House Publishing.

性依存症
逸脱した性的嗜癖行動への治療的アプローチ

大森榎本クリニック
斉藤章佳

はじめに

性犯罪者への社会内処遇は，ここ20年の間で大きな発展を遂げてきた分野である。その世界的な流れを汲んで，我が国での性犯罪者に対する再発防止のための政策的取り組みは，2005年に発生した奈良小1女児誘拐殺害事件をきっかけに，指定された矯正施設と保護観察所で「性犯罪者処遇プログラム」としてスタートしている。

あれから早10年。平成27年度版「犯罪白書」第6編には，性犯罪の動向や再犯防止に向けた各種施策，そして特別調査の結果と分析が詳しく述べられている。これは性犯罪者の動向と実態を知るうえで貴重な資料である。なかでも「処遇プログラムの受講と再犯状況」と題された項を読むと，再犯防止プログラムは一定の効果があると結論付けられている。

性依存症治療ことはじめ

嗜癖化した性犯罪者の多くは，強迫的な性行動や衝動がコントロールできず再犯を繰り返すため，刑罰のみでなく，それへの治療的アプローチ抜きに彼らの再発防止や行動変容は考えられない。しかし現在まで，反復性の高い性犯罪者に対して出所後社会内処遇の枠組みで再犯防止や治療的試みをおこなっている医療機関やリハビリ施設は全国でもほとんどない。そこで，榎本クリニックでは反復する性的逸脱行動を嗜癖モデル（性依存症）で捉え，2006年5月に「性犯罪及び性依存症グループ（以下，SAG：Sexual Addiction Group-meeting）」を立ち上げた。

治療の三本柱

SAGにおける治療の三本柱は，「再発防止」「薬物療法」「性加害行為に責任をとる」である。特に重要視している点は再発防止であり，その内容をまとめると以下の6点から構成されている。

①自分が強迫的性行動に出るに至るまでのプロセス（引き金→思考→渇望→行動化）を知る
②自分の認知の歪みに気づく
③行動変容
④加害者特有の思考パターンと被害者の気持ちについて知る
⑤自分なりの問題解決スキルやコーピングスキルを獲得する
⑥リスクマネジメントプラン（以下，RMP）を作成する

RMPとは，強迫的性行動を再発させないための再犯防止計画のことである。①から⑤の認知行動療法中心の心理教育で学んだことを踏まえて，本人の手でRMPを作成させる。当院では，本人にこのRMPを1カ月に1度更新させ，毎月第1火曜日にSAG参加者全員の前で発表させ，他の参加者やスタッフからフィードバックをもらうことで，徐々に精密な内容に仕上げていくことを目標にしている。参考までにプログラムスケジュールを掲載する（榎本・斉藤ほか，2014）。

表 SAGプログラムのスケジュール

週／曜日		火曜日	木曜日	金曜日（新しい参加者）
第1週	(19:00〜20:00)	RMP発表（1カ月に1回更新）	グループミーティング	認知行動療法
	(20:00〜20:30)	個別面接	個別面接	個別面接
第2週	(19:00〜20:00)	SCAメッセージ（12ステッププログラム）	グループミーティング（女性スタッフ）	認知行動療法（前週の宿題）
	(20:00〜20:30)	個別面接	個別面接	個別面接
第3週	(19:00〜20:00)	教育プログラム（刑務所からの手紙）	問題解決指向プログラム	認知行動療法
	(20:00〜20:30)	個別面接	個別面接	個別面接
第4週	(19:00〜20:00)	グッドライフ・プログラム（グッドライフモデル）	グループミーティング（女性スタッフ）	認知行動療法（前週の宿題）
	(20:00〜20:30)	個別面接	個別面接	個別面接

　また，当院のプログラムは上記④と関連し，「性加害行為について責任を取る」という視点も重視している。当院では，取り返しのつかないダメージを与えた被害者に対して，どのようにして責任を取り続ける姿勢をもって生きていくのかを探求させることも治療内容の一環としている。具体的には，治療場面で自らの言動を被害者が聞いたらどのように感じるかについて常に意識させるなど，被害者というフィルターを通して物事を考える習慣を身につけさせる訓練を行うことにより，再犯防止を図るという取り組みもおこなっている。

　なお，当院のSAG治療への参加はもっぱら裁判のためだけに利用される危険があることから，当院のSAG参加者には，グループ導入前に裁判終了後も最低3年間はSAGに参加し，可能な限り治療に専念する旨の誓約書を交わしている。この誓約書を関係者，家族と共有し治療継続の動機づけのひとつとして活用している。

まとめ

　性的嗜癖行動に対する治療的アプローチは，その対象行為を依存症という病としてのみ捉えるのではなく，あくまでその行為の再発防止にある。しかし，日本では矯正施設内処遇と社会内処遇との間の連携の未整備や，他の諸外国のように法による強制治療制度がないため，DVを含め加害者臨床は根付きにくい。そのなかで，筆者らは試行錯誤しながら治療プログラムの運営を継続してきた。

　今後この取り組みが，性犯罪者の地域トリートメントのあり方についての有用な研究資料となれば幸いである。

● 文献
榎本稔・斉藤章佳ほか（2014）性依存症の治療．金剛出版．

※平成 28 年 1 月 4 日更新　　　　　　（名前：　　　　　　）作成日：平成　　年　　月　　日

≪リスクマネジメントプラン作成用紙：（　　）回目≫ 対象行為：　　　　　／キーパーソン：

☆ このリスクマネジメントプラン（RMP）は，性的逸脱行動を再発させないための計画です。
☆ 治療の 3 本柱を取り入れ，1 か月に一度更新しより洗練された計画にしていきましょう。
☆ 性依存症の克服にとって重要なことは，回復に責任を持つことと，回復に積極的になることです。

【再発のリスクがまだ生じてない段階】

【なりたい自分（回復のイメージ：Lv=レベル）】
- Lv①：
- Lv②：
- Lv③：

【なりたい自分になるための具体的方法】
- ①
- ②
- ③

引き金

【慢性トリガー（状態を悪化させる引き金）】
①人：
②場所：
③時間：
④状況：
⑤感情（生理反応）：

【慢性トリガーへのコーピング（対処方法）】

思考

【再発のリスクが徐々に高まってくる段階】

【警告のサイン（危険に気付くサイン：Lv=レベル）】
- Lv①：
- Lv②：
- Lv③：

【コーピング（危険な状態から脱出する方法）】
- ①
- ②
- ③

渇望

【急性トリガー（対象行為に直結する 5 つの条件）】
条件①：
条件②：
条件③：
条件④：
条件⑤：

【①～⑤がそろった時の危機介入的対処法】

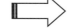

【今回のRMP作成におけるアピールポイント（改善点）】
①
②
③

【行動化（再発：リラプス）】→再犯

図　RMPワークシート

アディクションとしての自傷

国立精神・神経医療研究センター精神保健研究所
松本俊彦

気を惹くためにやっているわけじゃない

　自傷ほど多くの誤解と偏見に曝されている行動もない。援助者のなかには，リストカットなどの自傷を，「誰かの気を惹くために」行われる，一種のアピール的な行動と思い込んでいる者が少なくないが，実はそのことを支持するようなエビデンスなどどこにも存在しないのだ。

　エビデンスが示しているのは次の2点である。1つは，自傷の96%は一人きりの状況で行われ，誰にも告白されないということ，もう1つは，自傷を繰り返す者の大半は怒りや絶望感といった感情的苦痛を緩和することを意図している，ということである。要するに，自傷の本質は，周囲へのアピールではなく，むしろその反対に，困難や苦痛を孤独に解決しようとする点にあるのだ。

孤独な人の「鎮痛薬」

　自傷には，「心の痛み」に対する「鎮痛薬」としての機能がある。事実，習慣性自傷患者では自傷直後に脳内における内因性オピオイドの分泌が急激に高まっていることを明らかにした研究がある。この知見は，自傷には感情的苦痛を変容させる効果があり，自傷を繰り返す者が語る，「切るとホッとする，気分がスッキリとする」という安堵感や解放感の表現が意外にも当を得たものであることを示唆する。

　ある患者は私に自傷についてこう語った。「心の痛みを身体の痛みに置き換えているんです。心の痛みは意味不明で怖いけど，身体の痛みならば，『あ，ここに傷があるから痛くて当然なんだ』って納得できるんです」。この言葉は，自傷には理解不能な「痛み」を理解可能な「痛み」に置き換える機能があることを示唆している。また別の患者は，「自傷するようになってから，すごく悲しいときにも涙が出なくなった」と語った。おそらく悲しい出来事を「悲しい」と体験しそうになるとほとんど無意識的に自傷し，その感情を封印しているのだろう。

　要するに，彼らが切っているのは皮膚だけではない。彼らは，皮膚を「切る」とともに，苦痛を伴う記憶や感情的苦痛を意識のなかで「切り離し」ているのである。

アディクションとしての自傷

　とはいえ，自傷には2つの深刻な問題がある。1つは，結局のところそれは一時しのぎにすぎず，困難に対する根本的，建設的な解決がなされなければ，長期間には事態の困難さはむしろ深刻化してしまうという点である。もう1つは，自傷は，繰り返されるうちに麻薬と同じく耐性を獲得し，それに伴ってエスカレートしてしまいやすいという，文字通りアディクションとして性質だ。

　特に後者はやっかいである。耐性を生じることにより，当初と同じ程度の「鎮痛効果」を得るために，自傷の頻度や強度を高めざるを得なくなってしまうからだ。最終的に，自傷が持つ鎮痛効果が著しく減弱し，「切ってもつらいが，切らなきゃなおつらい」という泥沼的な事態に陥ってしまう者もいる。この段階では，「つらい今を生き延びる

ため」ではなく「死ぬため」の自傷＝自殺の危機が急激に高まってしまうのだ。

自傷を「死への迂回路」といいかえてもいいだろう。というのも、「つらい今この瞬間を生き延びる」ためにアディクションとして繰り返されながら、逆説的に死をたぐり寄せてしまうからだ。事実、十代においてリストカットや過量服薬といった致死性の低い自傷を経験した者は、そうでない者に比べて10年後の自殺死亡リスクが数百倍も高くなるという報告がある。

"Respond medically, not emotionally"

自傷の援助にあたっては、2つのことを肝に銘じておく必要がある。1つは、確かに自傷にはアディクション（＝依存症）として特徴があるが、その者の援助希求能力の乏しさからも明らかなように、本質的に「安心して人に依存できない」人であるということだ。そして、もう1つは、自傷とは、単に身体を傷つけることだけを指すのではなく、傷つけた身体をケアしないこと、傷つけたことを人に伝えないことも含めた行為ということだ。

ここから援助の原則が見えてくるであろう。自傷による傷の手当てを求めて医療機関を訪れるのは、「確かに自分を傷つけてしまったけれど、それでも自分を大切にしたい」という気持ちがあるからだ。援助者に自傷の告白をするのも同様である。援助者は、そのような「反自傷的な」行動を支持し、称賛すべきであろう。

それから、対応にあたっては穏やかで冷静な態度を心がけるべきだ。グロテスクな自傷創を前にして驚いたり、怖がったり、怒ったり、叱責したり、拒絶的な態度をとったり、過度に同情したり、悲しげな顔をしたり、あるいは、わざとらしく見て見ぬふりをしたり……といった反応はいずれも不適切である。こうした反応はすべて自傷を強化し、二次的にアピール的な意図を持つ行為へと変容させる危険性があるからだ。

最も不適切な強化が少ない反応として推奨されるのは、「外科医のような態度」である。穏やかかつ冷静に傷の観察をし、必要な手当てを粛々と丁寧にこなし、その後で、「この人が自らを傷つける背景にはどのような困難な問題があるのか」と推測をめぐらせる……そのような態度だ。本稿の最後にその態度を一言で要約しておこう。

曰く、「Respond medically, not emotionally（感情的に反応するな、医学的に反応せよ）」。

注目の新刊

アディクション臨床入門

家族支援は終わらない

信田さよ子 [著]

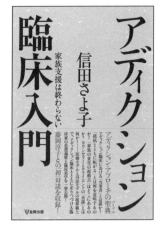

四六判｜上製｜248頁｜定価［本体2,800円+税］

アディクション臨床と走り続ける臨床家による
アディクション・アプローチの聖典

　アディクション臨床における「当事者」とは誰か？　「抵抗とともに転がる」とは何を意味するのか？　「家族の変化の起動点」はどこにあるのか？　カウンセラーとクライエントの「共謀」とは何か？
　アディクション臨床は，その黎明期からつねに医療モデルと司法モデルの境界線上で揺れつづけ，当事者不在のなかで医療の無力化を，依存する当事者に苦しむ家族への支援の無効化を突きつけられてきた。しかし，ドメスティックバイオレンスや児童虐待をも視野に収める逆転の発想は，アディクション臨床における心理職の役割を確立することにもなる。アダルトチルドレン，自助グループ，治療的共同体，被害者臨床を補完する加害者臨床などのコンセプトと実践を取り込む機動力で，アディクション臨床とともに走りつづける臨床家の思想遍歴と臨床美学を一挙公開。
　藤岡淳子との初対談を収録したアディクション・アプローチの聖典！

株式会社 金剛出版

東京都文京区水道1-5-16　Eメール eigyo@kongoshuppan.co.jp　電話 03-3815-6661　FAX 03-3818-6848

回復とその後 8

その後の不自由
アディクションを手放した後の生きづらさ

ダルク女性ハウス
上岡陽江

回復の4つの指標

　もちろん依存症に限ったことではないのですが，私は依存症からの回復には4つの指標があると考えています。(1) お金（健康的にお金が使える），(2) 身体ケア（適切な身体ケアを覚える），(3) 感情（感情的になるのでもなく感じないのでもなく），(4) 関係性（上下関係ではない横並びの人間関係がある），この4つの指標が大切だとみんなには教えています（図）。治療が始まったばかりの依存症者って，この4つのうちすべてがきわめてゼロに近い状態にあるんですよ。パニック状態になってお酒を飲んで何も感じないようになっているとか，薬物にだけお金を使っているとか，痛いときすぐに薬に頼ったり肝臓機能が悪化しているのにお酒を飲んだりとか，自分が支配しているか支配されているかという上下の人間関係しかないとか。

　だから支援者がまず依存症者に聞くべきは，「禁断症状で何かつらかったことや，必要なことはありますか？　それが怖くてやめるのをやめたことはありますか？　自分一人でやめようとして怖い目にあったことはありますか？」ということです。たとえば断酒や断薬などのデトックスを始めると禁断症状がやってきて，筋肉が硬直したり，立ち上がれなくなったり，こむら返りが起こったり，さまざまな身体症状に襲われます。その経験がトラウマになったりもするのですが，自助グループに参加しはじめると，自分と同じ経験をした仲間と出会って，そこで初めて上下関係ではない横並びの人間関係を体験することになるわけです。アルコールなら1週間から10日間，ヘロインなら1カ月くらいが禁断症状のピークだけど，覚せい剤は3日くらいで禁断症状が収まることもあって，薬物への依存より精神的な依存のほうが問題になったりもします。これまでのアディクション治療はアルコールやヘロインなど，いわゆるダウナー系の治療が主体で，禁断症状が早々に収まる覚せい剤依存症者は治療から除外されてきたから，その意味でも過去の治療歴を聞いておきたいですね。それから治療を担当した医師や家族との折り合いが悪かったという人，そもそも過去をうまく内省できない身体の立ち上がりが悪い人もいますから，まずはそこを見極めることが大切です。

　ただみんなちょっと勘違いしていて，ミーティングやカウンセリングに参加していれば回復が始まると思い込んでいる。でも実はそうじゃない。この4つの指標をバランス良く整えるつづけることが安全な回復につながります。依存症は継続的なものだから，回復もまた継続によって成立します。この4つの指標は，依存症の治療を始めてから先々まで，大切な回復の指標になっていきます。回復を目指す依存症者は，この4つの指標をときどきふりかえりながら考えることが必要かな。

意外と難しい「健康的なお金の使い方」

　支援のプロセスのなかで4つの指標を数値化してふりかえっていくと，薬物にばかりお金を使っ

1. 身体ケア ができているのか
   - ストレッチ ・冷やさない ・散歩 ・休む ・消化にいいものを食べる ・呼吸法 ・おふろに入る

2. お金 を健康的に使えるか
   - 今 ・貯金 ・入浴剤 ・アロマ ・本 ・プチプラな化粧品
     ・プレゼント（高級品からココロのこもったものにする） ・詩のプレゼント
   - 昔 アルコール・薬・見栄のためにお金を使っていた

3. 感情 をあつかえるか
   キレるのでもなく感じないのでもなく
   ミーティングで「昨日・今日の話」をしないと → 妄想 も出てくる

   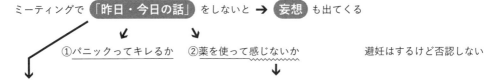

   ①パニックってキレるか　　②薬を使って感じないか　　　　避妊はするけど否認しない

   何があったのではなく　　　感じないことをつづけると「うつ」になる
   「どう感じているか」が大切

   ミーティングで説明をしようとすると苦しくなる　　ミーティングで話をしてると
   どう感じているかを話すと楽になる　　　　　　　　ときどき子どもにかえってしまう　→ トランス状態
   　　　　　　　　　　　　　　　　　　　　　　　　ダメな話をずーっとしてしまう　　↔ イタコ

4. 関係性 支配的ではなく横の関係をもっているか
   ↓
   上下関係　　「一緒に考える」　　はじめはとても不安に感じる
   しかない　　　　　　　　　　　　横の関係がつくれるとだんだん人のせいにはできなくなってくる

   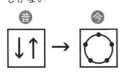

   回復は『ひとりツッコミ』
   客観的に見る
   人の意見を聞く
   こまめに「ねぇ，どう思う？」
   「どうみえる？」って聞いてみる

   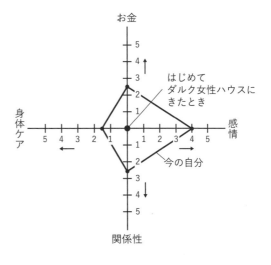

図　回復の4つの指標（1～4それぞれどれくらいできているのか）

て生活必需品が買えていないこともわかってきます。たとえば薬物を使っているときは洗濯機も冷蔵庫も家になくて，代わりに手で洗濯をしたりコンビニで買物をしたりしている。どうもおかしいと思った友達から洗濯機と冷蔵庫をもらって，ようやく生活が楽になって，自炊もするようになって，お金も少しずつ貯まってきて，電子レンジを買ってまた生活が楽になったという人もいます。話を聞いてみると，「コンビニで買物をするのがかっこいい」という見栄というか勘違いのようなものがあるみたい。ほかにも，ダルク女性ハウスのメンバーで北海道までセミナーに出かけることになると，迷わずサラ金で借金をしたり男から借りたりしてしまう。近所のスーパーで安いものを買ってお金を貯めて旅行費用に充てるといった，目標を立てて先を見越したお金の使い方がなかなかできない。こういった偏った思い込みから自由になるまでには，だいたい3年くらいかかりますね。

これは薬物依存症者やアルコール依存症者に限ったことではなくて，依存症当事者のケアに執心する共依存症者も，自分以外のすべてにお金を使ってしまうということでは同じです。だから私の経験上，かなり心してかからなければ，なかなか健康的にお金を使えるようにはならない。

白黒思考をほどく「身体ケア」

『その後の不自由』（上岡・大嶋，2010）でも詳しく説明しましたが，身体ケアはとても重要です。体を冷やさない，消化にいいものを食べる，散歩をする，お風呂に入る，しっかり寝る，そういう基本的な体のケアのことです。依存症者のなかには，虐待を受けて家出を繰り返して生活の知恵を覚える機会がなかった人，親に虐待されるので体の不調を訴えられずにきた人もいますから，そもそも「温かいものを食べて早く寝る」という基本を知らないこともある。だからまずは身体ケアの基本を覚えてもらいますし，フラッシュバックが起きているかもしれないのでパニックにどう対処

するのかということを教えて，トラウマケアでも重視されている呼吸法やストレッチやヨガを試してもらいます。

依存症者は白黒の世界を生きていて，「どうせ死ぬからそんなことしても意味がない」ってよく言います。だから私はいつも「明日死んでも，とりあえずストレッチ！」と言っているんですよ（笑）。依存症者の白黒思考をあえてほどいていくような支援者のスタンスが必要かなと思います。そして支援者は，まずその人がどのような段階にいるのかを見極めることです。たとえば女性の依存症者にはトラウマを抱えている人も多いので，「一人で電車に乗れているか」「面接で『あなたは本当にダルクのスタッフですか？』といった不思議な発言をしていないか」ということを確認する。それはPTSDの症状だから。もしこのサインが見られたら，「あなたには大変なことが起こっているから，今は薬を使っているんだと思う。でもそのままじゃダメだから，別の選択肢を見つけていこう」と説明する。

そして支援者は身体ケアに伴走することが大切。呼吸法もストレッチも，とにかく一緒にやる。支援者がそういう心構えになるには，支援者自身の白黒思考を変える必要もあります。たとえば薬物をやめている／やめていないという二分法では，依存症者のケアはなかなか成功しません。回復の途中でスリップしてしまっても，とにかく最初の10年を生き延びることを第一に，回復につなげていくという視点でいたいですね。再使用や再飲酒に厳罰を科すゼロトレランスではなく，ハームリダクション的な考え方が必要です。

感情的になるのでもなく
感じないのでもなく

依存症者は人生のなかで自分の感情を人に言えない経験をたくさんしているし，とにかくひどい目に遭ってきているから，深くあきらめている状態にあります。たとえば両親のDVを目撃した

人って,「体がだるい,体に力が入らない」という経験をずっとしてきています。トラウマの記憶は子どものときのまま身体に刻印されていて,DVを受けている母親を救えない自分を恥ずかしいと思ったり,その無力感からどうせ何をしてもうまくいかないと思ったりしています。ひとたびフラッシュバックが起こると,大人なのに子どもだった頃の恥や認知に一気に回帰してしまう。その結果,パニックになって感情的になるか,薬に頼って何も感じようにするかという二択になることも少なくありません。でも,パニックになってキレるばかりでは人間関係もうまくいかないし,逆に自分の感情を押し殺してばかりではうつ状態になってしまう。どちらも自分の感情を認めない,つまり自分自身のことを認めない「否認」の状態です。ここで自分が今どう感じているのかがわかるとすごく楽になるのですが,そのために役に立つのが自助グループのミーティングで自分の話をするトレーニングです。グループは,仲間の言葉を口移しで覚えて,「こんなときはこう言えばいいのか」ということを知る機会になります。たとえば「今日,会社でムカつくことがあったけど,ミーティングにも参加できたので,もう帰って寝ます」みたいな言葉遣い。この言葉遣いを覚えるだけで,ずいぶん衝動を抑えることができます。ただ一方で,虐待サバイバーの場合,言葉で説明しすぎると自分が自分じゃなくなった気がするということもあるんだけど,仲間に話を聞いてもらうことで自分の感情の所在やタイプにも気づくというメリットは大きいです。

もちろんカウンセリングも重要な役割を果たします。依存症者は時にスリップしてしまうこともあるけど,誰にも話さずに再飲酒・再使用することと,カウンセリングで自分の経験や感情を話したうえで再飲酒・再使用することには,雲泥の差があります。カウンセリングの機能はここにあると言えるかもしれません。依存症者のことは一日だけの関係ではわかりにくいけれど,長い期間つきあうことになるグループだと,メンバー同士の関係も見えてくるし,個人だけを見つめるのとはまた見えるものも変わってきます。だから心理職の方にはグループがうまくなってほしいと心から願っています。

そしてこれは心理職の方へのお願いでもあるのですが,女性依存症者が相談に来て,仮に売春をしていると話したとしても,一方的に禁止したりしないでほしいと思います。それは彼女たちなりのコーピング手段でもあるし,そもそも彼女たちは数ある選択肢から売春を選んでいるのでもないわけですから。ダルク女性ハウスでは本人たちの選択を優先することを大切にしているのですが,選択するためには新しい経験がなくてはならない。比べるものがなければ選択することなんてできませんからね。小さい頃から売春,少年院,刑務所といった世界しか知らないメンバーたちに,社会的経験を少しでも増やしてもらって,売春や薬物やアルコール以外のレパートリーを増やして選択してもらえるようにしています。専門家はどうしても問題が解決して消えてなくなることを目指してしまいますが,依存症者にとっては決して問題を解決することが回復ではありません。依存症からの回復って,自分の問題を自分で抱えられるようになることだと思います。すると薬物依存やアルコール依存という問題の向こう側にある,本当に向き合うべき課題も見えてきます。

支配－被支配ではない横並びの関係性

依存症者の人間関係の基本は上下関係,支配するか支配されるかという関係になっていることは本当に多い。上下関係にはある意味で楽なところもあります。誰かが指示してくれることに従っていればいいし,仮にそれが嫌ならキレて反発すればいい。ところが依存症者は中学生くらいのときに同性との横並びの関係があまり築けていない。親から虐待されていてそれどころではなかったとか,そもそも一人でいても寂しさを感じないとか,理由はさまざまですが,同年代の同性との横並び

の関係がないまま男と付き合いはじめたりする。上下関係に慣れている依存症者からすると，命令もされないし反発もできないから，横並びの関係はどうにも居心地が悪くて，それなら一人のほうが楽だと思ってしまうという葛藤を抱えます。ですから仲間たちと一緒に話し合って一緒に考えられるようになることは，回復の重要な指標になりますし，回復を後押ししてくれます。

依存症からの回復にはどうしても右肩上がりのイメージが当事者にもあります。私自身の経験でも，断薬10年目くらいまではそうでしたし，自分の力だけで薬をやめているという自負がありました。でも断薬から16年目を迎える頃に，強迫的にアルコールを摂取したいという衝動がなくなって，自分がいかに周囲の人たちに支えられて断薬生活を続けていられるかがようやくわかってきました。時間をかけて関係性が築かれていなければ，そのことには気づかなかったと思います。仲間の力を借りながらも，回復の4つの指標のバランスチェックをして，客観的にふりかえるのはもちろん自分自身です。基本的に回復というのは仲間の力を借りながらも，言いすぎたり間違ったりしたことに自分自身で気づく，「ひとりツッコミ」って言えるのかも（笑）。

虐待サバイバーのグループミーティングに参加していると，よく「キャラ変」ができないメンバーがいます。何かの拍子に湧いてきた怒りを感じたままミーティングに参加して，途中で空気を読み違えたことに気づいても，すぐにはキャラを変えられないし，スイッチを切り替えられない。あとから話を聞くと，「グループの雰囲気と自分の態度がマッチしていないことには気づいていたけど，『キャラ変』ができなかった」と言うんですが，これは解離のスイッチが押されたままになってしまっていたということです。この「ひとりツッコミ」は12ステップのステップ10にあたるから，依存症者同士だとよく伝わる話なんですよね。それに私自身，仲間の力を借りながら「ひとりツッコミ」をすることで生き延びているところがあります。

降りていく回復

スリップする人は不真面目だとか意志が弱いだとか，世間的にはそういったイメージがありますよね。でも，それはちょっと違う。転職後に給与が大幅カットされたとか，心疾患や糖尿病など長患いの病気があるとか，近親者が病気で亡くなったとか，そういった複合的な要因が痛みになってスリップにつながるのであって，決して本人の意志や資質だけに帰責できるものではありません。スリップするのは100％本人の責任だという考え方では，「薬をやめる＝成功，薬を使う＝失敗」というあまりに単純すぎる二分法に陥ってしまいます。この二分法を手放さないと，回復はいつまでも右肩上がりの成功のイメージに彩られて，それ自体が回復を目指す依存症者を苦しめることにもなる。

たとえば長く薬物やアルコールをやめていた人がちょっとしたきっかけで再使用をしても，すぐにまたやめられると一般に思われているけれど，実際そんなにすぐにはやめられません。少なくとも3年くらいはかかるし，その後に仕事や家庭や自助グループで使える力は7割くらいになります。つまり，それだけやめつづけるために能力以上の無理を重ねていたということです。

「もうやめる」と誓った本人がスリップしてしまうと，家族や支援者はガッカリするでしょうし，裏切られたと感じることもあるでしょう。でも，当事者も家族も支援者も，輝かしい社会的成功のイメージをちょっと修正して，右肩下がりのイメージ，降りていくイメージにすることで，薬やアルコールに頼らざるをえない理由があった当事者は救われる。

ダルク女性ハウスの仲間の一人が，「薬をやめて生活をしていると，とにかく毎日がダサくなる」って言うんですね。なかなかうまいこと言うなと（笑）。回復とは輝かしい成功ではなく右肩下がりに降りていく生き方だとすると，毎日は変わり映えがしなくて，平凡で，とにかくダサい。そのダサい毎日

を受け容れて生きていくことが，依存症者にとっての安全な回復じゃないかと私は思います。

育てて，老いて，生きてゆく

今から27年前，45年間薬物をやめている伝説のメンバーがいると聞いて期待に胸をふくらませて，ロサンゼルスの自助グループに参加したことがありました。ところが実際に登場してみると，ホームレスみたいな格好をした，ただのおっさんなわけ（笑）。彼は自分の経験を淡々と語って帰っていったのですが，それを聞いていると，薬をやめつづけるというのは淡々と日常を生きていくこと，時とともに老いていくことだって本当によくわかるわけです。依存症者は依存物質も影響して何らかの別の病気を抱えていることが多くて，短い人生を終える人も多いから，断薬から32年が経った私の先達は日本では少なくなってきました。

依存症者がいかに老いていくかということも大きな課題ですが，ダルク女性ハウスの利用者は全員女性ということもあって，以前から課題に挙がっているのは子育てのことです。依存は終わったけれど問題は依然として残っているシングルマザーも多く，その子どもたちのこともスタッフはよく知っているのですが，これまで母親へのケアが最優先になっていました。でも，夫から妻への虐待が日常だった家庭で育って，ようやく夫と離れてシングルマザーに育てられている子どもって，むしろ最も優先されなくてはいけない存在ですよね。私，その子どもに謝ったんです，「あなたのことを一番に考えなくてはいけなかったのに，ごめんね」って。依存症者の子育ての問題は論文も研究も少なくて，現場からの声もほとんど聞こえてこないので，本当に格闘の毎日です。ダルク女性ハウスでは月1回の子どものプログラムを始めて13年になります。プログラム初期の子どもたちも今は成人して「命を救ってくれてありがとう」と言ってくれます。だから同じようなことを実施する施設やスタッフが少しでも増えたらいいなと思います。

これまでの依存症者は一貫して，「医療のなかで治療されるべきアディクションにさいなまれている人」という「患者」の役割のみを与えられてきました。でも，依存症を抱えている人は，「患者」であり，社会のなかで仕事をしたり子育てをしたり生活をしたりする「一般市民」であり，そして悩みを解決しようとする「クライエント」でもあるわけですよね。アディクション政策の先進国オーストラリアだとアディクション当事者のことを"consumer"と呼んで，アディクションを医療化するのではなく，当事者の主体性や権利を奪還する動きもあります。支援者は，一人の生活者としてアディクション当事者を考えていく必要があるでしょうね。

育てること，老いること，そして生きてゆくこと。みんな当たり前に見えることだけど，依存症者の回復を考えるうえではどれも欠かせないことばかりです。アディクションを手放した後の生きづらさを抱えながら，いかに生きていくかということを，これからも仲間たちと考えていきたいですね。

●文献
上岡陽江（2010）その後の不自由――「嵐」のあとを生きる人たち．医学書院．
リーサ・カプランほか［小松源助 訳］（2001）ソーシャルワーク実践における家族エンパワーメント――ハイリスク家族の保全を目指して．中央法規出版．
マーシャ・M・リネハン［大野裕 監訳］（2007）境界性パーソナリティ障害の弁証法的行動療法――DBTによるBPDの治療．
宮地尚子（2013）トラウマ．岩波新書．
宮本真巳 編（2003）援助技法としてのプロセスレコード――自己一致からエンパワメントへ．精神看護出版．

●2016年6月24日
聞き手＝『臨床心理学』編集部

[対談]

回復へのターニングポイントは何だったのか？
アディクション・リカバリー・サバイバル

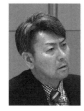

国立精神・神経医療研究センター
松本俊彦

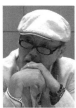

日本ダルク スタッフ
田代まさし

認めることからすべて始まる

松本 今日はお忙しいところお越しいただき，どうもありがとうございます。今回は『臨床心理学』という雑誌の増刊号でアディクションを特集することになり，田代さんとの対談を企画しました。『臨床心理学』の読者には臨床心理士が多くて，彼／彼女たちにアディクションのことをもっと知ってほしいというのが狙いなのですが，僕自身，医者にはちょっと絶望しているところがあって……

田代 えっ，どういうこと？

松本 医者は薬物依存を診たがらないんですよ。逆に臨床心理士の人たちのなかには，薬を処方できないから医者にはかなわないと思っている人も一部にはいるけれど，後遺症とか合併症がある人は別として，そうでない依存症の人に薬を出す必要はないじゃないですか。要は心のケアが大事なんだから，臨床心理士は依存症の分野でもっと活躍できるはずです。だからこの増刊号を通じて，臨床心理士の人たちにもっとこの分野に関心をもってほしい，どんどんこの分野に参加してほしいと思っています。

田代 素朴な疑問ですが，臨床心理士って医者なんですよね？

松本 いや，医者じゃないんです。医者だと医学部ですが，臨床心理士は心理学部とか文学部心理学科などで勉強してきた専門職です。

田代 でも精神科は心理に近い部分じゃないですか。

松本 医者は医学部で身体の構造や機能といったことの勉強をしてから精神科医になるので，同じ心の領域に携わっているけれど，臨床心理士とはバックグラウンドが違います。ただ，互いに協力して仕事をしていることもありますから，臨床心理士にはもっとがんばってこの領域に飛び込んできてほしいと思って，この特集を組みました。もちろんそれだけではなく，当事者の言葉があったほうが絶対に関心が深まりますから，今をときめく田代さんにご登場いただいたというわけです。

田代 いえいえ，うれし恥ずかしなんですよね。有名だった人たちのなかには自分が依存症だと認めたくない人も多くて，僕も実際そうでした。「おれは薬物依存症者じゃない！ 自分の力で治してみせる！」って，そんな有名だったがゆえのプライドみたいなものがあって，なかなか認めたがらない人たちが多い。だから，自分で自分が依存症だと認めることから僕の回復は始まったわけです。

　実際，認めることによって気持ちはすごく楽になりました。「おれは意志が弱くもないし，だめなやつでもなかった。薬物依存症という病気だからやめられなかったんだ」と思えるようになってから，すごく楽になって回復が始まったんです。そして，自分の回復のための役割，田代まさしにしかできないことがあると思えるようになって，それを人に伝えることによって回復は進んでいると感じています。伝えるっていっても，同じ依存症者の手助けをするときに自分が薬を使ってたら，本当の意味で手助けはできないでしょう？ 自分の経験を人に伝えることは，自分の歯止めにもなるし，戒めにもなるし，だから自分の回復のためだと思ってきました。日本ダルクの近藤恒夫代表はダルクをつくってから30年間，ずっと薬物依存症に取り組んできて，表彰もされて，先生と呼ばれるようになっているけど，「薬物依存症」というキーワードで検索すると，今は僕のほうが最初に挙がってくるんですよ。

松本 近藤さんをしのいで（笑）。

田代 そうそう。近藤さんを差し置いて，松本先生を差し置いて，僕が一番って，うーんどうなんだろうって思いもあるけど，それもうれしかったり。でも，ここまで来たら，自分が薬物依存症という病気だとわかってから楽になったように，みんなにも自分の経験を伝えたいですね。松本先生が言ったように，当てにならなかった人たちのことも伝えたいし。最近は近藤さんと一緒に講演の仕事をしていますが，依存症の仲間に伝えるだけじゃなくて，世間の人たちの考えが変わるように伝えていきたいとも思っています。僕は刑務所を出てまだ2年ですけど，それでも自分の回復のために必要なものを伝えたいし，行政の人たちにもわかってもらいたい。そうじゃないと回復する人たちは増えていかないって，この2年間で実感しています。

松本 田代さんのような著名な方がカミングアウトしてくれると，自分が病気だと認められなかった人たちのなかからも，「おれも病気だって認めていいかな」と思う人が増えてくる気がするし，そうなれば多くの人が救われるのではないでしょうか。医療機関に勤めていると，患者さんの人生のなかで一番悪い時期にしか会わないわけで，そればかり見ていると本当に薬物依存症の人ってだめな人間に思えて，ますます苦手意識や嫌悪感が高まってしまうのですが，回復しようとがんばっている人がいることを多くの援助者にも知ってもらいたい。田代さんには，ぜひこの部分を伝えていただきたいと思っています。

薬のために生きていったその果てに

松本 前置きはこのくらいにして，早速，田代さんが薬を使っていたときの話をお聞きしたいと思います。楽しみのために薬を使っている時期もあったかもしれないけれど，ひょっとするとどこかの時点で，楽しくないけど使っている時期もやってきたのではないでしょうか？

田代 自分の経験談ですが，ダルクにつながってプログラムを受けたり勉強したりして，以前の自分に置き換えたとき，使うきっかけはそれぞれみんな違うと思うけれど，だいたいの人たちは「薬」だから使ってたのかなと思います。薬というのはもともと痛みを軽減するために生まれたものじゃないですか。それと何ら変わりなかった。さみしかったり，不安だったり，気分を変えたかったり，心がちょっと痛かったり，それを打破したくて薬に手を伸ばした。それでたまたま選んだ薬が違法のものだった。余談だけど，昔講演に行ったときに植物園の園長が「みなさん，薬という字には草かんむりがありますよね。薬草で病気を楽にするということから「薬」という字は生まれたんです」と話していました。でも，僕はちょっとアウトサイダー寄りだからか，「ちょっと待てよ，草かんむりに楽しいでしょう，それってマリファナじゃないの？」って（笑）。「薬」という文字はマリファナからできたんじゃないのかって勝手に考えていたんですけどね（笑）。でも，薬は痛みを軽減するためにあるという部分でいうと，芸能界の第一線にいたとき，毎日おもしろいことを発信しなければいけない，新しいことを発信しないと飽きられて消えていってしまう，そう考えていました。番組というのは構成作家さんがいて台本を書いているんだけど，ある作家さんの台本には，だいたいの流れが書いてあるだけで，僕の登場シーンのところに「田代まさし，大爆笑のうちに登場して，大爆笑のうちにはけていく」と書いてあったんですよ。

松本 セリフはないんですか？

田代 ないんです。「その大爆笑を考えてくれ，そのための作家だろう！」って思うけど，もうお任せなんです。僕は一番売れていたときには1日3〜4本のテレビ番組に出演していました。

松本 テレビでよく見ていましたが，どんな状況でも笑いを取っていましたよね。

田代 それを毎日考えなければいけなくて，だんだん焦りやプレッシャーが募ってきて，ちょっとうつ状態になっていったんです。薬を使わなくても毎日のようにテレビに出ている人はたくさんいるけれど，その人たちはすごいなって思うの。薬も使わずに何年間もトップに君臨している人たちってすごいなって。で，そのときの僕は心が痛くなって，気分を変えたいと思ったんですね。これは一般の人には当てはまらないと思うけれど，気持ちが病んでいるときに出会い頭の事故みたいに薬を供給してくれる人が現われるんです。これ覚醒剤だなとわかっているけれど，このうつみたいな状態を脱したいとも思う。そのときに何を思うかが分かれ道ですよね。一般の人たちに「薬物依存症になりました」と言うと，「同じような痛みをもっている人たちはたくさんいるけれど，使わない人は使わないですよね」とおっしゃる。そう言われると，僕たち依存症者は，「そういう人たちはラッキーだと思います」としか言いようがないわけです。講演などで「みなさんにもこういう経験はないですか？」といって伝える話があります。たとえば小さいころから赤信号は危ないから渡ってはだめだって言われているけれど，ふとした拍子に赤信号で渡るリスクもある。それでもしかしたら車にひかれて体が不自由になるかもしれない。こういうリスクがあるのになぜ渡ってしまうのか。急いでいるから，1回だけならいい，お巡りさんが見ていなければいい……「そうやってみなさんも赤信号で渡った経験がありますよね。それにすごく近いんです」という話をします。

　僕は痛みが軽減したら1回でやめられると思っ

対談　回復へのターニングポイントは何だったのか？　｜　松本俊彦＋田代まさし

て薬を使ったんですけど，不思議なことに自分がスーパーマンみたいになってしまうんです。近藤代表ははじめて薬を使ったときにマージャンをやったらパイが透けて見えたって言ってますが，報酬効果ですよね。薬はその報酬がものすごくでかいんです。僕の場合はギャグが湯水のように湧いてきたりするわけです。「これすごい，こんなすばらしい薬があるんだ！」って。1回だけのつもりだったのに，もっといっぱいギャグが湧き出てほしくて，その報酬がすばらしすぎて，また次，また次と使ってしまう。アルコールをやめられない人が1杯飲んだら「もう1杯だけ」というのと同じ現象，渇望が起こって，次から次へと止まらなくなってくる。

松本　それくらい仕事で追いつめられていたということですよね。

田代　そうですね。

松本　薬を使うことでうまくいった時期もあったということですか？

田代　あったけれど……最初は仕事のために使っていたのが，だんだん薬のために仕事をするようになって，手段と目的が変わっていくんです。今まで湯水のようにギャグが湧き出ていたのに，体に耐性が付いて，もっと多くの量を求めるようになってしまう。これが覚醒剤のヤバいところだと思うけれど，前みたいなひらめきがなくなって，「前よりもっと」という悪循環にハマっていく。「仕事のための薬」が「薬のための仕事」に，そして次はただ薬のために生きていくというふうに変わっていくんです。

松本　どこかで「いや，ちょっとヤバいかな……」と思ったりはしませんでした？

田代　思うんだけど，体が言うことを聞かない，脳が言うことを聞かない。

松本　もうまったく引き返すことができない。

田代　それがもうできない。

松本　自分なりに決意して，おまじないをしてみたりとか，生活を変えてみたりとか，何か試したことはありますか？

田代　というより，みんなにバレたくないという気持ちが強くて，食欲は全然ないのにわざといっぱい食べてみたりとか，そういうことはしました。

松本　プライベートが変わった，人間関係が変わったといったことは？

田代　時間にルーズになるし，猜疑心が強くなる。「こいつ，おれのことを利用しているんじゃないか？　おれを使って金もうけをしているんだろう」って，だんだん卑屈な人間になっていきました。

松本　そういう経過があってついに捕まったわけですよね。逮捕されたときというのはどんな状況でしたか？

田代　最初に捕まったのは，覚醒剤の成分のなかには催淫効果みたいなものがあって，ちょっとエッチ系に走るのもあるんですけど，僕にはそういう症状が表われたのがきっかけでした。

松本　確かにそういう薬物依存症の患者さん，いますね。何人かお会いした経験があります。

田代　最初に捕まったときは，ビデオ屋さんにビデオを返しに行こうと思って出かけたときでした。駐車場で用を足そうと思ったら，お風呂の音が聞こえて，窓がちょっと開いていて湯気が出ている。そのとき「のぞいたら，中が見えるんじゃないの？」って思って，テレビに出ている人間がこんなところで捕まるわけには……ということより，「のぞきたい」という気持ちが先になったんですね。そこで中をのぞこうと窓のそばまで行ったら，中に入っていた人が男で，窓をガラッと開けて「おい！　何やってんだ！」って言うわけ。ここで捕まったら大変なことになると思って走って逃げたけど，その男が裸のままで追いかけてきたんです。

松本　うわぁ……

田代　こっちも慌ててるから，つまずいて転んだときに捕まって，裸の男に羽交い締めにされ，「やめろ！　おれは何にもしてない！」とか騒いでいたら，近所の人が騒ぎを聞きつけて出てきたんです。冷静にどっちが怪しいのかと思うと，

裸の男が羽交い締めをしているほうが怪しいですよね。その裸の男が「警察に連絡してください！」って叫んでいて，出てきた近所の人たちも様子がおかしいと思って「本当に連絡していいんですか？」とか聞くと，裸の男は「連絡してください！」と。結局，警察が来てパトカーで連れていかれて，「別にのぞくつもりはなかった」と言ったけれど，怪しいと思ったのか自宅を家宅捜査されて，覚醒剤が出てきて……それで捕まったということです。

松本 最初は執行猶予でしたよね。執行猶予のときには自分なりに断薬を決意していたのでしょうか？

田代 捕まって，執行猶予で，ニュースにもなって，執行猶予という罰則より世間の制裁が激しすぎて，もう無理だというぐらい追いつめられて，覚醒剤は二度と使わないと心では思いました。でも，最初の快感を脳が忘れてくれなかった。「覚醒剤をやった人，のぞき」というレッテルを貼られ，仕事が少なくなり，ついにはゼロになって，もう元には戻れないという焦りを感じていました。家族はいたけれど世間からは孤立していきました。「おれはだめだ」という不安が襲ってきて，結局また薬に手を伸ばしてしまいました……何年間かはやめられたけれど，やめきれず，不安やつらい気持ちを打破したいという思いが強くなって，薬さえ使えば打破できるという思いが強くなって，また使いはじめました。

松本 何年間かはやめていて，また手を出してから元の状態に戻るのはすぐでしたか？ 大量に使っていた元の状態にすぐ戻ってしまいましたか？

田代 そのときは家族にもファンにも心配をかけたので二度とやるまいと思っていたのですが，また状況を打破したくなって，1回だけのつもりが，そうはいかなくなっていました。覚醒剤って1回使うと，めちゃくちゃ使っていた状態にすぐ戻るんです。クリーンには戻れなくて，体が快楽を覚えていて，渇望現象が起こって……

松本 そこで再逮捕されてしまった。
田代 そうですね。

モノトーンの世界で

松本 刑務所には何回入りましたか？
田代 2回です。
松本 1回目の刑務所はどちらに？
田代 黒羽刑務所，初犯刑務所に3年半ほどいました。
松本 どのような印象でしたか？
田代 イメージで言うと，社会にいるときがカラーだとしたら白黒みたいな世界。精神的に一番苦しいのは内側にノブがないこと，外側から刑務官が鍵を開けないと外に出られないという圧迫感。そこで毎日生活していると，「おれはここから逃れられないんだ」という実感が迫ってくる。
松本 3年半というのは長いですよね。薬のことを考える日々でしたか？ それとも全然考えませんでしたか？
田代 1回目も2回目もそうだけど，刑務所に入れられること自体，自分で選んでないじゃないですか。裁判で入れられるわけだから。もし自分で選んだのであればその責任を果たそうと思えるけれど，自分で刑務所を選んでいないから，刑を全うしようという考えにもなれない。きっと世間では刑務所で深く反省して出所してくるイメージがあると思うけれど，周りに同じような罪に問われた奴らがいて，その話ばかりしてますからね……刑務所は悪のコネクションを広げにいくような場所で，とても改心するような場所ではありませんでした。毎日のように覚醒剤の話をして，「マーシー，覚醒剤は何回目？」「いや，はじめて」「今度おれから買えば捕まらないから」みたいな会話をするんですが，「いや，おまえ，捕まってるだろ！」って，そんな会話が毎日行われているわけです。自分の親分の行きつけの病院はどこだとか，点滴をしてもらうと覚醒剤を打っていても小便に反応が出な

対談 回復へのターニングポイントは何だったのか？ 松本俊彦＋田代まさし

いとか，そういった情報しか入ってこないところに何年いても，薬物依存症という病気から回復することは不可能ですよ。特に1回目の入所のときは自分が病気だと思っていないから，ただ悪のコネクションが広がる場所としか思っていませんでした。

松本 1回目と2回目とで心境に変化はありませんでしたか？

田代 2回目は慣れているから，早く時間が過ぎないかと指折り数えていました。最初は体を鍛えようとか勉強しようと思うけれど，それよりも1日を早く終わらせたいということが優先されていました。

松本 刑務所内で薬物依存プログラムはありましたか？

田代 2回目のときは刑務所のなかで「シャブ教」と呼ばれていた教育を受けました。正直な話，本当に治したいという気持ちより，受けていたら仮釈放に有利だろうという気持ちでした。

スピリチュアリティの鼓動に触れる

松本 2回目に出所するときは緊張しませんでしたか？

田代 2回目は仮釈放が付いて，日本ダルクの近藤さんが身柄引き受け人になったので期待していましたが，たったの1カ月で，「近藤さん，力ないな……」って心のなかでは思っていました（笑）。2回目の裁判の情状証人が近藤さんで，アパリの尾田真言さんが司法契約を担当してくれました。近藤さんは刑務所のなかでも通信教育みたいなものをやろうというので，僕もそれを承諾したりして。でも最初の頃は近藤さんのことを全然信用していませんでした。ヤク中の集まりに行っても治るわけがないって。

松本 それが2回目で出所したあと，「ひょっとしたら自分ひとりではどうにもならないかも」と思ったわけですか？

田代 捕まったのは3回目だし，もう人を傷つけたくないし裏切りたくもないけれど，今まで僕はなぜ立ち直れなかったのかと考えていました。ファンの人たちのためにも，家族のためにも，強い意思で更生してほしいって世間は言います。僕もずっとそう思っていたの。でも，人のためにやめるということが自分にとってプレッシャーで，自分以外のものを支えにしているから重くのしかかってくるんです。ダルクにつながってから，やっと自分のためにやめようと思うことができて，気持ちが楽になりました。ああ，これだけ違うんだって。

松本 最初は信じていなかった近藤さんを信じてみようと思うようになったのは，何かきっかけがあるのですか？

田代 1カ月の仮釈放の条件が，ダルクの施設にいることと月2回の尿検査を受けることでした。最初は半信半疑でした。ここまで自分ではやめられなかったから近藤さんに身を預けてみようかなという気持ちが半分と，こんなところにいて本当に治るのかなという気持ちが半分。それで一番不安に思ったのは，出所した当日に近藤さんに「3年半ご苦労さま。出所祝いにごちそうしてやるよ」といって連れていかれたのがしゃぶしゃぶのお店だったの（笑）。「シャブで捕まっ

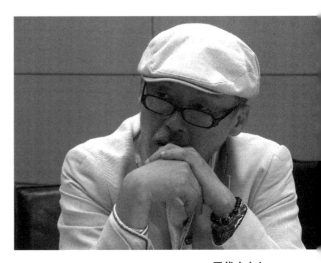

田代まさし

て3年半もいたのに、出所日にしゃぶしゃぶか……この人、何を考えているんだろう」って、ちょっと不安になったんです。でも今から思うと、「おまえはこれからシャブと向かい合っていくんだよ」ということ、そして「おれたちは仲間だ」という意味だったと理解できますが、当初は本当に余計に不安でした。最初は半信半疑だったけれど、不思議なことに、仲間と一緒に正直に自分の経験を話すことによって少しずつ殻が破れていきました。

松本 田代さんのこれまでの経歴を考えれば、ミーティングで正直になるというのはとても勇気のいることだと思いますが……

田代 そうですね。ミーティングではみんなアノニマス・ネームを言うけれど、「マーシー」と名乗るのもどうだろうって……

松本 全然アノニマスじゃないですよね(笑)。

田代 そう思ったけれど、顔を見ればバレるし、「マーシー」でいいかって。「薬物依存症のマーシーです」「薬物依存症のタツです」ってみんな言うんだけど、最初のうちはこの「薬物依存症の……」と言うのに抵抗がありました。先輩からNA(註:薬物依存症者の自助グループ、ナルコティックス・アノニマス(Narcotics Anonymous)の略称)のグッズやTシャツをもらったんですが、僕はとても着られないと思ったわけ。「こんなのヤク中ですって言わんばかりじゃないか」って、最初は抵抗がありました。

松本 出所後どのくらいの時間で、自分が仲間たちに溶け込んできたと感じましたか?

田代 ここにいたら治るかもしれないと思った2つの出来事がきっかけでした。僕はあるヤクザの親分からずっとネタを引いていました。電話をしたらすぐその親分から薬物が手に入るくらい仲良くなっていて、捕まったときもその人の名前は言わなかった。当時は名前を言ったらもう買えなくなってしまうという疚しい気持ちからでしたけど。出所してからその親分がNAにつながっていたことがわかったんです。今はダルクにいてNAの自助グループをつくっていることを人づてに聞きました。

松本 それは驚きますね。

田代 ものすごくディープなジャンキーでしたが、断薬から5年も経っているということも聞いて、本当に驚きました。それからしばらくして会う機会があって、「マーシー、ごめんね。おれが売ったからこんなことになって。でも大丈夫、おれがやめられたんだからやめられるよ」って言うわけ。その言葉を信じられそうな気持ちになりましたし、本当に不思議な巡り合いで、これが12ステップでいうハイヤーパワーなのかもしれないとも思いました。

松本 感動の物語ですね。

田代 そしてもうひとつの出来事は、ダルクにつながって3カ月くらいの頃、近藤さんに連れられて、東京ビッグサイトで開かれたNAのコンベンションに参加したことです。何千人というヤク中が集まって、みんなで回復を祝うお祭りみたいなことをやっていたんです。「ヤク中ってこんなにたくさんいて、しかもみんな回復しようとしているんだ……」と驚きました。NAのコンベンションでは必ずカウントダウンという儀式みたいなものがあります。「クリーン〇〇年の人」と言われたら、本人が立って、みんなは拍手する。そうしたら「ワンデイ」の人に対する拍手が一番大きくて、これには鳥肌が立ちましたね。ニューカマーにもこんなにやさしいんだって。そして最後に何千人の人たちが手をつないで平安の祈りをあげたとき、つないだ手から何か得体の知れないパワーが伝わってくるような気がしました。そしてそのときに「ここにいたらやめつづけられるかも」って。これが自分にとってのターニングポイントでした。

松本 すごい体験ですね。僕自身もジャンケンで負けて依存症の病院へ行ったときに……

田代 ジャンケンかい!(笑)

松本 最初の半年間はやめたくてやめたくてしょうがなかったんです。ある日、自分の患者さん

からNAのオープンミーティングに来てほしいと言われて渋々行ってみたら，最後の平安の祈りのところで本当に感動して，「この領域，おもしろいかな」と思って，気づいてみたら今のような仕事をしていた……という感じです。

田代 この雑誌を読んでくれるのは心理士の人かもしれないけれど，平安の祈りで感じたのは心理に訴えかけるものでもあります。まったく関係のない人が聞くと新興宗教みたいに思われそうだけど，ハイヤーパワーって人でも神様でもなくて，自分の心のなかにあるスピリチュアルな気づきのことだって，やっと理解できるようになりました。仲間たちと一緒にいると，そういうスピリチュアルなことが起こるわけです。「おれは昔，歌舞伎町でマーシーにクスリを売っていた」という人に出会ったり，「黒羽刑務所で配膳をしていたのは僕です」という人がいたり，スピリチュアルな出来事がたくさんあります。僕は九州の佐賀県出身で，佐賀のNAのミーティングに行ったとき，佐賀県出身の僕が薬物依存症の仲間のために今ここでスピーチをしているというのは，きっとハイヤーパワーによってあらかじめ決められたことだったって思えたんです。不思議な力に導かれて佐賀に戻ってきている……そういうスピリチュアルなことを日々感じますし，ここにいればやめつづけられるという実感が日増しに強くなっていることも感じています。

迫りくるスリップの危機

松本 スピリチュアリティに触れながらプログラムをやっていくなかでも，欲求が強まったり，スリップの危機を感じたりしたことはありますか？

田代 一番のピンチは，去年の暮れに親知らずが痛くなって抜いたときです。親知らずがものすごく痛くて，歯医者さんに痛み止めを出してもらっていたけれど，1錠飲んでも痛みが止まらない，2錠飲んでも止まらない，3錠飲んでも止まらない。このまま痛みが止まらなかったらまずいなと思ったとき，何が頭に浮かんだかというと，近藤さんから聞いていた歯が痛かったときに飲んだらすぐ治ったという覚醒剤のことでした。「その覚醒剤を打ったら痛みが止まる。あのヤクザの親分に電話をしちゃおうか。いや，今ダルクにいる彼の子分に電話をしようか。でも親分はダルクの寮長で，子分も重要な役割に就いているから，どちらにも頼めない。どうしよう……」と思ったときは本当に危なかった。結局そのときは強力な痛み止めの座薬ボルタレン，これをお尻に入れておさまったんです。この話で何が重要かというと，「ヤクザ」ではなく「ザヤク」ですんだってこと（笑）。

松本 冴えてますね（笑）。ちゃんとオチもあって（笑）。

田代 いや，作り話じゃないですよ（笑）。このときが一番ヤバかったけど，日々やはり刺激には敏感になっています。たとえば駐車場に「駐車お断り」と書いてあると，「注射お断り」とつい連想してしまったり，ヤク○トの配達員を見て「ヤクの売人」を連想してしまったり……

松本 連想がすぐ薬物のほうへ行ってしまう。

田代 うん，連想がすぐそっちへ行ってしまう。買い物から帰ってきたとき，ダルクの先輩スタッフから「おかえりなさい」と言われた言葉が，「コカイン買いなさい」に聞こえるとか。

松本 それはもともとの才能も若干かぶってますよね（笑）。

田代 いやいや，それはわからないけど，そういうことは日々あります。週末は近藤さんとダルクのスタッフとして講演に行って，疲れて気分を変えたいと思うときもあります。つい最近でもピンチがあって，年1回の健康診断に行ったときのことでした。バリウムを飲んで胃の検査をして，レントゲンを撮って，血液検査もしてもらうんだけど，血液検査の採血のとき，目の前で針が血管に入っていく瞬間を見ているじゃないですか。「これが覚醒剤だったら……」って，

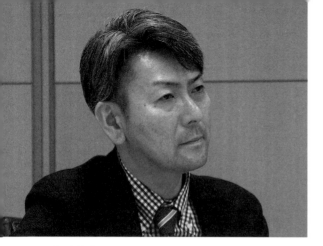
松本俊彦

一気にスイッチが入りそうになるんです。でも，このときに救いだったのは，その看護師さんが注射が下手で何回か失敗したことでした。「おれがやりましょうか？　おれのほうがうまいかも」と思えたことで，かろうじて乗り越えられた経験をしました。

「意思など何の役にも立たなかった」のその後に

松本　日々スリップの危険や欲求と闘ううえで，治療プログラムも含めて，田代さんにとって何が一番大事だと思いますか？

田代　今，刑務所から自分宛に来た手紙に自筆で返事を書いているんです。毎日たくさんの手紙が送られてくるので，ちゃんと読んで，その人の気持ちになって，自分の体験を伝えて，「出所後はダルクでお会いできたらいいですね」とまとめるような返事を毎回親身に書いています。田代まさしから自筆で返事が来ることが手紙の送り主にとってどうなのかって考えると……

松本　大きな支えになりますよね。

田代　「田代まさしもがんばっているんだから自分も！」と思ってくれたらいいなっていう気持ちです。そしてそれが自分自身の回復にも役立っているんです。今回の対談もそうですが，僕の思いが人に伝わる機会になって，全員に納得してもらうのは難しいかもしれないけれど，読んだ人の一人でもいいから興味をもってほしい。

それは僕にしかできないことだし，僕がやるべきことだというように考え方が変わりました。それは今までと大きく違うところです。世間の人はよく，「強い意思で薬をやめてほしい」と言うじゃない。でも，強い意思なんて何の役にも立たなかったから捕まっているわけですよ。僕は毎回毎回やめようと思っていました。3回捕まったけれど，3回とも僕は本心からやめようと思っていたんです。でも，その意思はまったく役に立たなかった。世間の人たちが勘違いしているのは，薬物依存は病気だと認められているのに「治療」ではなく「更生」という言葉を必ず使うことです。それがすごくもどかしい。先日もK選手の件で取材を受けたとき，「皆さん，更生という言葉を使っているけれど，僕たちは薬物依存という病気にかかっているので，回復が大切だということを伝えたい」とお願いしたんですが，そのオンエアを見たら，「K選手の更生に向けて田代が一喝」みたいなタイトルになっていて……自分もまだ回復途上だし，人のことを言える立場じゃないから，必ず使ってほしいとお願いしたフレーズだったのに，メディアはそうとらえてはくれなくて……

松本　そうはならないんだね。

田代　前に松本先生と対談したとき，ボタンを押したら覚醒剤の入った液体が出るようにしておくと，サルはずっと押しつづけるし，電流を流してもまだ押しつづけるという話を聞いて，そのテレビ取材のときも同じ話をして，動物と人間は本能的に変わらないから，電気ショックを受けても覚醒剤を欲するサルと同じで，人間に対して厳罰は何の意味もないと話したわけです。テレビを観た人からは，「人間を動物と一緒にするな！　人間には理性がある！」と批判されたりもしましたが，でも，その理性があったら捕まってないですよね。最後に理性が勝つんだったら再犯の人もいなくなるはずなのに……ということを僕は伝えたい。

松本　私もテレビに出演すると，依存症者には回

復支援や治療が必要だと主張するのですが，そのあと必ず炎上してしまうんです。

田代 強い意思でやめるべきだと信じている人がいかに多いかということですよね。最近，ある地方放送でダルクと僕のことをドキュメンタリー映像にしたいというオファーがありました。取材を申し込んできたプロデューサーは勉強家で，岡山ダルクや鳥取ダルクに勉強に行ったりして，とても理解のある人でした。そのドキュメンタリーの撮影のとき，僕がずっと昔お世話になっていたお店を訪ねることになって，20代から通っていたソウルバーに行ってみたんです。取材を許可してくれたマスターが「田代さんが捕まったとき，どういう思いでしたか？」とインタビューされて，「1回過ちを犯したのに，どうしてまた……って思ってたよ」と言っていたんです。それで僕は，「今まで強い意思があればやめられると思っていたけれど，それは違った。やっと今はダルクにつながって，今日1日だけやめる努力を怠らないって約束できるようになったんだ」って安心させるつもりで言ったら，彼に「おまえ，何甘いこと言ってんだ！ 強い意思でもう二度とやらないって言ってほしかったよ」と言われてね。世間一般の認識はやはりそうなのか，そういう言葉が必要なんだって，よくわかりました。でも，それじゃ自分に嘘をついているってことですよね。正直に自分の思いを話せてはじめて自分の回復が始まったということを，どう世間に伝えたらいいんだろうと思いました。

松本 久しぶりに行ったお店で，それはショックでしたね。

12ステップに取り組む

松本 アディクションからの回復プログラムのなかでは，昔から伝統的に「ミーティング」「仲間」というものが大事にされてきました。田代さんにとって，ミーティングや仲間というものにはどのような効果・意味がありますか？

田代 自分の経験談や正直な気持ちを仲間たちに話すことは自分の回復に役立っています。逆に，薬物を使いながら告白しても何の意味も説得力もないですよね。やめているからこそメッセージが意味のある言葉になるから，ミーティングはとても大切です。それから先ほど手紙を書いているという話をしましたが，あれは人の手助けみたいなものですよね。自分に何らかの役割をもたせることも回復にとっては必要です。今までは自傷行為をしていたんですよね。自分で自分の体を傷つけて，痛めて，ほぼ自傷行為に近いことをしていた。自分なんて世間に必要とされていないという気持ちになっていたのが，こんな自分でも人の役に立てると思える瞬間は回復にとって重要なことです。

松本 僕の患者さんのなかに，ミーティングに通っても最初はなかなか正直になれなかったり，自分の意思ではなく通っていたり，仲間たちとの違いばかり探したりしている人がいます。

田代 うん，僕もそうだった。違い探しをよくしていました。「こいつとは違う」って。でも，ミーティングへの参加を続けていると，自然と同じところを探すようになるんです。不思議ですよね。

松本 違い探しからの変化までには，どのくらいかかりました？

田代 人によって違うと思いますよ。それに僕はNAミーティングのほかにリカバリー・ダイナミクスにも3クールほど参加していたから。リカバリー・ダイナミクスの構造が理解できてからは，考え方が180度変わってきました。

松本 12ステップにはかなり徹底的に取り組んだのですね。

田代 そうですね。でも，だいたい4ステップ（恐れることなく，自分自身のモラルの棚卸し表を作った）くらいで終わってしまって……これ以降のステップは回復後のことや埋め合わせのことになって，結局いつも同じところに行き着い

てしまうし，同じ怒りにしかたどりつかないから，それほど集中的には取り組みませんでした。

松本 はじめての12ステップはどうでしたか？ 抵抗はありませんでしたか？ 僕は患者さんからよく「先生，これって宗教じゃないですか？」とよく聞かれますが……

田代 「ハイヤーパワーに身を委ねる」といった表現にはちょっと違和感もあったけれど，リカバリー・ダイナミクスで「ハイヤーパワーは自分の心にあるもの」と教えてもらっていたので，大きな抵抗はありませんでした。ただ，最初に12ステップに取り組んだときは，渇望に対して無力であると認めることより，先に他人への埋め合わせを始めたくなっていました。埋め合わせを急ぎたくなるんだけど，近藤さんに「最初のところをちゃんとやってからで十分だよ，遅くないから」って言われて。

「毒を以って毒を制す」という教え

松本 これまでに医療機関や専門家との関わりはありましたか？

田代 僕がいる日本ダルク本部には，クリニックも，司法事務所も，アパリも，デイケアもあって，とにかく関係機関が全部あって，そこの院長に，2週間に1回，「最近どう？」と様子を聞いてもらいながら診察してもらっています。専門家に話を聞いてもらえると，精神的にも楽になります。

松本 専門家も多少は役に立てるということでしょうか。

田代 それはもう絶対に。

松本 僕たち専門家のほうは，仲間たちの力で回復している人を見るにつけ，自分たちは何の役にも立たないと思うことも結構あるんですよね。

田代 そのクリニックの院長が辞めるとき，ダルクのメンバーみんなで引きとめようとしたくらいです。話を聞いてもらうことがいかに回復に役立ったかってみんな言っていますし，自分もそうでしたから。しかも院長は自分が薬物を使っていた人ではないけれど，薬物依存症に理解のある人で，真摯にこの課題に携わってきた人で，いろいろな依存症者を診てきているから，僕のことも深く理解してくれる。乱暴な言い方だけど，基本的にはクスリをやったことのない人にいくら言われても心に響かない。偉い人に説教じみたことを言われたら，その場では嘘をついてわかったようなことを言ってしまう。「でも，クスリ使ったことないですよね？」という思いが心のどこかにあるんです。

松本 それなのに，薬物を使ったことのないその院長先生の言葉には，どこか心に響くところがあった……

田代 院長には薬物依存の経験はなかったけれど，薬物依存への理解がありましたから。松本先生もそうだけど，本当に勉強していることがわかるし。そういう専門家に話を聞いてもらうと，やはり楽になります。いつでも相談できる専門家がいて，そのうえで仲間たちのそばにいるべきだというのがダルクの教えです。「毒を以って毒を制す」ということ。世間の人たちは，毒を食らったのだから毒は避けるべきだと思うでしょうけれど，不思議なことに「毒」によって回復していくんですよ。

松本 回復のプロセスのなかで，厳しい治療プログラムや苦しい時期はありましたか？ マスコミが自分の言った通りに取り上げてくれなかったことも苦しい経験のひとつだったかもしれませんね。

田代 そうですね，そういう歯がゆい体験は最近とても多いです。ネットで発言しても真意が伝わらなくて炎上することも少なくない。でも，世間は変わらないのだから自分の生き方を変えなければって，最近やっと思えるようになってきたんです。マザー・テレサの言葉で「愛情の裏返しは憎しみではありません，無関心です」というのがありますよね。これを見たとき，「なるほど！」と思いました。「おれの誹謗中傷を書

いているやつも，おれにまだ関心があるから書いてくれているんだ，おれのためにしてくれているんだ」って思えるようになりました。変えるべきは世間じゃなくて，自分自身の考え方が先だって。

変わりゆく価値観

松本 つまり，回復のための治療プログラムを始めてから，田代さんのいろいろな価値観が変わったということですよね。

田代 環境も変えなければいけないけれど，肝心なのは価値観を変えることで，価値観を変えなければいくら環境が変わっても結局同じことです。価値観を変えるために，ミーティングに参加したり，先を行く仲間の背中から学んだり，同じ経験をしてきた仲間の手助けをする。

松本 これまでの田代さんの生き方だと，「シャネルズ」「ラッツ＆スター」のメンバーとして芸能界に登場して，その後バラエティなどでも巧みに生き延びてきたように見えますが，実際芸能界というのは本当にきらびやかな世界だったと思います。そして今，これまでとはまったく違う時間や価値観のなかで生きているという感覚ですか？

田代 過去も犯してしまった罪も変えられないけれど，先ほど松本先生も言ったように，価値観を変えることによって未来は変えられると思えるようになってきました。今まで失敗したことのない人には負け惜しみと思われるかもしれないけれど，失敗によって気づかされたこともたくさんあります。だって，僕が覚醒剤で捕まって刑務所に行ってなかったら，松本先生とは一生出会わなかったわけでしょう？

松本 そうですよね（笑）。

田代 そういう出会いは，まんざらでもない。だって，僕の経験は人の役に立つことじゃないですか。この対談録を読んだ人たちが影響を受けて，また別のアクションが起こることだってありうるわけじゃないですか。それもすべて過去の失敗があったからだと思えるようになってきました。

松本 田代さんの経験と言葉は，当事者はもちろん，専門家にもダイレクトに届くでしょうね。逆に，薬をやめることによって手放したこともありますか？

田代 手放したものは大きすぎますよ！　だって名誉も地位もお金も家も家族も失って，そこまで行ってもまだ気づかなくて薬を選んでいたんだから。

松本 その後回復するなかで，過去に失った関係性が少し快方に向かったケースもありますか？

田代 かみさんと娘はだめだけど，実は息子は音楽をやっていて，僕がやっていた「シャネルズ」をリスペクトしてくれているんです。今は僕がダルクで回復しているということを息子も知って，メールでのやりとりが少しずつ生まれています。ダルクで勉強していることを話しているうち，今度二人で食事をしようという話にもなって，今までは見に来ないでほしいと言われていた息子のライブにも誘ってくれたりして……

松本 それはうれしいですよね。そういうことが少しずつ進んでいくといいですよね。

田代 今まで人のための埋め合わせというと，物を持っていったり，お金をあげたり，そういうことだと思っていたけれど，そうじゃなくて，薬をやめつづけている姿を見せることなんだと思えるようになってきました。僕ができる埋め合わせはそれしかないって。もう何回も裏切ってきているから，「今度は大丈夫です」って言葉でいくら言っても信用してもらえないですよね。

あきらめなければ何とかなる

松本 ここまでひとつのストーリーとして対談が進んできました。最後に，現在心理職として働いている人たち，これから心理職を目指す人たちに，田代さんからメッセージを送ってもらい

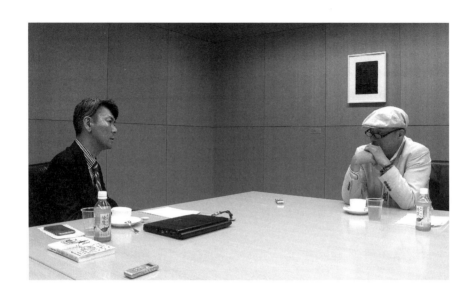

たいと思っています。僕としては，これから専門家になる人，あるいはすでに専門家として活躍している人に，このアディクション領域に関心をもってほしいと思っているので，ぜひ田代さんからメッセージのようなものをもらえないでしょうか。

田代　専門家の人たちにも，それから一般の人たちにも伝えたいことがあります。薬をやめるということを，体に悪いから塩分を控えることや，糖尿になるから甘いものを控えることのように考えている人がいかに多いかということです。塩分や糖分は強い意思があればやめられるものだと思いますが，薬におぼれた僕たちは現在水没しているような状態です。苦しいから空気を吸いたくなる。この空気を吸うというのが，僕たちにとっては薬を使うということです。そのくらいの我慢をしなければいけない。その苦しさが当事者以外にはなかなか伝わっていないと感じています。

松本　薬物を断つことは，空気を吸うのをやめるのと同じようなものだということですね。

田代　ただ，回復するプロセスのなかで，その空気に代わるものは見つけられます。それがミーティングであり，先を行く仲間です。僕たちにとってミーティングや仲間との対話こそが，水のなかにいても空気を吸えるような状態になれるということを，メッセージとして伝えたいと思います。

松本　ありがとうございます。もうひとつ聞いておきたいのですが，ダルクや自助グループのことを訝しく思っている人たちは，どういうきっかけがあったら行ってみようと思えるのか，そのことお聞きしたいと思います。「妙な雰囲気だし，宗教っぽいし……だけど行ってみよう」と思えるようになるために，われわれ専門家はどのように提案したらいいと思われますか？

田代　人によって価値観は違うから，そんなところには行きたくないと言われたらそれまでだけど，ひとつだけ言えることがあります。昔，お笑いのトップのほうで仕事をしていた頃，若手芸人に「どうやったら田代さんみたいに売れるんですか？」と聞かれたことがありました。「方法は教えられないし伝えられない。でも，ただひとつ言えるのは，決してあきらめないこと」，

僕はこのことだけをずっと伝えつづけていました。それはまさに今の自分自身に言えることで，とにかくあきらめないことが大切で，あきらめなければ何とかなる。本当に薬をやめたいと思うなら，いろいろな病院に行ってはあきらめるということを一度ストップさせて，薬をやめたいという気持ちをあきらめないで，しばらくそこに身を置いてみる。誰にでも合う環境はないと思うけれど，同じ環境にしばらくいて変化していくのを待つということは，とりあえず試してみる価値はありますよ。それで僕は変われたからね。

松本 ありがとうございます。僕も明日の診療で，早速「あきらめないこと」というフレーズを使わせてもらおうと思います。スリップして，「自分はもう無理だ，自分にはクスリをやめることなんかできない，いっそ死んだ方がいい」と言っている人がいるので，田代さんがそう言っていたと伝えてみたいと思います。

田代 でも，その人に伝えておいてください。こんな偉そうなことを言っているけど，明日はわかりませんから。それが薬物依存症ですって(笑)。

松本 薬物依存という状態は水に潜っているような感じで，薬物を使うのは空気を吸うのと同じことだという例えにも説得力があり，多くの援助者に知ってもらいたいですね。今日は田代さんへの独占インタビューというスタイルで，回復のプロセスや回復のときに感じた心の変化など，実にさまざまなテーマについてお話しいただけて，僕自身とても勉強になりました。この『臨床心理学』増刊号は田代さんとの対談で終わります。回復の希望を信じられる内容をお話しいただき，本当にありがとうございました。

●2016年6月8日
東京国際フォーラム

編集後記
Editor's postscript

　自分でいうのも何だが，トンデモない本を企画したものだと思う。本増刊号には，大御所から若手まで，ほとんど「アディクション業界のFNS歌謡祭」とでも形容すべき顔ぶれが集結した。執筆や対談・鼎談を快く引き受けてくださった諸兄には，この場を借りて心からの感謝を申し上げたい。

　もちろん，各原稿はあまりに短く，書き手からすれば1コーラスどころか，サビ手前で「寸止め」をかけられたような不完全燃焼感があったろう。だが，それでいいのだ。編者としては，これからアディクション分野を目指す若い心理士に，まずはいろんな歌い手の顔を見ていただきたかった。それに，サビ手前の「寸止め」が引き起こす欲求不満こそが，むしろ興味と関心をかき立てよう。本書が将来のアディクション専門心理士誕生の契機となればと願っている。

　最後に，『臨床心理学』編集委員の先生方に深謝申し上げる。本増刊号は，編集委員のご理解なしにはあり得なかった。それから，担当編集者藤井裕二氏にも感謝している。氏には企画段階から多くの示唆をいただき，編者のわがままにも見事に応えてくださった。その意味では，氏の名シェフさながらの鮮やかな編集手腕あればこその一冊だ。ぜひご賞味あれ。

（松本俊彦）

✦ 編集委員（五十音順）………岩壁 茂（お茶の水女子大学）／大山泰宏（京都大学）／熊野宏昭（早稲田大学）／辻井正次（中京大学）／中嶋義文（三井記念病院）／増田健太郎（九州大学）／妙木浩之（東京国際大学）／村瀬嘉代子（北翔大学）／森岡正芳（神戸大学）

✦ 編集同人（五十音順）　伊藤良子／乾 吉佑／氏原 寛／大塚義孝／大野博之／岡 昌之／岡田康伸／神村栄一／亀口憲治／河合俊雄／岸本寛史／北山 修／倉光 修／小谷英文／下山晴彦／進藤義夫／高良 聖／滝口俊子／武田 建／田嶌誠一／鑪幹八郎／田中康雄／田畑 治／津川律子／鶴 光代／成田善弘／成瀬悟策／長谷川啓三／馬場禮子／針塚 進／東山紘久／平木典子／弘中正美／藤岡淳子／藤原勝紀／松木邦裕／溝口純二／村山正治／山上敏子／山下一夫／山田 均／山中康裕／吉川 悟

✦ 査読委員（五十音順）　下山晴彦（査読委員長）／岩壁 茂（査読副委員長）／杉浦義典（査読副委員長）／赤木和重／石井秀宗／伊藤美奈子／川野健治／坂本真士／能智正博／野村理朗／藤川 麗／別府 哲／村井潤一郎／森田慎一郎／安田節之／山口智子／湯川進太郎

やさしいみんなのアディクション

臨床心理学 増刊第8号　2016年8月10日発行
定価（本体2,400円+税）

発行所…………（株）金剛出版
発行人……………立石正信
編集人……………藤井裕二

〒112-0005　東京都文京区水道1-5-16
Tel. 03-3815-6661 / Fax. 03-3818-6848　振替口座 00120-6-34848
e-mail rinshin@kongoshuppan.co.jp（編集）
eigyo@kongoshuppan.co.jp（営業）
URL http://www.kongoshuppan.co.jp/

装丁…永松大剛［BUFFALO.GYM］　本文組版…石倉康次
印刷・製本…シナノ印刷

注目の新刊

よくわかるSMARPP

あなたにもできる薬物依存者支援

松本俊彦［著］

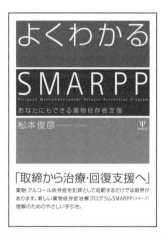

A5判｜並製｜180頁｜定価［本体1,800円+税］

取締から治療・回復支援へ
SMARPP理解のためのやさしい手引き

　わが国では，覚せい剤取締法違反によって刑務所に服役する人の数は年々増加しており，その再犯率の高さも指摘されている。薬物依存症の治療は「貯金することができない」性質のものであり，出所後そして保護観察終了後にも，地域で継続されなければほとんど意味がない。

　米国マトリックス・モデルを基に〈SMARPP〉を開発した著者が，新しい薬物依存症治療プログラムとしての〈SMARPP〉の実際をわかりやすく説いたのが本書である。

　後半では，薬物依存症治療の最前線として，現状の理解から法的問題，当事者と家族への援助まで，物質使用障害理解のためのさまざまな課題を明らかにしている。

株式会社 金剛出版

東京都文京区水道1-5-16　Eメール eigyo@kongoshuppan.co.jp　電話 03-3815-6661　FAX 03-3818-6848

注目の新刊

CRAFT 依存症家族のための対応ハンドブック

R・J・メイヤーズ B・ウォルフ [著]
松本俊彦 吉田精次 [監訳] 渋谷繭子 [訳]

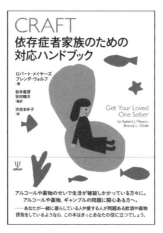

A5判│並製│190頁│定価[本体2,600円+税]

家族の薬物・アルコール問題で悩む人
依存症臨床家必読の書

本書で述べる"CRAFT"というプログラムは，科学的に立証された行動原理を用いて，愛する人の物質乱用を減らし治療へと向かわせることを目的としており，アルコールやマリファナ，ヘロイン，コカイン覚せい剤といったさまざまな物質の乱用者，ひきこもりの若者に対して効果があることが実証されている。すでにわが国でも，厚生労働省のガイドラインにおいて「ひきこもり」の家族支援として提示され，今後の若者支援への活用が期待されている。「小言，懇願，脅しのかわりに」という原書副題が示すように，患者・家族との肯定的コミュニケーションを目指し，家族のストレスを軽減させることによって，患者にセルフケアの方法を見つけさせる技法である。メイヤーズが開発し，30年にわたる臨床知見のすべてを盛り込んだ本書には，薬物・アルコール依存への最善の解決策が記されていると言えよう。

株式会社 金剛出版
東京都文京区水道1-5-16　Eメール eigyo@kongoshuppan.co.jp　電話 03-3815-6661　FAX 03-3818-6848